# A DIETA DE
WALL STREET

Heather Bauer
e
Kathy Matthews

# A DIETA DE WALL STREET

Tradução
TALITA RODRIGUES

Rocco

Título original
THE WALL STREET DIET
The Surprisingly Simple Weight Loss Plan for
Hardworking People who Don't Have Time to Diet

Originalmente publicado nos Estados Unidos e no Canadá pela Hyperion.

Pressupõe-se este livro apenas como um material de referência, não podendo ser considerado um manual médico. Toda informação apresentada tem o intuito de contribuir na ajuda de escolhas relacionadas à saúde e à perda de peso; mas não é qualificado para substituir nenhum tratamento prescrito por um médico ou outro profissional da área. Caso haja suspeitas de alguma irregularidade rotineira de saúde, sugere-se a procura urgente de um aconselhamento de profissional da área.

As citações de fabricantes e organizações deste livro não implicam o ressarcimento do editor, nem as citações de empresas específicas, organizações ou autoridades implicam qualquer iniciativa de investimento deles neste livro.

Os contatos de empresas, organizações e websites listados neste livro estão de acordo com as informações disponibilizadas em sua data de publicação.

Copyright © 2008 by Heather Bauer
Todos os direitos reservados. Nenhuma parte deste livro
pode ser reproduzida no todo ou em parte sem autorização do editor.

Edição brasileira publicada mediante acordo com a Hyperion.

Direitos para a língua portuguesa reservados
com exclusividade para o Brasil à
EDITORA ROCCO LTDA.
Av. Presidente Wilson, 231 – 8º andar
20030-021 – Rio de Janeiro – RJ
Tel.: (21) 3525-2000 – Fax: (21) 3525-2001
rocco@rocco.com.br
www.rocco.com.br

Printed in Brazil/Impresso no Brasil

revisão técnica
JULIA DUARTE

preparação de originais
RYTA VINAGRE

CIP-Brasil. Catalogação na fonte.
Sindicato Nacional dos Editores de Livros, RJ.

B34d    Bauer, Heather
          A dieta de Wall Street / Heather Bauer e Kathy Matthews; tradução de
        Talita Rodrigues. – Rio de Janeiro: Rocco, 2009.

          Tradução de: The Wall Street diet: the surprisingly simple weight loss
        plan for hardworking people who don't have time to diet
          ISBN 978-85-325-2446-1

          1. Profissionais de negócios – Nutrição. 2. Executivos – Nutrição. 3. Dieta
        de emagrecimento. 4. Emagrecimento. I. Matthews, Kathy, 1949-. II. Título.

09-2038                                                              CDD–613.25
                                                                     CDU–613.24

Aos meus pais, Beth e Nathan Greenbaum, por sempre acreditarem em mim. Ao meu incrivelmente prestativo, motivador e infinitamente dedicado marido e grande amigo, Ross. E, por fim, com muita alegria, à minha linda filha, Zander Reese Bauer.

H.B.

# Sumário

Agradecimentos .................................................................................................. 9

Introdução – Bem-vindo a Wall Street .......................................................... 11

PARTE I – A Dieta de Wall Street começa com você ................................... 23
    Como começa ............................................................................................. 25
    O seu portfólio Wall Street: Qual é a sua identidade pessoal alimentar? ......... 29

PARTE II – O Plano ........................................................................................ 55
    O Plano ...................................................................................................... 57

PARTE III – Os desafios ................................................................................. 105
    A política alimentar no escritório ............................................................. 107
    Recebendo no estilo Wall Street: As particularidades de comer fora ......... 132
    O itinerário de viagem Wall Street: Eliminando a gordura
    das suas viagens de negócios .................................................................... 159
    A viagem de ida e volta do trabalho de Wall Street ................................... 184
    O fim de semana Wall Street: Comendo bem em casa
    e dicas de exercícios com altos dividendos ............................................... 204
    Declaração final de Wall Street ................................................................. 220

PARTE IV – As folhas de artifícios de Wall Street ........................................ 233
    Bebidas ....................................................................................................... 235
    Refeições para pegar e largar em bufês, bares e delicatéssens .................... 241
    Dicas e receitas de balcão de saladas ....................................................... 250
    Escolhas de altos dividendos em restaurantes de cadeia .......................... 254
    Guia de sobrevivência aos cardápios de restaurantes de Wall Street ........ 271
    Pegar e largar no cinema ........................................................................... 274
    Opções de comida em terminais de aeroportos nacionais e internacionais ..... 276
    Lista de compras Wall Street ..................................................................... 306
    Orientação sobre os produtos .................................................................. 317

# Agradecimentos

A *dieta de Wall Street* foi uma jornada inesquecível e que eu não teria completado com sucesso sem a ajuda de algumas pessoas muito inteligentes, generosas e talentosas.

Sou infinitamente grata à minha agente, Margret McBride, por ficar ao meu lado durante a longa gestação deste livro e por me apresentar à maravilhosa e brilhante Kathy Matthews. E obrigada a Kim McBride por suas sagazes sugestões.

Judy e Joel Bauer, meus incrivelmente dedicados sogros, deram o pontapé inicial ao me apresentarem a Margret McBride. Eles sempre foram os meus mais entusiásticos incentivadores.

Muito obrigada a Kathy Matthews por sua capacidade de ouvir a minha voz e compreender as minhas ideias, e traduzi-las por escrito. Essa habilidade é realmente um dom. Sinto-me muito feliz por tê-la conhecido, não só por causa deste projeto, mas também porque encontrei uma maravilhosa e incentivadora amiga. O seu porte calmo e incríveis técnicas de redação, combinados com o seu senso de humor, a fazem uma verdadeira profissional.

Sou muito grata à equipe da Hyperion. Foi um sonho trabalhar com todos eles. Brenda Copeland, minha editora, mostrou desde o início um entusiasmo e um gosto por este livro que é mais do que eu poderia ter esperado. Sou especialmente grata a Will Schwalbe, Will Balliett, Ellen Archer e Kathleen Carr, que apoiaram este livro desde o início. O meu agradecimento também a muitos outros da equipe da Hyperion, entre eles Beth Gebhard, Jane Comins, Navorn Johnson, Claire McKean e Fritz Metsch.

A minha equipe de treinamento nutricional é a melhor do mundo. Tenho com todos eles uma dívida de gratidão por seu entusiasmo e apoio. Lauren Cutrona dirige o show e é uma presença maravilhosa e energética. Stephanie

Middleberg está sempre pronta para ajudar. E Molly Kyle revelou-se a melhor estagiária interna do treinamento nutricional. Muito obrigada a todos.

Devo agradecer ao meu irmão, Jordan, e minha irmã, Jessica, por sempre me incentivarem a trabalhar mais. Minha adorada e maravilhosa avó Mimi Nickelsporn, os seus constantes check-ins sempre significaram muito para mim. E ao resto da minha família e amigos, obrigada pelo apoio e incentivo.

E, finalmente, devo agradecer aos meus fantásticos clientes. Vocês me inspiraram a criar a Dieta de Wall Street. Suas histórias e seus sucessos tornam todos os dias especiais para mim. Obrigada por sua inspiração. Continuem comendo bem!

HEATHER BAUER

Este livro foi uma viagem extraordinária. Heather Bauer é fantástica: inteligente, perceptiva, engraçada, energética e é um prazer enorme trabalhar com ela. Seus clientes sabem a sorte que têm por tê-la, e a sua dedicação a eles é notável. Foi a minha boa estrela que me permitiu participar deste projeto com ela.

Margret McBride, nossa agente, foi uma força dinâmica que defendeu este livro desde o início, e a ela e sua equipe, em particular Faye Atchison, muito, muito obrigada.

Trabalhar com Brenda Copeland, nossa editora na Hyperion, foi uma alegria. O seu entusiasmo e total dedicação a este projeto foram nada menos do que fantásticos. O seu senso de humor em particular suavizou a estrada e fez de Wall Street uma Easy Street. Eu acrescento o meu muito obrigada à equipe de Hyperon mencionada por Heather. Eles foram realmente extraordinários na sua disposição para fazer todo o possível por este livro.

Numa nota pessoal, devo de novo me desculpar com minha família por mais um ano de ocasional negligência. Fred, Greg e Ted, vocês, como sempre, foram as minhas âncoras e a minha inspiração. Graças também às Island Girls, Jean Drumm, Julie Karpeh e, em especial, Nancy Nolan, por me darem um lugar para trabalhar e não me fazerem ir para a praia.

KATHY MATTHEWS

# Introdução:
# Bem-vindo a Wall Street

Você pode vê-los acenando para um táxi às 5:30 da manhã, na Park Avenue ou correndo para pegar o trem das 6:10 de Greenwich para a Grand Central Station. São banqueiros, advogados, CEOs, CFOs – gente de sucesso, que trabalha muito, e que está no topo da sua área e no topo da sua especialidade – e estão indo para Wall Street. São ambiciosos, é claro, e a expressão determinada nos rostos destes homens e destas mulheres o convenceria de que são capazes de fazer quase tudo. E são. Eles fecham acordos, administram bilhões, contratam e despedem. Quando se trata de trabalho, eles controlam o mundo. Mas uma coisa que eles têm dificuldade de entender é como perder peso. Não é por falta de inteligência ou de esforço. Não é falta de motivação ou foco, e certamente não é porque não compreendam o que seja nutrição. Alguns sabem quase tanto a respeito de perda de peso quanto eu, visto já terem feito todos os tipos de dieta que você conhece – e algumas das quais você nunca ouviu falar. Então, por que estas pessoas em outros sentidos tão bem-sucedidas lutavam contra o seu peso? É uma palavra quase obscena: trabalho.

Para a elite de Wall Street, o elefante na sala que ninguém observou antes – e certamente nenhuma dieta – é o seu trabalho: eles trabalham até de madrugada, recebem com frequência, e viajam demais. O seu trabalho domina suas vidas e eles não estão interessados em mudar isso. Alguns deles jamais cozinham, raramente fazem compras e têm pouco tempo para uma rotina de exercícios. Eles querem continuar recebendo seus sócios nos negócios, trabalhar até tarde da noite, e beber uma taça de vinho enquanto perdem peso e mantêm a sua saúde geral.

Estas pessoas vieram me procurar como um último recurso. Um médico, ou amigo, lhes disse que eu era uma nutricionista diferente. Eles já tinham escutado que eu não lhes entregaria uma folha de cardápios. Esta clientela era um desafio especial na hora de perder peso. Eles não iam contar pontos, cozinhar refeições especiais, encomendar menus de "dieta" ou desistir de muitas coisas que apreciavam num jantar fora de casa. Eles simplesmente não estavam interessados em fazer do que comiam uma alta prioridade no seu dia a dia. Muitos deles haviam tentado planos de emagrecimento e se sentiam frustrados e entediados com as suas exigências e com os resultados que obtiveram. *Claro*, eles poderiam perder peso se pudessem dispor de uma parte do seu dia para comprar, medir e cozinhar. Mas não podiam, e não fariam.

Este foi o desafio que enfrentei ao montar a Dieta de Wall Street: imaginar um plano de emagrecimento eficaz que se encaixasse perfeitamente num estilo de vida ocupado, sob muita pressão e tenso. Ele tinha de ser simples de compreender – sem categorias ou combinações complicadas – e tinha de ser totalmente portátil. Tinha de funcionar no aeroporto, na parada para descanso no meio da estrada e no Ritz, em Paris. Tinha de ser à prova de bala quando se tratava de bufês, coquetéis e preguiçosas tardes de domingo em casa. Em outras palavras, estas pessoas precisavam de um plano simples que começasse com *elas*. O seu estilo de vida não ia mudar. Elas não podiam funcionar com uma dieta que lhes pedisse para rever suas vidas, elas precisavam de uma dieta que revisse o próprio conceito do que seja uma dieta. Essa foi a solução para mim. Não comece com a dieta: comece com o estilo de vida.

Estes são os obstáculos que tornam a perda de peso um desafio tão grande para os homens e mulheres de Wall Street:

- ♦ Eles não têm tempo (para cozinhar, fazer compras, tornar a comida uma prioridade em suas vidas).

- ♦ Eles aguentam reuniões de negócios e conferências onde as únicas opções para comer são alimentos com altos teores de gordura, carboidratos e calorias. (Bolinhos ou um muffin gigante?)

- ♦ Eles recebem com frequência e lutam com tentadoras opções de menu.

- ♦ Eles enfrentam desalentadores itinerários de viagem que limitam suas opções de refeição: O que você come no aeroporto? Como resistir ao bufê do café da manhã no hotel?

- Eles têm uma vida pessoal que inclui jantar fora, almoçar com amigos, e refeições em família que nem sempre promovem metas de perda de peso.
- Eles têm uma imagem de negócios a manter. (Eles não têm interesse em tornar públicos, entre seus colegas e clientes, os seus esforços particulares com peso e dietas.)
- Eles não têm paciência para projetos a longo prazo. (Eles tendem a ir ticando coisas de suas listas e seguir em frente. Para eles, resultados lentos = nada de resultados.)

A Dieta de Wall Street é a dieta que funciona. Ela dá um esquema de estratégias poderosas e sugestões – um plano prático para a eficaz perda de peso – que fala para pessoas sem tempo, sob pressão, que estão procurando resultados reais. Ela aborda obstáculos da vida real e dá meios específicos e preventivos para controlar situações que podem significar o desastre de uma dieta. *A dieta de Wall Street* vai treiná-lo a desenvolver um conjunto de habilidades que a maioria das pessoas que fizeram dietas precisavam ter mas nunca levaram em conta. O foco não é apenas enfatizar os alimentos corretos nas quantidades corretas, como a maioria das dietas populares. Em vez disso, *A dieta de Wall Street* acompanha os leitores pelo processo de desenvolver uma nova abordagem para integrar escolhas alimentares melhores numa agenda atarefada e muitas vezes atordoante.

A Dieta de Wall Street é a primeira dieta montada especificamente para uma determinada cultura de pessoas que trabalham muito, e tem sucesso porque torna o emagrecimento parte integrante do estilo de vida empresarial em vez de um projeto acrescentado a uma agenda já repleta.

## SUMÁRIO EXECUTIVO DA DIETA DE WALL STREET

A Dieta de Wall Street é um sistema de emagrecimento inusitado, que posso descrever melhor resumindo os principais princípios do meu programa. Aqui estão as três questões críticas – Pontos de Poder – que a Dieta de Wall Street enfrenta e conquista. São os princípios que inspiram todas as estratégias eficazes para perder peso que compõem este programa:

## Priorizar

Definir prioridades pode soar familiar como uma ferramenta para perder peso, mas o método de controle de peso da Dieta de Wall Street é único. Não se trata de reconhecer que emagrecer é importante para você. Isso é um dom. *A prioridade crítica é reconhecer como o seu estilo de vida está sendo um obstáculo para você.* Trata-se de avaliar os aspectos de uma carreira exigente que dificulta o controle de peso, e imaginar estratégias que o ajudem a evitar as armadilhas que você enfrenta todos os dias. Eu defini seis catalisadores do excesso de comida. Muitos destes catalisadores em geral não são reconhecidos por meus clientes, que se sentem, portanto, impotentes para lidar com eles. Uma vez reconhecendo estas ciladas, você pode tomar decisões conscientes a respeito de como vai lidar com elas no futuro. Em vez de hesitar diante de questões alimentares e deixar que as situações ditem as suas reações, você pode assumir o controle de hábitos alimentares e atingir as suas metas.

O primeiro passo dos meus clientes para definir prioridades é examinar as situações que enfrentam todos os dias – algumas surpreendentemente distantes de "comer" ou "fazer dieta" – que os encorajam a perder o foco da alimentação saudável. Às vezes, só o fato de reconhecer estas armadilhas já é meia batalha vencida.

Aqui está um exemplo de um aspecto "oculto" mas *extremamente* importante para quase todos os meus clientes: *comida de graça!* A comida de graça pode obscurecer as prioridades até dos mais focados. O que acontece com a gente quando a comida é de graça? Seja você um CEO na classe executiva de um voo internacional diante de uma lista de opções de pratos e bebidas com a intenção de distraí-lo do seu desconfortável assento, ou um comprador da Whole Food passando pela bandeja de amostras de queijos, a sua força de vontade se desintegra. É fácil demais nos convencermos de que, se é grátis, não conta! Isto não seria um problema se a sua única tentação fosse um ocasional tira-gosto com pasta de presunto nos corredores da Costco. Mas, quando você enfrenta um minibar cheio de chocolates Toblerone, barras Twix gigantes e misturas de nozes e castanhas para *gourmets*, ou um jantar por conta da empresa num restaurante cinco estrelas com um estonteante cardápio de sobremesas, sua mente talvez grite "Não", mas o seu cartão de crédito corporativo e suas papilas gustativas erguem-se num coro insistente de "Sim!".

A comida de graça é uma imensa armadilha, mas não se você estabelecer antes as suas prioridades. O simples fato de reconhecer a sua reação à comida gratuita ajuda você a sair do piloto automático para algo mais proativo e eficaz.

## Prepare-se

O que você come todos os dias é uma escolha, mas com frequência não é assim que parece ser. Embora pesquisadores nos digam que fazemos mais de duas mil escolhas alimentares diariamente, para meus clientes "escolha" não é a palavra operante. Para tipos empresariais estressados, trabalhando sob muita pressão, a grande maioria das decisões alimentares são tomadas em condições abaixo das ideais. De fato, muitos dos meus clientes me dizem que tomam apenas uma ou outra decisão relacionada ao que comem por semana que *não* estejam influenciadas por situações de trabalho. Raramente estão em suas cozinhas, procurando na geladeira uma refeição adequada, saudável, de baixas calorias. Pelo contrário, estão gritando o pedido de uma "quentinha" para alguém que sai correndo do escritório para almoçar. Ou estão com pressa no aeroporto, sem ter tomado o café da manhã, percebendo que se não pegarem alguma coisa nos próximos dez minutos, não terão nada para comer nas seis horas seguintes. Você simplesmente não pode sobreviver nestas situações, e perder peso, sem estar preparado. Você precisa de estratégias simples para ajudá-lo a administrar a investida violenta de decisões alimentares que ameaçam a sua cintura e a sua saúde.

> *Se você acha que não consegue emagrecer porque não tem força de vontade, eu tenho a solução. A preparação supera a força de vontade. Se você está preparado para um "desafio à dieta", não precisa de força de vontade!*

Dois dos problemas comuns que meus clientes enfrentam e que exigem uma preparação são "alimentação forçada" e pressão social.

*"Alimentação forçada"* refere-se aos inúmeros casos em que meus clientes se encontram em situações análogas às de um ratinho de laboratório: situações em que eles são pressionados a tomar decisões alimentares que nunca

tomariam por sua própria vontade. Se você já participou de uma reunião que começa com rosquinhas e folheados, interrompe para um almoço com três opções de sanduíches gordurosos e biscoitos, e termina às quatro da tarde com café e brownies, sabe que as regras para "tomar decisões alimentares saudáveis" oferecidas por dietas populares são uma sugestão quase absurda. A Dieta de Wall Street ajuda você a administrar a alimentação forçada e se rebelar contra a tirania do fornecimento de produtos comestíveis.

A *pressão social* é uma imensa armadilha, embora não reconhecida em geral, para quem trabalha em cargos corporativos e faz dieta. As viagens, os almoços e jantares de negócios, colocam o pessoal da Wall Street em situações nas quais eles não só estão impotentes para exigir o que preferem comer como também se sentem pressionados a escolher comidas que não são saudáveis. Eu escutei inúmeras histórias de clientes em convenções ou refeições de negócios que tiveram de calar a boca ao tentarem pedir alimentos saudáveis ou recusar bebidas alcoólicas. Tem também o fator constrangimento: poucas pessoas numa situação de negócios querem tornar pública a sua dieta. Uma mulher me disse que tentou pedir o que pensava ser um jantar de negócios saudável certa vez, mas a lista de pedidos especiais que entregou ao garçom ainda é lembrada entre os seus colegas.

Como você lida com a alimentação forçada e a pressão social? Eu ofereço estratégias simples mas detalhadas para lidar com estas situações de forma que você possa suportá-las com elegância e que suas escolhas (ou recusas) alimentares sejam invisíveis para seus colegas. Como digo aos meus clientes: preparação = moderação!

> *Prepare-se para os principais "pontos de pressão" numa refeição de negócios: álcool e sobremesa. Se você tem estratégias para lidar com estes "violadores de acordos", você terá sucesso.*

## Recuperar

Qualquer negócio experimenta flutuações econômicas. O verdadeiro teste ao longo do tempo é como ele sobrevive quando chega num terreno acidentado. Se a sobrevivência é o que está em jogo, estratégias de recuperação são críticas. E recuperação é um aspecto essencial da Dieta de Wall Street. Na verdade, a recuperação eficaz é o que transforma uma "dieta" num "estilo de vida". Lembro do cliente que me disse, com mais do que um tom de desafio na sua voz, que se encontrou com colegas num país do Oriente Médio onde longas refeições eram de rigor e recusar comida era considerado grosseria. "Então", ele perguntou, "o que diabos eu ia fazer?" "Apreciar a comida, ter uma reunião eficaz e comer uma comida leve no dia seguinte!", eu lhe disse. *Você deve aceitar e adotar a ideia de que* nada *é um violador de dietas.* Isto parece ser particularmente difícil para as minhas clientes do sexo feminino, que tendem a associar o seu sucesso na dieta com valor pessoal. É interessante (e assunto de outro livro!) como as mulheres são duras com elas mesmas quando cometem um deslize nas suas dietas. Por isso é crítico para todos – homens e mulheres igualmente – reconhecer que saber como entrar na linha de novo talvez seja a estratégia mais importante da Dieta de Wall Street.

> *"Eu perdi 18 quilos com Heather e jamais voltarei a ser gorda. Ao contrário de outros planos que ensinam você a fazer dieta, ela ensina como se alimentar para que você perca peso e não volte a engordar, sem qualquer restrição maluca. Eu como fora, peço quentinhas, e vivo a minha vida!"*
>
> – SUSAN F., VICE-PRESIDENTE, INTERNATIONAL ADVERTISING COMPANY

Embora seja importante fazer uma recuperação psicológica depois de um lapso alimentar – e eu dou dicas de como os clientes devem pensar a respeito de seu relativo sucesso e deslizes – descobri que um plano concreto, *ativo*, de recuperação é muito mais eficaz do que apenas ginásticas mentais. Isso é especialmente verdadeiro no caso de meus clientes altamente focados, ativos. Por essa razão, tenho algumas técnicas simples e elegantes de recuperação que têm se mostrado eficazes.

## PERDER PESO É PESSOAL

Trata-se de você e de como você vive e como quer viver. Se você tentou perder peso no passado e fracassou, talvez se sinta desestimulado. Talvez sinta que é a única coisa que não consegue dominar. Gostaria de apresentar você a alguns dos meus clientes porque talvez descubra que os desafios que eles enfrentam se assemelham aos seus. Eles talvez sejam a inspiração de que você precisa.

Susannah P* é a CEO de uma grande e muito bem-sucedida empresa de consultoria.

> Eu vinha tendo problemas nos joelhos e meu ortopedista me disse que meu peso corporal "excedia a capacidade da minha estrutura física". Como ex-cientista, isso ecoou dentro de mim. Percebi que tinha que levar a sério a ideia de emagrecer. Eu estava tão envolvida no meu trabalho e passava tantas horas no escritório que, francamente, tinha esquecido de mim. Uma amiga que emagrecera recentemente me falou de Heather e então eu a procurei. Eu havia tentado várias dietas no passado mas nunca com muito sucesso, portanto era difícil imaginar o que eu poderia aprender que fizesse diferença desta vez. Mas a minha amiga estava tão entusiasmada que achei que valeria a pena experimentar. O plano de Heather me abriu os olhos porque era mais uma mudança do que um regime. Sou metódica no meu trabalho e me recusava a ser metódica na minha vida pessoal. Com a dieta de Heather, eu não precisava ser. Eu não mudei nada no meu estilo de vida: só aprendi como conseguir comer melhor fazendo escolhas mais sensatas, mais educadas. Os lanches de Heather fazem uma surpreendente diferença. Agora eu sempre viajo com biscoitos ricos em fibra Fiber Rich Crackers,** e sempre sou revistada de novo na alfândega quando marco o quadrinho que indica que estou levando comida para dentro do país. Mas vale a pena porque perdi 13 quilos e meio e meus joelhos estão ótimos agora. Sou eternamente grata a Heather porque ela mudou a minha vida.

Tom Z. é um dos melhores advogados de defesa de Nova York e um eminente professor de direito.

> Meu médico me mandou para Heather. Ele disse que era emagrecer ou tomar remédios. Eu nunca tinha feito dieta antes. Não me interessava saber nada a respeito de dietas ou prestar atenção ao que eu comia. Mas tinha de reconhecer que até os assentos na primeira classe da British Air estavam começando a

---

* Embora baseando-se em clientes reais e nas suas histórias verídicas, alguns nomes e identidades de pessoas neste livro foram ocultados para preservar a sua privacidade.
** Um lanche favorito da Dieta de Wall Street.

parecer um pouco compactos. Eu viajo o tempo todo. Como fora mais do que em casa. Acho que é por isso que engordei tanto nos últimos anos. Heather conversou comigo sobre o meu estilo de vida. Ela ficou sabendo do que eu não estava disposto a desistir, tal como vinho, e o que eu conseguiria viver sem. Isso foi seis anos e 27 quilos atrás. Eu tive de tomar a difícil decisão de que para mim era importante emagrecer. Mas uma vez decidido, Heather facilitou as coisas. Agora eu posso comer bem em qualquer lugar do mundo. Se eu posso viver como vivo e seguir a dieta de Heather, qualquer um pode.

E mais uma vez, Laura D. é uma designer muito procurada que divide o seu tempo entre Nova York, Espanha e Hong Kong.

Já fiz muitas dietas, e todas tiveram sucesso, mas nunca por mais de um mês mais ou menos. Francamente, não gosto de pensar na minha alimentação como um castigo. Adoro comer. Adoro a vida nos restaurantes, e o meu trabalho exige que eu coma fora constantemente. Mas cheguei num ponto em que estava me sentindo desconfortável na minha pele. Minhas roupas estavam apertadas mesmo quando eu vestia minhas roupas "gordas". Conheço pessoas novas o tempo todo e a minha aparência é importante para mim por todas as razões usuais, mas também porque no meu trabalho é muito importante que eu cause uma boa primeira impressão. Eu precisava de ajuda. Heather foi um milagre para mim. Quando a vi pela primeira vez, eu estava seguindo o que pensava ser uma "South Beach modificada". Ela me esclareceu sobre o que eu precisava comer e de uma forma simples. Perdi quatro quilos e meio, mas o importante é que isso aconteceu há seis anos! Eles continuam perdidos! Quando um quilo ou dois esgueira-se de volta, eu presto um pouco mais de atenção e entro na linha. Minhas roupas "de gorda" sumiram. Nunca mais vou precisar delas.

## MUITO MAIS DO QUE APENAS UM JOGO DE NÚMEROS...

Sinto-me orgulhosa de todos os meus clientes. Talvez o que me deixa mais orgulhosa seja o fato de que eles conseguem continuar magros. Eu lhes digo, "A porta está sempre aberta. Adoro vê-los de volta se precisarem de mim." Alguns continuam me vendo regularmente. Outros apenas mandam um cartão de boas festas e me informam que estão passando bem. Muitos entram em contato de vez em quando se estão com algum problema. E esta é uma coisa que percebi durante os anos que passei com estas pessoas bem-sucedidas e trabalhadoras: o peso não é apenas um número na balança. Ele tem muito a ver com a forma como você se sente a respeito de você mesmo e o seu lugar no mundo. E, honestamente, eu me preocupo com isto tanto quanto com o número na balança. Quando as pessoas emagrecem, elas me dizem que têm mais sucesso. Elas se sentem com mais autoridade, mais fortes. A pessoa tímida pode desaparecer e se tornar mais expansiva, mais desinibida. Uma cliente me contou que, desde que emagreceu, expressa-se com mais rapidez nas reuniões e até chama atenção de um colega que está se comportando mal. "Não tem mais papel de parede", como ela diz.

Perder peso pode significar mudança. Esteja preparado. Os clientes me dizem que quando emagrecem eles sentem mais clareza. O excesso de peso é uma nuvem que paira sobre muitos aspectos das suas vidas. Quando a nuvem se dissipa, você vê coisas que antes estavam obscuras. Às vezes essa visão motiva você a fazer algo diferente, algo novo. Eu vi clientes mudarem de emprego e até de carreira depois de emagrecerem. Coisas que pareciam fechadas para eles de repente se abriram. Eu tive um advogado que voltou a estudar para iniciar uma carreira na medicina. Numa escala menor, eu vi inúmeros clientes encontrando tempo livre, ficando mais organizados, ingressando em clubes do livro, começando a andar de bicicleta. Trata-se de como você se sente. Quando você come mal, você se sente mal e não gosta de si mesmo. Quando você limpa os entulhos de uma dieta ruim, você assume o controle. É interessante como tudo começa com um biscoito Fiber Rich e um queijinho!

## COMA CERTO AGORA!

Se você é como a maioria dos meus clientes, está pensando, "Ora, isto parece ótimo, mas o momento não é bom para começar porque..." Você pode preencher o espaço: "Vou viajar daqui a dois dias." "Tenho um casamento neste fim de semana." "Estou indo para uma conferência de vendas e está tudo uma loucura." Então, isto é o que eu digo aos meus clientes: Agora é a hora *perfeita* para começar! Não amanhã. Não na semana que vem. Não no mês que vem. Não no início do semestre que vem, ou no início do ano que vem. Agora! Comece a sua dieta na próxima refeição. Comece no aeroporto. Comece quando você chegar do trabalho em casa hoje. Comece.

Confie na Dieta de Wall Street e comece!
Confie em você mesmo.

Me diga como você está indo. Estou torcendo por você. Você pode me achar em *www.WallStreetDiet.com*

PARTE UM

# A Dieta de Wall Street
## começa com você

# Como começa

Comecei a trabalhar com meus guerreiros da Wall Street quando era consultora de nutrição no Equinox Health Club, na Broadway com a Fifteenth Street, em Manhattan. Este clube oferecia planos para inúmeras empresas das vizinhanças, entre elas Lehman Brothers, Morgan Stanley e Cravath, Swaine & Moore. Percebi logo que a minha clientela no Equinox existia num mundo nutricional diferente das pessoas que aconselhei no meu emprego anterior no Maimonides Medical Center, em Nova York. Esses simplesmente precisavam de informações nutricionais básicas sobre escolhas alimentares melhores. Os clientes apressados do Equinox, por outro lado, precisavam aprender o que comer quando sentiam que *não* tinham opções. O seu conhecimento de nutrição era em geral muito bom, mas seus hábitos reais de vida eram quase chocantes. Eles corriam de uma reunião para outra, pulavam refeições com frequência, e se apossavam de pães doces de canela gigantescos no aeroporto. ("Eles estavam morrendo de fome! Não tinham tempo! Não tinha outra coisa para comer!")

Muitos dos frequentadores do Equinox me procuravam porque estavam aproveitando uma das vantagens da sua carteira de sócio – uma consulta com um nutricionista. Alguns estavam realmente interessados em mudar seus hábitos alimentares e emagrecer; outros estavam apenas tirando vantagem de um bônus da empresa. Aprendi rapidamente que tinha de andar muito rápido com estas pessoas. Eu tinha trinta minutos para convencê-las de que podiam comer melhor e perder peso se essa fosse a sua meta. A verdade é que a maioria não estava realmente interessada em resultados a longo prazo. Queriam algo que acontecesse o mais rápido possível. Se os seus cintos não afrouxassem em questão de dias, eles abandonavam tudo. E não tinham paciência para fazer nada que fosse complicado. Não fazia sentido entregar-lhes folhas impressas com cardápios ou receitas saudáveis. Não fazia sentido esperar que mudassem suas rotinas diárias. Eles não iam mudar as suas rotinas. Eles simplesmente não podiam fazer isso.

Estavam sobrecarregados de trabalho, estressados e exaustos, e não tinham nenhum interesse em gastar um tempo extra na academia de ginástica ou na cozinha. Eles não reservavam um tempo para si mesmos, e o tempo que lhes restava depois do trabalho era dedicado à família e aos amigos. Eles não iam desistir de um jogo de futebol com os filhos ou uma noitada com mulheres, ou um jogo do Mets – raros prazeres – para ficar preparando refeições especiais. De fato, um problema comum era que algumas destas pessoas jantavam duas vezes: uma com clientes e um "lanche" quando chegavam em casa, exaustos, ou, nas raras ocasiões em que chegavam em casa cedo, uma com os filhos e outra, mais tarde, num jantar de "adultos".

Acabei percebendo que, no íntimo, a maioria dos meus clientes acreditava que cuidaria da sua saúde em algum dia glorioso no futuro quando se aposentassem! Mas, enquanto isso, eles se viam num impasse: um médico, o marido ou a mulher haviam lhe dito que eles simplesmente tinham de se cuidar. (Uma das minhas clientes de 38 anos de idade ficou chocada quando soube pelo médico que tinha a saúde cardiovascular de uma velha doente, conforme evidenciavam os níveis de lipídios e a sua pressão arterial.) Estas pessoas também se queixavam de que não se sentiam bem. Estavam com frequência cansadas e irritadas. Às vezes tinham dificuldade de concentração. Suas roupas estavam apertadas. E elas se sentiam sem controle.

O que logo se tornou óbvio para mim era que eu não poderia começar com uma dieta – minha dieta ou qualquer dieta. Eu tinha de trabalhar no sentido inverso, começando com os desafios que meus clientes enfrentavam. Por que a simples verdade é que os livros de dieta na sua maioria tomam como base a premissa de que o excesso de peso é um problema de "escolha alimentar". Mas eu percebi logo que para muita gente – com certeza para meus clientes – o excesso de peso era um problema de "estilo de vida". A conclusão é que para pessoas do tipo A, sem tempo, de vida intensa, trabalhando muito, perder peso não é uma questão de escolha alimentar: *é uma questão de estratégia*. Depois que compreendi isso, passei a ficar mais tempo com meus clientes tentando conhecer os seus desafios e os seus itens "não negociáveis".

Com o tempo, desenvolvi um gabarito que funcionava com estes indivíduos. Criei um programa de reeducação que os ajudava a gradualmente transformar a sua forma de se relacionarem com a comida. Eu lhes dava um resumo simples do que deveriam comer. Fiz com que aos poucos adotassem estratégias simples. Descobri meios infalíveis de ajudá-los a solucionar todos os seus dilemas alimentares, desde o da comida extremamente calórica dos restaurantes até o de encontrar um café da manhã saudável no aeroporto às seis horas da manhã. Eles começaram a se sentir fisicamente melhores. Começaram a perder peso e a se sentirem otimistas e no controle da sua saúde. A mudança era com frequência drástica.

No final concordei em continuar o meu trabalho como consultora de nutrição na recém-inaugurada filial do Equinox em Wall Street, além do que fazia na filial no centro da cidade. A clientela era semelhante – banqueiros, corretores, advogados, CEOS, empresários – mas naquela altura eu já tinha um arsenal de estratégias eficazes que usava para ajudar meus clientes a adquirirem domínio sobre seus desafios alimentares. Descobri que encorajar clientes a desenvolverem os seus próprios projetos pessoais era infinitamente mais eficaz do que simplesmente ditar escolhas alimentares. Estas pessoas eram inteligentes e queriam resultados: elas precisavam reconhecer que a perda de peso eficaz exige uma estratégia pessoal, flexível, e precisavam de apoio para implementar suas estratégias particulares.

Agora tenho a minha própria clínica particular que está crescendo. Mas ainda trabalho com o mesmo tipo de clientela. Eles mandam seus amigos, e mandam os *seus* amigos. Eles contam aos outros sobre a minha dieta e insistem que é o único jeito que conseguiram achar para emagrecer. E agora é a sua vez de tentar a Dieta de Wall Street.

Não é um titã de Wall Street? Talvez você não seja um grande negociador, mas pode estar lutando com o mesmo problema de controle de peso que leva as pessoas para a Dieta de Wall Street.

- ♦ Se você tem uma vida atarefada, tensa, exigente;
- ♦ se perder peso é uma alta prioridade para você, mas seguir uma dieta não é;
- ♦ se você corre de compromisso em compromisso, espremendo refeições entre um e outro;
- ♦ se você luta para fazer as escolhas alimentares certas em situações que são desafiantes; ou

- se você não consegue adaptar o seu estilo de vida a nenhuma dieta existente;

você vai ver que a Dieta de Wall Street funciona muito bem em ruas mais simples assim como no coração do distrito financeiro, e que as estratégias neste livro serão o seu trampolim para um novo, mais esguio, futuro.

# O seu portfólio Wall Street: Qual é a sua identidade pessoal alimentar?

Você é inteligente. Você é ambicioso. Você trabalha muito e pode realizar quase tudo a que se dispuser. Por que perder peso é um desafio tão grande? Já não é de hoje que estamos assistindo a uma epidemia de obesidade. A notícia importante e muito pessoal para você é que foi no escritório que você pegou isso: você engordou porque o seu emprego inclui comer muita comida pesada e não o suficiente de alimentos leves, saudáveis. Quando você não está recebendo as pessoas ou trabalhando na hora do almoço, está tentando dar conta de compromissos e tarefas. Você está com pressa e quer comer algo rápido. Mas isso com frequência significa gordura demais, calorias demais. Quase sempre, você é vítima da sua agenda quando se trata de comida. Quase sempre, o que você come não é o que lhe convém e, quase sempre, não é o que você prefere. Você é, com efeito, alimentado à força em inúmeras situações inevitáveis, mesmo que muitas vezes elas sejam agradáveis. Não é de espantar que você tenha lutado com o peso.

Mas você é inteligente e cheio energia. Você tem disciplina e foco. Você define metas de negócios e as cumpre. Você tem clientes fiéis. Você estruturou acordos e nunca teve problemas em não perder de vista o resultado final. Então vamos ver como você pode usar as habilidades que já possui para o seu próprio resultado final.

Um plano funcional é o primeiro passo para o sucesso. É válido nos negócios, é válido na vida. Com as estratégias de Wall Street, você verá que não precisa tomar sempre as mesmas decisões a respeito de comida. Você pode passar para a etapa seguinte e fazer o seu capital pessoal subir vertiginosamente.

Olhe-se no espelho. Você está vendo o seu melhor cliente. Mas você conhece bem esse cliente? Você nunca aborda a perspectiva de um negócio sem fazer uma pesquisa. Você terá pleno conhecimento do perfil da empresa dele, dos seus produtos e serviços, dos seus pontos fortes e fracos. Está na hora de focalizar esse laser na sua direção, porque assim como a pesquisa é a base para o sucesso nos negócios, o mesmo acontece com o sucesso da sua dieta. A Dieta de Wall Street irá guiá-lo a um novo plano de negócios quando se trata de comida.

Que tipo de pessoa você é com relação à comida? Quais são os seus desafios alimentares em particular? As pessoas com quem trabalho têm uma coisa em comum – um emprego exigente que limita o seu tempo e domina suas vidas. Mas elas têm muitas diferenças. Algumas cozinham, outras não. Algumas gostam de apreciar uma taça de vinho ou um copo de uísque, enquanto outras exigem pelo menos duas xícaras de café por dia. Algumas fazem as compras da família. Algumas raramente compram alimentos e só mandam vir ou comem fora. Algumas viajam constantemente; algumas raramente. Algumas têm famílias, outras são solteiras. Claro, todas têm gostos diferentes, com preferências e aversões. Nos meus dez anos como nutricionista acabei percebendo que o único denominador comum entre meus clientes é a necessidade de um plano personalizado, algo que vai se basear nos seus pontos fortes considerando ao mesmo tempo os seus desafios. Eu descobri logo que meus clientes não iam perder peso "aprendendo" a minha dieta (ou qualquer dieta, por assim dizer), por isso fiz questão de "aprender" quem eles eram. A minha abordagem – a abordagem de Wall Street – é ajudar meus clientes a desenvolverem planos alimentares que se harmonizem com seus estilos de vida e gostos. Com uma dieta personalizada há menos coisas a lembrar e muito mais chances de um sucesso a longo prazo. Claro que a Dieta de Wall Street já está altamente personalizada para gente com uma vida profissional cheia, mas vamos fazer as coisas direito e sintonizar a dieta com as suas necessidades particulares. Você verá que examinando apenas algumas questões que afetam os seus padrões e escolhas alimentares, você estará um passo mais próximo do sucesso no emagrecimento.

*"Já fiz muitas dietas antes. Sempre começava cheia de entusiasmo e depois me via em situações nas quais eu simplesmente não podia acompanhar a dieta e portanto saía dela, desistia e me sentia um fracasso. O trabalho é uma parte importante da minha vida e isso sempre foi um problema com as outras dietas. Não com a Dieta de Wall Street. A melhor coisa na dieta de Heather é que ela não iniciou com um plano que eu precisasse seguir: ela começou comigo. Ela descobriu como eu gostava de comer, com que frequência eu comia*

fora, como é realmente a minha vida. E depois ela adaptou o plano para mim. Por exemplo, sou decididamente do Clube dos Raspadores de Prato. Nunca vi uma dieta que tratasse deste aspecto da minha personalidade com relação à comida. Mas aquelas dicas realmente me ajudaram. E desde então faço a Dieta de Wall Street. Perdi dezoito quilos e meio e me mantenho assim há quatro anos. Não é mais uma dieta para mim. É só o meu modo de comer".

– BARBARA G. PORTFOLIO MANAGER, INVESTMENT FIRM

## ITENS NÃO NEGOCIÁVEIS

Quando comecei a trabalhar com meus clientes em Wall Street, ficou logo evidente que a maioria deles tinha itens não negociáveis. Lembre, estas pessoas estão acostumadas a fazer negociações. O seu impulso é negociar para obter o que desejam e elas têm ideias bem claras sobre o que seja um violador de acordos. Para algumas delas, o item não negociável era o macarrão; para outras era o suco de laranja diário, uma segunda xícara de café ou um refrigerante diet. Um cliente me disse que não podia sobreviver sem o seu Jack Daniel's no início da noite. Não adiantava dizer a estas pessoas que tinham de eliminar pedacinhos muito queridos de sua dieta diária e que tornavam a vida um prazer para elas. Eu sabia que mesmo se tentasse, jamais tornaria a vê-las. Portanto, aprendi a gostar dos não negociáveis e a ajudar meus clientes a aprender como administrá-los.

Se você quer perder peso, tem de fazer escolhas. E não pode ter tudo que quer, pelo menos não ao mesmo tempo. Nós aceitamos esta realidade em quase todos os outros aspectos da vida, mas muitos de nós temos dificuldade de aceitá-la quando se trata de comida. Claro, nem todos têm itens não negociáveis, e algumas pessoas estão dispostas a desistir de certos prazeres em troca de um emagrecimento mais rápido. Mas, em geral, descobri que quando as pessoas compreendem que podem continuar sentindo o prazer que a comida e a bebida lhes dão – desde que aprendam a administrar com prudência estes não negociáveis – estão no caminho certo para um novo estilo de vida mais esguio, que será permanente.

Então, como você administra os não negociáveis? Você tem de ser seletivo e limitar o seu consumo. O meu cliente do Jack Daniel's ainda, três anos depois, curte o seu JD à tardinha e se mantém magro. Mas ele toma cuidado com o seu consumo de carboidratos e aprendeu a comer direito durante as viagens.

Quando você chegar a O Plano, na Parte II, verá como é possível incorporar álcool, sobremesa, macarrão – quase tudo que você aprecia – à sua dieta. (Claro que existem os violadores de acordos: um pacote de Doritos ou um copo grande de sorvete Ben & Jerry's não se encaixam na sua dieta. Você precisa ser realista a respeito das suas escolhas e sempre tentar optar pela que é saudável.) Uma vez tendo se comprometido a se esforçar para alcançar a sua meta de perda de peso, você pode identificar os seus itens não negociáveis e inseri-los no *seu* plano.

## O GRANDE DIVISOR ALIMENTAR: PRATOS RASPADOS VS. CONTROLADO

Yin ou yang? Masculino ou feminino? Comum ou descafeinado? Quando comecei a trabalhar com clientes estressados, muito ocupados, ficou logo aparente que a maioria se encaixava em um dos dois grupos que identifiquei ao longo do tempo e por meio de tentativas e erros: os Comedores do Clube do Prato Raspado ou os Comedores Controlados. Em geral eu podia dizer com certeza onde um cliente se encaixava em poucos minutos e com apenas algumas perguntas. De fato, muitos da turma do Clube do Prato Raspado *se* identificavam: eu perguntava simplesmente "Você é do Clube do Prato Raspado?" e eles me olhavam intrigados (o que significava não) ou respondiam com olhares enfáticos. Simplificando, a turma do Clube do Prato Raspado comerá tudo que está no prato; o Comedor Controlado vai parar quando se sentir satisfeito.

Identificar a qual destes dois grupos você pertence é importante. Nenhuma dieta é adequada para todos, mas esta categoria definidora permitirá a você lidar com pontos fracos e capitalizar os pontos fortes comuns ao seu estilo pessoal de comer. A verdade é que, enquanto a maioria das dietas lhe pede para mudar temporariamente a fim de perder peso, você sempre terá de voltar a ser você mesmo. As pessoas fracassam nas dietas porque, embora sejam capazes de temporariamente mudar o que comem enquanto fazem uma determinada dieta, elas acabam retornando aos seus próprios hábitos alimentares confortáveis. Mas quando você reconhece que *é* um determinado tipo de comedor, você pode ajustar a Dieta de Wall Street de modo a adaptá-la a você e garantir o seu sucesso. Não por seis semanas ou seis meses, mas para sempre. Esta abordagem tem tido um enorme sucesso com meus clientes e sei que terá no seu caso, também. Você vai descobrir que certas orientações minhas são voltadas para o Clube do Prato Raspado (CPR), enquanto outras são para os Comedores Controlados (CC). Claro que estes grupos não são totalmente exclusivos e que às vezes eles coincidem em parte. Mas quase todos os clientes com quem trabalhei foram capazes de reconhecer rapidamente a sua categoria, o que por sua vez nos ajuda a lidar com seus pontos fracos e fortes.

Leia estas perguntas até o fim para ver a que grupo você pertence:

## Você é do Clube do Prato Raspado?

- Em geral você come tudo que está no prato?
- Você belisca do prato dos outros?
- Você come rápido?
- Você tem alimentos detonadores – como açúcar, sal, pão, ou até queijo ou nozes – capazes de estimular um excesso?
- Você come escondido?
- Você ataca o cesto de pães com gosto quando come fora?
- Você pretende perder peso nas férias?
- Você tende a comer mais quando está sozinho?
- É muito difícil para você controlar o que come de noite?
- Quando se trata de lanchinhos rápidos como batatas fritas, um pacote aberto é um pacote vazio para você?
- Você bebe pouca água?
- Os bufês são um verdadeiro desafio para você?
- Você é um Veterano das Dietas?

## Você é um Comedor Controlado?

- Você para de comer quando está satisfeito?
- É capaz de pegar um pedaço de pão da cesta?

- É capaz de pegar só um biscoitinho de uma travessa, ou se satisfaz com um punhado de batatas fritas ou pretzels?
- O seu padrão alimentar é igual nos dias de semana e nos fins de semana?
- Você pesa mais depois das férias?

## Se você é do Clube do Prato Raspado...

Ah, conheço tanto essa turma do Prato Raspado, porque sou um deles! Adoro comida e adoro comer. De fato, muitas das estratégias que recomendo neste livro são as que tenho usado comigo mesma. A turma do Prato Raspado faz exatamente isso: raspa o prato! Eles também beliscam do prato dos outros, terminam com a cesta de pães, e comem tarde da noite. São pessoas que comem rápido e que podem ser estimuladas por lanchinhos. Elas tendem a ser mais sensíveis ao açúcar e aos carboidratos. Os bufês são um desastre para os do CPR: o que estiver no prato, eles comem. Tudo! Nas férias eles emagrecem porque fazem três refeições e não lancham. A maioria dos CPRs não bebe água o suficiente: café, coca diet e Snapple diet são as suas bebidas de preferência. Muitos são veteranos nas dietas. Já fizeram uma série delas e há anos o seu peso tem oscilado como um iô-iô. Com frequência eles têm dois guarda-roupas – as suas roupas "gordas" e as suas roupas "magras". Eles podem ter várias "questões" alimentares e podem ser muito emotivos com relação à comida.

## Como eliminar uma lei do Clube do Prato Raspado

Se você faz parte do Clube do Prato Raspado, perder peso pode ser um desafio a não ser que você controle o seu ambiente, e isso pode ser muito difícil. A Dieta de Wall Street será especialmente valiosa para você porque ela inclui os seus pontos mais fracos e o ajuda a tomar decisões com antecedência sobre o que comer e quanto. Os CPRs precisam simplificar a sua rotina de vida alimentar. Precisam eliminar tudo menos os lanches essenciais. Comer com muita frequência deixa os CPRs obcecados com comida, enquanto que não comer com a frequência suficiente pode deixá-los tão famintos que eles fazem uma escolha alimentar ruim. Se você é viciado em cigarros ou álcool, irá encontrar estratégias que o ajudarão a evitar estas drogas. Os CPRs tendem a ser viciados em comida. Obviamente, eles podem evitar comer, portanto o que eles precisam é aprender a aceitar a fome (sim, não tem importância sentir fome por um certo tempo!) e simplificar as suas decisões alimentares. Aqui estão algumas considerações importantes que transformarão CPRs em histórias de sucesso:

**ELIMINAR CARBOIDRATOS SIMPLES.** Carboidratos simples são amidos refinados como pão branco, bolos, bolinhos etc. (Ver detalhes na página 59.) Os CPRs tendem a ser estimulados por Carboidratos simples. Basta uma bolacha salgada ou pedaço de pão para fazê-los disparar numa orgia alimentar insensata. Os CPRs deveriam eliminar, ou pelo menos evitar, Carboidratos simples como uma alta prioridade. A minha experiência com clientes tem mostrado que aqueles CPRs que se esforçam mais para cumprir esta simples regra têm o melhor resultado a longo prazo.

**ADIAR OS CARBOIDRATOS COMPLEXOS ATÉ O JANTAR.** Carboidratos complexos são grãos integrais saudáveis e vegetais. (Ver página 62.) Se você conseguir, é melhor apreciar o seu Carboidrato complexo na hora do jantar. Isto elimina qualquer possibilidade de que até um Carboidrato complexo se torne um detonador. Também, esta tática tira vantagem das suas naturais flutuações de força de vontade: na maioria tendemos a ser mais controlados no início do dia e menos no final. Então, porque desperdiçar essa força de vontade quando você não precisa? Use-a para manter-se comedido durante o dia; relaxe um pouco no jantar e curta esses Carboidratos complexos. Eles o deixarão empanzinado e o manterão satisfeito, e ajudarão você a eliminar aquele hábito de comer alguma coisa tarde da noite, também.

**VÁ DEVAGAR.** Você está andando muito depressa... Você precisa fazer a hora da refeição durar. Para a maioria da turma de Wall Street, velocidade é o objetivo. Quanto mais veloz você for, mais sucesso terá. Embora isto seja verdade no que se refere ao trabalho, é de fato uma total armadilha de gordura quando se trata de comer. Quem come devagar, come menos. Demora vinte minutos até o seu cérebro sinalizar para o seu estômago que você já está satisfeito. Se você comer a sua refeição inteira em quatro minutos, e em seguida preencher esses dezesseis minutos restantes com uns pãezinhos da cesta, algumas batatas fritas do prato de outra pessoa, e quem sabe uma sobremesa... Bem, você está vendo que esta abordagem pode causar um ganho de peso assim como um mal-estar gástrico! Portanto, relaxe. Descanse a sua faca e o seu garfo pelo menos três vezes durante a refeição. Converse. Vá até o banheiro. Lembre-se antes de cada refeição de que você não está numa corrida, não está competindo, você está comendo. Não se apresse; curta!

**SIGA A REGRA DOS ¾.** Assim que você for servido, faça um rápido julgamento do que constitui três quartos da refeição e coma apenas esta quantidade. Você pode colocar de lado um quarto da comida no seu prato para ficar mais fácil manter a sua decisão. Ou pode simplesmente dividir o prato pela metade. Os restaurantes com frequência servem tanta comida que metade de um prato é o bastante.

*"Consegui me manter com treze quilos a menos durante cinco anos com a Dieta de Wall Street. Sempre que começo a recuperar um quilo ou dois, escuto a voz de Heather falando no meu ouvido, lembrando-me da Regra dos ¾, da água e das escolhas de carboidratos. Isso me coloca de novo na linha e nas minhas calças elegantes."*

– MARGARET G. CIRURGIÃ CARDIOTORÁCICA

**ADMINISTRAR LANCHINHOS.** Lanchinhos são perigosos para CPRs. Eles podem disparar um hábito de comer sem pensar que vira um excesso de calorias rápido demais. De fato, o motivo pelo qual CPRs tendem a perder peso, ou pelo menos a não ganhá-lo, durante as férias, mesmo que estejam comendo alimentos altamente calóricos, é que eles não ficam beliscando entre as refeições o dia inteiro. A turma do CPR tem de se fazer duas perguntas para que seus hábitos de comer alguma coisa entre as refeições funcione a seu favor, e não contra eles.

- Primeiro: Um lanchinho de tarde ajuda você a comer menos no jantar? Se a resposta for não, então você deve pular este lanche da tarde e ficar com três refeições, sem lanchinhos. Se, por outro lado, você descobre por tentativa e erro que um lanche à tarde ajuda a comer menos no jantar, então você deve fazer desse lanche uma parte da sua rotina diária.

- Segundo: Se você se qualifica para um lanche à tarde porque ele o ajuda a comer menos no jantar, então alguns dos meus Lanches Divertidos recomendados (página 73) o tentam a cometer excesso? Se a resposta é não, então você pode acessar a lista e escolher um deles. Fique com este Lanche Divertido durante algumas semanas antes de mudar. Se a resposta é sim, se o queijinho pasteurizado Laughing Cow vira seis e você não consegue parar numa só barrinha energética, então você precisa se limitar a um pedaço de fruta ou, alternativamente, duas bolachas salgadas Fiber Rich. Essas bolachas são realmente à prova de excessos. Elas são crocantes, enchem o estômago e satisfazem, mas não vão tirá-lo da linha. Fique com elas e coma-as apenas nas horas recomendadas, normalmente no final da tarde, como descreverei em O Plano.

**FAÇA TRÊS REFEIÇÕES DE VERDADE.** Parece estranho, não é? Uma tática comum para perder peso é pular o café da manhã num esforço para economizar calorias. Embora eu seja flexível a respeito da hora do café da manhã, insisto nele, com alguma proteína, todos os dias. O seu metabolismo fica mais lento enquanto você dorme, e o seu café da manhã é o sinal que o seu corpo precisa para acelerá-lo de novo e começar a queimar aquelas calorias. Se você pula o café da manhã, o seu organismo pode entrar no modo inanição, conservando exatamente as calorias que você quer queimar. Se você não tem fome de manhã, talvez esteja comendo demais no jantar. Quando se trata de jantar, muito poucas pessoas deliberadamente deixariam de comer, mas algumas descobrem que ele de certa forma se evapora ou se transforma num banquete móvel. Na verdade, alguns dos meus clientes, em particular os CPRs, ocasionalmente se entregam ao que chamo de "A Peregrinação". O Peregrino começa com um pequeno pedaço de pizza no caminho de casa, e então quem sabe uma parada na loja de comestíveis que oferece uma coleção de amostras gratuitas – talvez um cubo ou três, ou quatro, ou seis, de queijo e um punhado (ninguém está vendo) de nozes torradas no mel e depois – que coisa! – quem pensaria que uma fatia tão minúscula de torta de mirtilos sem açúcar pudesse ser tão leve e deliciosa? E, bem, talvez você devesse pular o jantar e comer só alguma coisinha – só uma mordida – na lanchonete a caminho de casa... E quando você chega em casa, seus bolsos cheios de guardanapinhos de papel, garfos e colheres de plástico, já é tarde: você fez A Peregrinação. Muitos clientes me dizem que conhecem os melhores lugares nas suas áreas para encontrar um Peregrino – o Whole Foods e Costcos, que servem as melhores e mais abundantes amostras. A Peregrinação pode fazer você acumular uma surpreendente quantidade de calorias e contribui quase nada para a sua sensação de satisfação. A solução é *sempre* planejar três refeições de verdade todos os dias. Isto vai manter a sua fome num modo administrável e os seus desejos sob controle. Pense antes como será o seu dia e o que vai comer e quando. Você não pode pular o seu lanche da tarde porque se esqueceu, perceber que não tem nada para jantar em casa, e se encontrar numa Peregrinação a caminho de casa. Você deveria ser capaz de se fazer o Wall Street Pop Quiz a qualquer hora, a qualquer dia – "Qual será a sua próxima refeição?" – e você deveria ter uma resposta pronta!

**ATRASE O JANTAR.** Em geral os CPRs fazem bem em atrasar uma refeição sempre que possível e razoável. Sei que você sempre escutou dizer que jantar muito tarde é ruim para quem faz dieta, mas descobri que para os CPRs é melhor que a sua última refeição seja tarde da noite. Ajuda a prevenir os lanchinhos antes de dormir. (Obviamente, isto funciona somente se você não comer nada antes do jantar!) É o mesmo com o almoço e até com o café da manhã. Não tem nada de errado num café da manhã às dez e meia se você não está com fome às sete horas. Nos fins de semana, se você acorda tarde, é bom até pular o café da manhã. Aprenda a trabalhar a sua fome. Espere um pouquinho antes de uma refeição.

**COMA ANTES DE UM ENCONTRO.** Se você vai a um coquetel ou outro ambiente onde se come sem controle, considere fazer um lanche antes para não ser tentado a atacar o bufê. Coma duas bolachas Fiber Rich e beba meio litro de água. Passe adiante o queijinho Laughing Cow ou qualquer outro queijo e fique com as bolachas e a água. Você só quer se sentir repleto; você não quer detonar um massacre alimentar.

**EVITE OS FÁCEIS DE "COLOCAR NA BOCA, DE PEGAR, DE MERGULHAR, E NÃO PARAR DE COMER".** Alimentos fáceis de colocar na boca são aqueles sem um fim discernível. Entre eles estão os óbvios, tamanho família, pacotes de batatas fritas, caixas grandes de cereais e amostras de chocolates. Entre eles também estão os menos óbvios, como hummus, azeitonas, tomates cerejas e minicenouras. A turma do prato raspado é campeã em comer sem pensar, e quando eles começam é difícil parar. (Conforme mencionei, sendo eu mesma uma adepta do prato raspado, costumava ser vítima desse tipo de tentação.) É importante para os que costumam não deixar nada no prato evitar alimentos fáceis de colocar na boca e se preparar para situações em que eles são oferecidos (em coquetéis por exemplo). Vou lhe dar muitas sugestões no decorrer do livro sobre como conseguir isto.

> *CUIDADO COM O HUMMUS! Se eu recebesse cinco centavos de cada cliente que me disse, "Ora, hummus é saudável, certo?"! Hummus é um desastre para as dietas em forma de pasta. Um recipiente com 280 gramas de hummus contém 800 calorias e 40 gramas de carboidratos, o equivalente a duas fatias e meia de pão. Acrescente um pão pita e você tem mais 200 calorias e mais 30 gramas de carboidratos. O total: colossais 1.000 calorias e 60 gramas de carboidratos!*

**ADOTE ALIMENTOS LIMITADOS.** Você já mergulhou uma colher num pote recém-aberto de sorvete e percebeu instantes depois que ela já estava raspando o fundo da embalagem? A turma do prato raspado precisa de limites alimentares. Deixados à vontade, eles enlouquecem. Refeições prontas congeladas são salva-vidas para esse tipo de pessoa. Elas são limitadas. Frutas de "mão" – uma banana, uma maçã, um pêssego – algo que você possa segurar na sua mão – também é ótimo. Lanches em porções individuais como a dos salgadinhos de soja Glenny's Soy Crisps ou uma barrinha energética também podem ser boas opções de lanches. Queijo é uma coisa individual. Algumas dessas pessoas que gostam de raspar o prato descobrem que qualquer tipo de queijo é um detonador e portanto deveriam evitar usá-los como lanche. Mas outras apreciam o francês Babybel Light ou o próprio Laughing Cow Light como lanches limitados, satisfatórios. Quando você termina de comer, acabou. Da mesma forma, a maioria dos que deixam o prato limpo não consegue comer uma tigela de cereal, porque é muito difícil parar numa só. Mas eles podem acrescentar o cereal ao iogurte para lhe dar um pouco de fibra e sabor crocante. Colocar cereal no iogurte o transforma, como num passe de mágica, num alimento limitado. A turma do prato raspado deve evitar comprar a granel. Você não precisa de uma gaveta na sua mesa do escritório cheia de barrinhas energéticas ou uma despensa estourando de "porções únicas" de Soy Crisps. Compre apenas o que você precisa para um tempo limitado. O tempo gasto para correr até uma delicatéssen e comprar uma barra energética de tarde será um bom exercício para você.

**TORNE-SE UM "COMEDOR FÁSICO".** Comedores Fásicos são aqueles que comem a mesma coisa no café da manhã ou no almoço durante semanas a fio. Muitos dos meus clientes da turma do prato limpo são Comedores Fásicos e eu incentivo esta abordagem para a perda de peso. Quem gosta de deixar o prato limpo não se dá bem com a variedade. Ela é muito estimulante para eles, e os incentiva a gastar muito tempo pensando em comida e no que vão comer. Variedade é excelente quando se trata de cores de tintas e estilos de sapatos, e não tanto quando a questão é comida. Pessoas que têm sempre que pensar no que vão comer em seguida tornam-se obcecadas por comida, e isto é contraproducente para quem está tentando emagrecer. As pesquisas têm demonstrado que muitos sabores e texturas encorajam a comer em excesso. Comedores Fásicos solucionam este problema simplificando as suas escolhas alimentares. Eles comem, digamos, iogurte e uma fruta, ou queijo cottage e duas bolachas Fiber Rich, todas as manhãs durante quatro ou cinco semanas e depois mudam para outra coisa. Ou podem comer a mesma Salada Caesar de galinha com molho light no almoço durante um mês antes de trocar por um wrap de peru com alface, tomate e mostarda e uma salada verde. Portanto, facilite a vida para você. Torne-se um Comedor Fásico. Escolha um ou dois tipos de café da manhã, um ou dois lanches, um ou dois jantares congelados (se eles funcionam no seu caso) e fique com eles. Você verá que este simples passo tornará a sua dieta excepcionalmente fácil de seguir e manter. Estas refeições tornam-se automáticas e têm sucesso. E o peso some.

**A COZINHA ESTÁ FECHADA!** Evite retornar à cozinha depois de ter terminado de jantar. É arriscado demais expor-se à tentação de mais comida. Tente criar uma rotina ao anoitecer que o afaste da possibilidade de comer e o leve a uma atividade. Alguns clientes tomam um banho de chuveiro logo depois do jantar. Outros escovam os dentes. Qualquer coisa que sinalize que por aquele dia a comida acabou, e a cozinha fechada pode ser eficaz. E quando você eliminar esses lanches desatentos, tarde da noite, terá economizado inúmeras calorias.

**FAMINTO DE DOCES?** A turma do prato raspado que entra na cozinha às 11 horas da noite atrás de um doce muitas vezes se encontra ainda beliscando à meia-noite. A solução é jantar e, então, degustar um pedaço de fruta. Uma fruta de mão é a melhor escolha de paladar doce depois do jantar para alguém que é da turma do prato raspado. Ela é limitada, deliciosa, satisfatória, e não detona uma orgia alimentar. Quando você terminar a sua fruta, não vai comer mais nada de noite. A não ser... (ver abaixo)

> RASPADORES DE PRATO E O DIA PERDIDO. *Você já começou o seu dia com um café da manhã leve, saudável, degustou uma salada no almoço e, depois, aderiu a uma festa de aniversário que estava acontecendo no escritório onde você comeu uma fatia de bolo e, em dez minutos, se viu transformado de Dr. Jeckyll em Mr. Hyde, comendo tudo que via pela frente? Na hora de dormir, você está tão fora de limites que tudo parece ser inútil. Isto é conhecido como "Dia Perdido" ou um "Dia do Tanto Faz". Muitos raspadores de prato são pessoas do tipo tudo-ou-nada, que não se perdoam uma escolha alimentar ruim. Eles têm uma tendência a deixar que essa escolha ruim detone uma espiral descendente "Tanto Faz" de um, dois ou vinte dias de alimentação pouco saudável. Estas pessoas costumam pensar em termos de "Começo de novo na segunda-feira..." Não faça isso com você mesmo! Se você sair da linha com um alimento ou uma refeição, considere como um escorregão e siga em frente. Não é melhor parar nessas 300 calorias extras do que continuar até que sejam 3.000 mil calorias a mais? Se você comeu um bolo ou acabou com o pacote de batatas fritas, diga para si mesmo, "Este não será um Dia Perdido" e volte logo para o seu lugar. Veja Oscilar, páginas 99-100, para mais dicas sobre como voltar à linha e eliminar Dias Perdidos.*

**A SOLUÇÃO PERU.** São 11 horas da noite. Você está morrendo de fome. Está perdendo a consciência. Precisa... comer... alguma coisa. O que os raspadores de prato podem comer, se estão realmente com fome de noite? Peru! Eu mesma descobri este truque como uma ferramenta para impedir as minhas próprias mastigadas noturnas. Muitos programas de dieta permitem certos tipos de doces de baixas calorias depois do jantar, mas eu descobri que este sistema incentiva a comer de noite e reforça positivamente um padrão de comportamento ruim. A Solução Peru é a melhor cura para as mastigadelas tarde da noite. É um método positivo para lidar com a fome real. Certifique-se de ter sempre pacotes de cem ou cinquenta gramas de peru na geladeira.* Você mesmo pode dividir o peru, mas francamente os meus clientes não querem perder tempo fazendo isto, portanto param regularmente no supermercado ou na delicatéssen para pedir alguns pacotinhos com cem gramas de peru fatiado. Escolha peru com baixo teor de sódio, se possível: evite qualquer tipo de peru assado no mel, defumado ou temperado. Cada pacotinho de peru terá apenas cerca de 150 calorias. Se você está realmente com fome, é satisfatório. É uma boa fonte de triptofanos, que pode ajudar você a relaxar e dormir. Se você não está realmente com fome e só está querendo mastigar, não vai tirá-lo da linha. Porque uma porção razoável de peru é o que basta. Ainda estou para ver um cliente cair numa orgia de peru fatiado. Mas funciona e bloqueia o monstro do lanche. Lembre-se, a Solução Peru é apenas simplesmente peru – não uma festa. Você não pode pegar o peru, as Fiber Rich e um pouco de mostarda e criar pequenos sanduíches para comer antes de dormir. O peru é um lanche funcional destinado a ajudar a controlar a fome. Você pode comer mais de um pacotinho, se quiser. A maioria dos clientes me diz que come um pacote, abre o segundo e o coloca de volta na geladeira. É só peru, afinal de contas!

**BEBA ÁGUA.** Muitos raspadores de prato estão desidratados. Eles bebem muitos líquidos – café, refrigerantes dietéticos, o chá gelado Snapple diet – mas não bebem água suficiente. Eu quero que você preste atenção a sua ingestão de água e beba 900ml até a hora do almoço e 1.800ml totais durante o dia. Se no início isso for muito difícil, aconselho que você inicie com uma garrafa de 500 a 700ml até a hora do almoço e outra do mesmo tamanho de tarde. Aos poucos você pode ir acrescentando quantidades maiores. Também acho melhor limitar o café a uma ou duas xícaras por dia, no máximo, e tentar eliminar bebidas diet e substituir por água ou água com gás e rodelas de limão. Alguns clientes me dizem que precisam tomar bebidas diet. Eu alerto que, se o refrigerante diet é um item não negociável, eles devem tentar reduzir para um por dia e substi-

---

* Se você realmente não gosta de peru, pode substituir por seis claras de ovos cozidas.

tuir club refrigerante ou seltzer por uma borrifada de suco ou uma rodela de limão ou laranja. Eles devem também ter certeza de consumir pelo menos metade das suas necessidades de água antes de tomarem o seu refrigerante diet. Muitos se desabituam totalmente das bebidas diet em pouco tempo.

## Se você é um Comedor Controlado...

Comedores controlados são exatamente aquilo que você pensa: eles conseguem controlar o que comem, em qualquer lugar, a qualquer hora. Eles conseguem comer um punhado de amêndoas e deixar o resto, e são capazes de guardar um pacote pela metade de batatas fritas. Ou eles nasceram com a capacidade de parar de comer quando estão satisfeitos, ou aprenderam o que significa a saciedade. Não obstante, eles muitas vezes comem as coisas erradas e o peso aumenta. Eles se veem diante de tantos desafios alimentares no decorrer do seu dia a dia que perderam a noção do que seja comer de forma saudável e como fazer isso. Eles ganham peso nas férias porque estão relaxados e comendo mais do que o usual. Eles tendem a comer as mesmas quantidades e tipos de alimentos nos fins de semana e durante a semana, mas esses alimentos são ricos em calorias e suas porções são muito grandes. O simples erro comum aos Comedores Controlados é a escolha errada das comidas. Muitos dos meus clientes Comedores Controlados costumavam ser bastante atléticos, mas conforme seus trabalhos começaram a ficar mais exigentes, o seu tempo para exercícios diminuiu. Mas o seu apetite não! Estas pessoas estão às vezes se alimentando para desempenhos atléticos mas vivendo a vida de um comentarista de corrida de cavalos. Mas os CCs tendem a ser bons bebedores de água e têm bom controle quando se trata de lanches. A boa notícia para os Comedores Controlados é que eles conseguem perder peso em relativamente pouco tempo. Isso porque uma vez tendo aprendido as estratégias da Wall Street, eles as adotam e os quilos desaparecem.

## Estratégias para Comedores Controlados

Comedores controlados têm sorte: eles só precisam de algumas orientações e dicas feitas sob medida para o seu atarefado estilo de vida. Eles tendem a não ser emocionais com relação à comida e, em geral, sabem quando parar, mas precisam de ajuda para fazer escolhas alimentares, particularmente em restaurantes e durante as viagens. Embora uma boa parte destas informações apareçam de uma forma mais detalhada e completa nos próximos capítulos, aqui estão algumas áreas para focalizar que recompensarão os Comedores Controlados com uma perda de peso mais rápida.

**EVITAR CARBOIDRATOS SIMPLES – ISTO É, TODOS OS CARBOIDRATOS BRANCOS, REFINADOS, PROCESSADOS.** Para a maioria dos meus clientes Comedores Controlados, o consumo excessivo destes tipos de carboidratos tem sido em grande parte responsável pelo seu ganho de peso. Assim que você prestar mais atenção e limitar o seu consumo de Carboidratos simples, verá rápidos resultados na sua balança. (Ver mais detalhes na página 59.)

**CURTIR OS SEUS LANCHES.** Escolhas criteriosas de lanches o ajudarão a manter a fome ao largo e, diferente de um Raspador de Prato, você pode fazer dois lanches assim como as suas três refeições. Você pode fazer esse segundo lanche de manhã ou, mais tipicamente, de noite. Você verá a minha lista de sugestões de lanches congelados que são boas escolhas para um doce de noite para aqueles que podem curtir apenas um. (Ver Lanches à Noite para Comedores Controlados, página 75.) Você verá as minhas sugestões de lanches Wall Street em O Plano (páginas 73-75) e na Lista de Compras Wall Street (páginas 306-316).

**ARMAZENAR.** Você pode descobrir quais são os alimentos da Dieta de Wall Street de que gosta e armazená-los para que estejam sempre à mão, tanto em casa como no escritório. Isto vai eliminar a tomada de decisão que pode ser a sua ruína. Se as escolhas corretas estiverem ao seu alcance, você vai pegá-las.

**APRENDER AS ESTRATÉGIAS DA WALL STREET.** O Comedor Controlado vai achar muito valiosos os capítulos a seguir sobre como fazer boas escolhas alimentares durante uma viagem, em recepções de negócios ou no caminho para o trabalho. Você vai aprender o que comer em todas estas situações e a administrar os desafios alimentares que você encontra na sua atarefada agenda. Uma vez incorporadas estas estratégias no seu cotidiano, você se surpreenderá ao ver como está perdendo peso rápido.

## A LETRA MIÚDA

Agora que você entendeu qual é o seu estilo alimentar básico – Clube do Prato Raspado ou Comedor Controlado – você pode examinar algumas outras questões que afetarão a sua abordagem pessoal à Dieta de Wall Street.

### Álcool e o seu apetite

O álcool pode ser uma consideração importante em qualquer plano alimentar de alguém da Wall Street. Eu aprendi isto logo quando os clientes apareciam para uma consulta inicial e insistiam que não iam deixar de tomar vinho no jantar ou um drinque com clientes ou amigos. O álcool é um item não negociável para muita gente, mas pode ser um desafio para quem faz dieta porque é muito calórico, relaxa as inibições e, assim, pode encorajar escolhas alimentares ruins. Portanto, se você vai beber álcool, precisa de uma estratégia. Primeiro, pergunte a si mesmo o seguinte:

- Você acha que perde as inibições a respeito do que vai comer depois de um drinque ou dois? Essa primeira taça de vinho leva a uma segunda e terceira, e a cesta de pão se esvazia sozinha para dentro do seu prato, e você se vê atacando uma tigela de crème brûlée fervilhante e mergulhando biscotti num vin santo? Isto seria evidência de uma falta de inibição alimentar! Para algumas pessoas, o álcool é um detonador para comer sem pensar. Se isto descreve como você é, então é melhor evitar o álcool ou ficar com drinques de que você não goste muito para que possa manter o controle. (Mais sobre isto em "Administrar o Álcool", páginas 147-48.)

- Ao contrário, o álcool tem pouco ou nenhum efeito sobre o que você come? Você é capaz de beber uma única taça de vinho e então parar? Você consegue beber duas taças de vinho no jantar e ainda assim não comer o pão, as batatas fritas e a sobremesa? Isto significaria que um ou dois drinques por dia não são prejudiciais ao seu plano de dieta.

## Você é um perdedor lento?

Aproximadamente metade dos meus clientes são "perdedores lentos" que em geral perdem peso num ritmo mais devagar do que outros. Eles sempre conseguem no final, é só que seus organismos parecem preparados para uma perda de peso demorada. Esta característica não lhes tem sido útil no passado porque eles costumam cumprir uma dieta durante uma semana ou duas, veem resultados insignificantes e desistem. É uma pena porque eles *vão* perder peso se continuarem com a dieta. De fato, muitos perdedores lentos perderão apenas de 900 gramas a um quilo e oitocentos no primeiro mês e depois, a partir da quarta semana, emagrecerão de 900 gramas a um quilo e quatrocentos por semana até atingirem a sua meta. Esta lentidão inicial pode ser devida ao alto nível de estresse no emprego, desequilíbrio hormonal, sono insuficiente, desidratação ou simplesmente é como o seu organismo funciona. Às vezes, pessoas que já passaram por muitas dietas treinaram o seu metabolismo para entrar no "modo inanição" e conservam calorias sempre que tentam limitar o consumo de comida. Muitas dietas prometem uma grande perda de peso na primeira semana ou nas duas primeiras. Não vou afirmar isso porque na minha experiência a rápida perda de peso *inicial* acontece apenas com cerca de metade dos meus clientes. Eu *fiz* pessoas – homens em particular – perderem até três quilos e meio em duas semanas, mas isso não é comum.

Sei que pode ser difícil, especialmente para gente ocupada, muito ativa, ter paciência. Mas a chave do sucesso quando se trata de perder peso é simples coerência. Mesmo se a balança não reflete progresso, suas roupas quase sempre o fazem: o cós fica mais frouxo, amigos e colegas notam a diferença na sua aparência. Você vai se sentir melhor, com mais energia. E como um incentivo, vou mencionar aqui que frequentemente meus clientes me perguntam, após um encontro inicial: "Quanto tempo vou ter de ficar comendo assim?" Meses depois, curtindo as suas cinturas mais finas e comendo os mesmos alimentos Wall Street e seguindo as mesmas recomendações, eles se queixam quando viajam ou têm a sua programação alimentar interrompida de alguma forma porque "sentem falta do seu Estilo Wall Street". Portanto, embora eu não vá lhe prometer que você perderá quatro quilos e meio em cinco dias, prometo que uma vez começando a comer no Estilo Wall Street, você não voltará atrás.

# Você é dos que comem no fim do dia?

Você gosta de comer de noite? Você come bem de dia mas lancha de noite? Você acha que um dia de excelentes escolhas alimentares pode ser sabotado uma hora antes de dormir quando você passa por uma experiência onívora fora do corpo, vagando pela casa, mastigando restos de comida, nacos de queijo, biscoitos salgados e as balas que sobraram do Dia das Bruxas que encontrou no fundo da despensa? Comer de noite em geral é mais um hábito do que fome. É por isso que até lanches com poucas calorias são uma opção ruim: eles simplesmente reforçam esse hábito. Comer tarde da noite não só aumenta o seu consumo diário de calorias, como faz você dormir mal enquanto seu corpo está ocupado digerindo todos aqueles lanchinhos. Você acorda cansado e com uma ressaca alimentar. Muitos dos meus clientes que relatam o hábito de comer tarde da noite nunca associaram os seus níveis oscilantes de energia com os seus assaltos à geladeira à meia-noite. Se você tem esse hábito, seja um Comedor Controlado ou um Raspador de Prato, pode confiar na Solução Peru descrita anteriormente. Também é útil tornar os tentadores petiscos na sua cozinha menos acessíveis se não for possível eliminá-los de todo. Tenho uma cliente que me contou que quando seus filhos saíram de casa para a faculdade ficou mais fácil para ela controlar os seus lanches de noite porque eles não estavam mais ao seu alcance. Agora, quando os filhos estão em casa, ela lhes pede para não ter em casa esses lanches e eles concordam de bom grado. Lembre-se, também, de fechar a cozinha e distrair a sua atenção da comida depois do jantar.

> *Você conta as horas até o seu BlackBerry finalmente se apagar e é hora do seu sorvete light, suas lascas de vegetais assados e o seu pudim diet? Que mal faz, você pergunta, se você está apenas comendo "light" à meia-noite? Ora, comer de noite é um hábito – um mau hábito – que precisa ser controlado. Comida de qualquer tipo, até aquela aparentemente inocente, só reforça as suas tendências a mastigar sem pensar. Portanto, não se deixe fazer refém dos alimentos "diet"; fique com o truque do lanchinho de peru se sentir fome de noite. Coma certo; durma bem; emagreça.*

## Você cozinha? Ou manda vir?

Alguns clientes meus gostam de cozinhar; alguns têm na geladeira só mostarda e pacotinhos de peru. Se você cozinha, vai achar interessante usar a Lista de Compras Wall Street (página 306). Ela sugere alguns alimentos bons e saudáveis com poucas calorias. Se você cozinha, o seu desafio é controlar as porções e limitar as quantidades de alimento dentro de casa – particularmente se você é do tipo que Raspa o Prato. Se você não cozinha, estude os pratos congelados relacionados nas Listas de Compras Wall Street e experimente até achar alguns que lhe agradem. Mantenha o seu congelador estocado com uma boa seleção de modo a ter sempre à mão um jantar saudável, de baixas calorias. Explore os serviços de entrega em casa do seu supermercado. Muitos dos meus clientes confiam nestes serviços e gostam muito das refeições entregues em casa em porções controladas. Se costuma levar comida pronta para jantar em casa, confira as Folhas de Artifícios Wall Street (página 233) para sugestões de boas escolhas em vários tipos de restaurantes. É totalmente possível hoje em dia curtir refeições saudáveis e satisfatórias de baixas calorias sem ter que pegar mais do que um garfo e um telefone.

> DISCANDO PARA O JANTAR. *Muitas mercearias oferecem refeições com baixas calorias (assim como serviços de entregas por telefone ou on-line). Você pode pedir duas, três ou mais refeições por semana e terá uma refeição saudável esperando por você em casa. Estas refeições são excelentes exemplos de Comida Limitada e ajudarão você no controle das porções, além de poupar o seu tempo na cozinha ou fazendo compras. Para algumas pessoas estas refeições são fantásticas; para outras, não funcionam, porque elas comem fora com tanta frequência que as bandejas se empilham no congelador. Dois exemplos são: Fresh Direct's Smart & Simple (http://www.freshdirect.com) e Peapod (http://www.peapod.com). Aqui está um site que relaciona sites de compras de alimentos nacionais e internacionais, inclusive cadeias como Albertson's: http://nebula.bus.msu.edu/grocerusurvey/LastMileWeb/list-of-grocers.html. Um serviço de entrega de refeições em Nova York é www.nukitchenfoods.com*

## Você bebe água?

Você bebe água regularmente ou apenas quando toma analgésicos? A água é um fator muito importante na Dieta de Wall Street. Ela previne a prisão de ventre. Por incrível que pareça, ela reduz o inchaço. E não há dúvida de que a hidratação adequada pode promover a perda de peso. Comecei a prestar mais atenção nisto quando notei um padrão em muitos dos meus clientes, particularmente os Raspadores de Prato, que tendem a não beber água suficiente. Estas pessoas vinham me procurar frustradas porque, depois de uma ou duas semanas de dieta, a balança não parecia se mexer. Nós examinávamos o seu diário alimentar e elas estavam comendo as comidas certas e fazendo tudo direito – exceto na sua ingestão de água. Quando começavam a beber mais água, os quilos começavam a desaparecer. Eu vi isto acontecer repetidas vezes, e agora sou uma convertida. Se você não costuma beber água, preste especial atenção a este aspecto da dieta. Se você luta para atingir a sua meta de água, comece com uma garrafa de meio litro de tarde. A garrafa de meio litro é fácil de terminar e você pode ir aumentando a quantidade. No final, você deve tentar ingerir os seus 900ml até a hora do almoço e o total de 1.800ml até a hora de dormir.

## Você é um Veterano ou Virgem nas dietas?

Parece uma pergunta estranha? Bem, aprendi que é útil para mim saber se os clientes já fizeram inúmeras dietas ou, ao contrário, são pessoas que vieram me procurar porque vêm engordando ao longo do tempo e não conhecem nada a respeito de estratégias para perder peso. Na minha experiência, a primeira categoria – os Veteranos – precisa adotar abordagem mais rígida ao fazer uma dieta. Os Veteranos são com frequência Raspadores de Pratos que têm tido altos e baixos no seu peso ao longo dos anos, e fizeram várias dietas num esforço para controlar isso.

Se você é um Veterano, é bom rever suas dietas anteriores e aprender com elas. Qual a que teve mais sucesso? Alguns Veteranos conseguem olhar para trás e reconhecer que um plano de baixos carboidratos funcionou melhor com eles; outros talvez percebam que um plano de baixos teores de gordura com carboidratos saudáveis foi a sua abordagem de maior êxito. Seja qual for a razão, os Veteranos em geral precisam ser mais rigorosos na sua adesão a uma dieta a fim de perder peso; eles devem sempre ir para a extremidade inferior das minhas recomendações quando se trata de número de porções de qualquer categoria de alimento. Beber bastante água é extremamente eficaz para os Veteranos promovendo a perda de peso, e em geral é importantíssimo que eles limitem rigidamente carboidratos e açúcares refinados – Carboidratos simples. Os Veteranos nas dietas têm a vantagem de saberem em geral quais são os alimentos detonadores e podem se afastar deles.

Os Veteranos com frequência precisam superar a falta de esperança provocada por anos de dietas sem êxito. Eu tenho uma cliente que perdia e ganhava os mesmos nove quilos todos os anos, até chegar aos 35 anos e ganhar 22,5 quilos... e continuar engordando! Ela havia tentado de tudo para emagrecer – alimentos pré-embalados, milk-shakes, dietas sem carboidratos, clubes para perda de peso – e cada vez que embarcava numa nova dieta, suas esperanças eram um pouco menores, a sua resolução um pouco mais fraca. Ela começava motivada, mas assim que cometia um desvio (a escolha errada num restaurante, um muffin engordativo no Starbucks) ela retrocedia para atitude "tanto faz" que afeta tantos veteranos em dietas. Isto é: "Já estraguei tudo, então posso comer o que eu quiser... e talvez até um pouco disso, no caso de eu querer amanhã!"

Mas a Dieta de Wall Street leva em conta estes "escorregões" reconhecendo que o sucesso na perda de peso não está na perfeição, mas nas atitudes práticas. E porque a dieta leva em conta os não negociáveis e aqueles lapsos inevitáveis, as chances são bem menores de você achar que tem de ser perfeito, ou aquela má escolha significar que você saiu da dieta. Segundo disse o General Patton: "Um bom plano hoje é melhor do que um plano perfeito amanhã." E nas palavras do cliente descrito antes: "Eu costumava achar que tinha de 'ser bom' o tempo todo nas minhas dietas, e não conseguia isso nunca. Agora, depois de seis meses fazendo a Dieta de Wall Street e com 16 quilos a menos, eu me sinto ótima! E isso é melhor que ser bom todos os dias."

Os Virgens nas dietas são muito diferentes dos Veteranos. Com frequência eles não sabem nada a respeito de dietas. Podem nunca ter tentado emagrecer antes. A maioria dos Virgens nas dietas estão desconcertados com o seu ganho de peso. Costumam ser "comedores circunstanciais": quando se encontram numa circunstância de comer, eles comem. O problema deles é que o seu trabalho muitas vezes os coloca nestas situações, e eles não sabem como contornar estas várias situações de alimentação forçada que enfrentam rotineiramente. Ao contrário dos Veteranos, que podem lhe dizer quantas calorias existem no seu brilho para os lábios, os Virgens tendem a não entender nada das sutilezas das várias opções alimentares. A vantagem dos Virgens é que eles tendem a perder peso bastante rápido. Assim que aprendem as estratégias adequadas e as melhores opções, já estão com meio caminho andado. Os Virgens nas dietas sentem-se extremamente aliviados ao perceberem a simplicidade da Dieta de Wall Street, porque não têm nenhum interesse intrínseco em fazer dieta: eles querem resultados rápidos, não importa como. A Dieta de Wall Street é "perfeita" para eles.

## Fatos da sua vida profissional

Existem outras questões em jogo quando o seu objetivo é perder peso. Entre elas está a de você receber com frequência ou não para jantares ou almoços de negócios, se você viaja regularmente, e quanto tempo leva para você ir e voltar do trabalho. Estes fatores precisam de uma atenção especial, e eu tenho um capítulo dedicado a cada um deles.

## A SUA CHECKLIST DE IDENTIFICAÇÃO ALIMENTAR WALL STREET

- Você é do Clube do Prato Raspado?
- Você é um Comedor Controlado?
- O álcool afeta as suas opções de comida?
- Você perde peso lentamente?
- Você é dos que gostam de comer de noite?
- Você bebe água?
- Você cozinha?
- Você é Veterano ou Virgem em dietas?

- Você oferece almoços ou jantares de negócios com frequência?
- Você leva muitas horas para ir e voltar do trabalho?
- Você viaja muito?

Agora que você conhece a sua identidade alimentar pessoal, estará mais bem preparado para harmonizar as técnicas da Dieta de Wall Street com o seu estilo de vida e ficar alerta para aquelas questões que serão significativas para o seu sucesso.

## QUERIDO DIÁRIO DE WALL STREET

Você tem mais um trabalhinho para fazer. Eu gostaria que você mantivesse um diário alimentar abreviado – um Diário Rápido. Esta é uma excelente técnica para tomar o seu "pulso alimentar". Ela lhe dará uma boa ideia dos seus padrões alimentares e em que áreas você precisa trabalhar ao iniciar a Dieta de Wall Street. Tudo que este Diário Rápido requer são dois dias de registros. Anote tudo que você comer e beber durante *um dia de semana* e *um dia de fim de semana*. Estes dois dias devem ser dias típicos para você. Sei que a sua agenda talvez seja oscilante, mas se você viaja, digamos, uma vez por mês, não use o seu dia de viagem como o seu dia de Diário Rápido. Por outro lado, se você viaja com frequência, então é melhor anotar três dias: um dia de trabalho comum, um dia de viagem, e um dia de fim de semana ou que você fica em casa. Da mesma forma, e obviamente, não use um dia de férias, um feriado, ou qualquer dia que seja diferente da sua rotina normal. Você pode usar umas duas folhas de papel, um caderninho de anotações, o seu computador, ou até o seu BlackBerry para registrar (nesse caso você pode usar "memopad" ou "tarefas" ou salvá-lo em "rascunho" como um e-mail para si mesmo). O que for melhor para você e estiver à mão no decorrer do dia. Não se esqueça de anotar as suas bebidas, inclusive água, assim como o que você comer. Não se preocupe demais com as quantidades – tente adivinhar da melhor maneira possível. É saber as categorias alimentares – carboidratos, proteínas, vegetais, líquidos – que dominam o que você ingere que será útil para o seu progresso.

Uma nota: *por favor não pule esta etapa!* Vou lhe dizer honestamente como digo para meus clientes: se você não está pronto para manter um Diário Rápido, pelo menos por uns dois dias, você não está pronto para se comprometer em mudar seus hábitos alimentares e perder peso. Então, faça!

Este é um exemplo de diário que um cliente me apresentou:

*Terça-feira*

| | |
|---|---|
| 7h da manhã | café com leite |
| 9h da manhã | café com leite, mais ou menos uma xícara de cereal matinal integral Kashi Fiber Rich com leite de soja na mesa de trabalho |
| 10:30 da manhã | ½ bagel na reunião; café com leite |
| Meio-dia | (almoço de negócios) 1 pãozinho integral, salmão, salada Caesar com molho, 3 batatas assadas, café com leite, dois biscotti pequenos (vieram com a conta) |
| 3h da tarde | um punhado de pretzels; um Snapple diet |
| 5h da tarde | café com leite, um folheado pequeno que sobrou da reunião no escritório |
| 8h da noite | uma fatia de pizza; Coca diet |
| 10:30 da noite | (muita fome) 1 tigela pequena de cereal Kashi com leite de soja; alguns biscoitinhos; uma taça grande de vinho branco |

Este é um trecho do diário de um cliente em viagem:

*Domingo*

| | |
|---|---|
| CM. | *Bloody Mary*, Omelete de Vegetais, Bacon |
| A. | Sopa de Tomates (sem creme), um quadradinho de queijo grelhado |

*Domingo de noite-Segunda (voo para Londres)*

| | |
|---|---|
| D. | Voo para Londres, Martíni, Vinho Branco, Champanhe, Costeleta de Cordeiro (uns 110g), algumas batatas palha. Salada pequena. Café. |
| CM. | (3 horas da manhã, horário de Nova York) Special K, Leite Integral, Café. Açúcar de verdade (sem outra opção). |
| A. | Salada Caesar, com molho, queijo parmesão. Perca-do-mar grelhada. Coquetéis de tarde: (reunião) 2 taças de champanhe. |

| | |
|---|---|
| J. | (Reunião de negócios) Um martíni, 6 ostras, Linguado Real, molho à parte. (Demais, porém melhor do que sem controle.) Dois vinhos brancos, queijo tipo roquefort stilton com vinho do porto. (Irresistível, estou no Ritz em Londres!) |

*Terça-feira*

| | |
|---|---|
| CM. | Careais matinais integrais Bran Flakes, leite desnatado, fruta, suco de laranja e café |
| A. | Salada Caesar com camarões grelhados, Molho demais cheio de bacon. Não comi o molho. Me matou! Coca Diet, um expresso duplo |
| J. | Martíni, dois vinhos, Vieras (2), filé de carne de veado (226g). Expresso duplo, leite desnatado. Um Lagavilin (uísque escocês de malte) pequeno. (EU AINDA estou em Londres. Vou melhorar quando estiver em casa.) |

Na Parte II, O Plano, você poderá rever estas amostras de diários, assim como o seu próprio diário, calcular os pontos fortes e fracos que eles revelam.

\* \* \*

Espero que a leitura deste capítulo tenha servido para você se ver sob uma nova luz. Você não é mais alguém que "não tem autocontrole" ou que é "indisciplinado" quando se trata de comer. Ganhar peso não era inevitável para você: foi um verdadeiro tumulto de estresse e circunstâncias e muita comida errada, tudo em grande parte resultado do seu estilo de vida. Mas agora você analisou o seu portfólio pessoal de dieta e já tem uma certa compreensão da sua identidade alimentar Wall Street. Saber quem você é e como você come lhe dá uma poderosa ferramenta, e mudará o modo como você emagrece. Você verá. Seu futuro é promissor e a sua previsão é animadora. Agora você só precisa pegar a sua nova compreensão, aplicá-la ao Plano na Parte II, e seguir em frente para encontrar a sua meta Wall Street.

PARTE DOIS

# O Plano

# O Plano

**Escolhas alimentares inteligentes = satisfação por mais tempo = comer menos = perda de peso!**

Não é ciência matemática. É um plano básico e algumas estratégias simples e inteligentes que funcionam. O Plano inclui umas poucas regras que são fáceis de lembrar e fáceis de conviver, associadas a estratégias que o farão vencer situações desafiantes que podem ter bloqueado você no passado.

**O Plano + As Estratégias = A Dieta de Wall Street**

Agora que você sabe qual é a sua Identidade Alimentar, você também conhece as suas áreas fracas e aquelas nas quais precisa se concentrar. O próximo passo é examinar o que você deve na verdade comer. Primeiro vou explicar O Gabarito, que é uma tabela abreviada de alimentos e categorias que são os elementos básicos da Dieta de Wall Street. Em seguida eu lhe darei uma tabela semanal de amostras de Sugestões de Refeições de Wall Street. Estas sugestões lhe darão muitas ideias de como a Dieta de Wall Street pode funcionar na vida real. Depois disso, você encontrará uma tabela, "Suas Escolhas Wall Street Pessoais", para preencher. Isto vai ajudar você a manter em foco os alimentos e refeições que funcionam melhor para você. Aí então, vamos dar uma olhada em alguns exemplos de cardápios para tipos diferentes de pessoas que estão fazendo dieta: homens e mulheres, solteiros e casados. Finalmente, terei algumas dicas sobre o seu Diário Alimentar e uma Lista de Compras personalizada para você preencher. Quando você já tiver lido todo este material, terá um quadro simples e claro de como comer no estilo Wall Street para a perda permanente de peso.

## O GABARITO

O Gabarito é uma rápida avaliação das categorias alimentares Wall Street, e dá um resumo completo das pedras fundamentais da dieta. O Gabarito não é algo que você precisa "aprender"; você só precisa olhar e seguir em frente. O Gabarito lhe dará os elementos básicos da dieta de modo que você possa em seguida ser flexível conforme forem surgindo várias situações alimentares. Você não precisa consultar este Gabarito enquanto estiver fazendo a dieta de Wall Street. (Algumas pessoas gostam de conferir de vez em quando; outras o estudam uma vez e depois nunca mais olham para ele.) Mas ele vai ajudar você a compreender a minha abordagem original às categorias alimentares e perda de peso.

Como uma nutricionista diplomada com experiência em ambientes hospitalares assim como na clínica particular, estou plenamente familiarizada com os detalhes da ciência da nutrição. Mas quando comecei a trabalhar com meus clientes da Wall Street, descobri que tinha de adaptar algumas recomendações nutricionais básicas ao mundo real de pessoas estressadas, muito ocupadas. Era óbvio que eu não conseguiria ajudá-las a perder peso se ficasse presa à receita convencional para o emagrecimento que diz para contar calorias e comer alimentos específicos recomendados e eliminar outros. Portanto, inverti as coisas e comecei com o cliente: como suas vidas ditavam o que eles podiam e iriam comer, e depois como eu poderia inserir boas práticas nutricionais nessa estrutura? Com o tempo criei um sistema que funcionou. O Gabarito resume este sistema. Você verá que desenvolvi um sistema único de categorias alimentares que é simples e razoável. Melhor de tudo, ele realmente funciona porque dá orientações úteis e flexíveis para o que você pode comer se quiser perder peso.

Vejamos O Gabarito (páginas 60-61), e eu descreverei cada categoria de modo que você compreenda totalmente os elementos básicos da dieta. (Mais tarde você preenche a "Sua Quantidade".)

*Aos sessenta anos, não se trata mais de outra dieta que não deu certo, trata-se de aprender a comer de forma saudável e com prazer. Os itens são: escolhas simples de cardápios, uma lista de compras e uma compreensão em sessenta minutos dos grupos alimentares – Feito, perdi nove quilos em quatro meses e há quatro meses que me mantenho assim."*

– JOHN M. ZIMMERMAN, VP. INVESTOR RELATIONS AUTONATION, INC.

**CARBOIDRATOS SIMPLES.** Existe muita confusão a respeito de carboidratos. Não é de espantar, tanto os "bons" como os "maus" carboidratos são chamados de... *carboidratos*! Pessoas que fogem dos carboidratos evitam *todos* e assim perdem importantes nutrientes. E pessoas que já perderam a paciência com as dietas sem carboidratos dos últimos anos voltaram a adotar *todos* eles, ingerindo portanto um excesso de calorias com pouco valor nutritivo. Às vezes é difícil saber a diferença entre os dois tipos de carboidratos, é por isso que fiz um julgamento de valor sobre carboidratos e os dividi em dois grupos: os Carboidratos simples (amidos a serem evitados) e os Carboidratos complexos (a serem adotados com critério). Os Carboidratos simples incluem o pão branco, o macarrão branco, bagels, muffins, scones, brownies, massas folhadas, bolo, bala, pizza e sorvete. (Você pode imaginar sorvete seco!)

Quando você come Carboidratos simples, o seu nível de açúcar no sangue sobe, a sua insulina dá um salto, e depois o seu açúcar no sangue cai de repente, fazendo você se sentir cansada e letárgica. Existem três sérias desvantagens nos Carboidratos simples: eles quase não possuem nenhum valor nutritivo; eles tendem a ter altos teores de calorias e, talvez o pior de tudo para a turma de Wall Street, fazem você se sentir cansado e sonolento. O americano médio come mais ou menos o dobro das porções diárias recomendadas de grãos, e a maioria são Carboidratos simples. De fato, muita gente que vem me procurar é viciada em Carboidratos simples. Elas os comem o dia inteiro. Comem um bagel no café da manhã, um punhado de pretzels e um scone mais tarde, muito pão no almoço e daí por diante. Elas sentem vontade de comer estes alimentos constantemente e seus dias são uma série de altos e baixos. Elas nem percebem que estas escolhas alimentares estão afetando o modo como elas se sentem até que os eliminam de seus organismos. Então, de repente, elas se sentem mais calmas, mais estáveis.

*O Plano*

# O Gabarito da Dieta de Wall Street

| CATEGORIA ALIMENTAR | QUANTIDADE RECOMENDADA | SUA QUANTIDADE | ALIMENTOS |
|---|---|---|---|
| Carboidratos simples | Zero | | Pão branco, bagels, muffins, scones, balas, pão na cesta de pães, pizza, sorvete, brownies, folhados, macarrão etc. |
| Carboidratos complexos | 4-7 por semana permitidos | | *1 porção do tamanho de um punho fechado de cada um dos seguintes = 1 Carboidrato complexo*: batata-doce ou inglesa assada ou grelhada, todos os feijões (preto, roxo etc.) arroz integral, lentilhas, grão-de-bico, milho, abóbora, ervilhas, molho marinara |
| | | | *Cada um dos seguintes = 1 Carboidrato complexo:* duas fatias de pão de trigo integral ou de centeio, ou para opções de pão adicionais, ver Lista de Compras, página 306. |
| | | | Combinado de sushi – 6-8 peças = *1 Carboidrato complexo* |
| | | | Qualquer refeição congelada aprovada pela WSD = *1 Carboidrato complexo* |
| Fibra | 1-3 porções por dia | | 4-6 bolachas Fiber Rich ou torradas integrais Scandinavian Bran = 1 porção de fibra |
| | | | 1 wrap de trigo integral com alto teor de fibras = 1 porção de fibra |
| | | | ½ xícara de aveia ou ½ xícara de All Bran ou ¾ de xícara de cereal matinal integral Kashi Go Lean = 1 porção de fibra |
| Frutas | 1-3 frutas por dia | | *Cada um dos seguintes = 1 porção de frutas*: maçã (pequena), damascos (dois pequenos), ½ xícara de mirtilos, uma xícara de melão, ½ toranja, 2 tangerinas, ½ xícara de melão, 1 xícara de laranjas, 1 xícara de pêssegos, 1 xícara de abacaxi, 1 xícara de framboesas ou morangos, ½ banana, 12 cerejas, 17 uvas |
| Vegetais | Ilimitados (Raspadores de Prato: nada de lanchar cenourinhas ou tomates-cerejas) | | Aspargos, corações de alcachofra, brócolis, repolho, couve-flor, chicória, funcho, feijões-verdes, cebolinha, couve, alface, cogumelos, abobrinhas, cenouras, berinjela |
| Proteína | Comer proteína em todas as refeições. Escolher assada, grelhada, cozida no vapor ou escaldada | | *Cada um dos seguintes = 1 porção de proteína*: Opções para o café da manhã: 4-6 claras de ovo, 1-2 ovos (máximo de 5 ovos por semana), ½ xícara de queijo cottage, 2 fatias de peru ou bacon canadense, 170 – 225 gramas de iogurte com baixo teor de gordura, 1 pacote ou 1 concha de pó para shake de proteína, 1,5 colheres de sopa de manteiga de amendoim |

| CATEGORIA ALIMENTAR | QUANTIDADE RECOMENDADA | SUA QUANTIDADE | ALIMENTOS |
|---|---|---|---|
| Proteína (continuação) | | | *Opções para o Almoço ou Jantar (1 porção do tamanho de um BlackBerry = 85 gramas de proteína; 1-2 BlackBerrys no almoço/ jantar)*: peru, galinha, peixe, crustáceo, cordeiro, lombo de vaca magro, búfalo, tofu, substitutos de carne (conferir etiqueta para porção) |
| | | | *Misc. de opções de proteína*: 225 gramas de leite desnatado, 12 amêndoas, 1-2 minifrancês Babybel Light ou queijinho pasteurizado Laughing Cow Light, 1 porção de queijo esfarelado light para culinária, 110 gramas de peru fatiado fresco (para os Raspadores de Prato) |
| Bebidas | Beber 1.800ml de água por dia. Nada de sucos, refrigerantes e limitar bebidas diet | | Água, água com gás, chá-verde ou de ervas |
| Álcool | Um drinque permitido, o segundo conta como Carboidrato complexo | | Cerveja light, vinho, vodca ou uísque |
| Gorduras/ Óleos | Limitar | | Azeite de oliva, queijo, abacate, nozes, óleo de canola, óleo de linhaça, maionese light, molho de salada |
| Condimentos | Escolher com prudência | | *Escolher*: mostarda, vinagre balsâmico, molho apimentado, especiarias, shoyo light, temperos |
| | | | *Limitar*: molhos de salada açucarados (por exemplo, mostarda com mel, vinagrete de framboesa), ketchup, molho barbecue, molho teriyaki, molho vermelho |
| Lanches Divertidos Opcionais | Menos de 200 calorias, baixo teor de gordura, alto teor de fibras. Comer entre o almoço e o jantar | | Barrinhas de frutas e nozes Lärabar, barra de cereal LUNAbar, barrinha crocante Kashi, barrinha Gnu Foods, pacotinho de 40 gramas de Glenny's Soy Crisps (ver a relação completa na Lista de Compras, páginas 312-13) |
| Lanche Divertido Light Matinal ou Lanche da Noite (só para os Controlados) | Menos de 80 calorias. Limitar os lanches depois do jantar a 3 vezes por semana, para serem comidos logo depois do jantar | | *Cada um dos seguintes = 1 porção*: Opções para o meio da manhã: 170 – 226 gramas de iogurte desnatado Dannon Light & Fit ou iogurte grego desnatado, 1-2 Laughing Cow com 1-2 Fiber Rich, 230ml de leite desnatado, 12 amêndoas |
| | | | Opções para depois do jantar: Picolé de fruta Popsicle sem gordura, Fudgsicle sem gordura e sem açúcar, gelatina sem açúcar, pudim sem açúcar |

Para a maioria das pessoas, eliminar ou pelo menos administrar os carboidratos simples é o único passo importantíssimo a dar para perder peso. Ainda estou para ver um cliente meu que se empanturre de peru ou vegetais. Nunca tive de ajudar ninguém a administrar a sua ingestão de feijões-verdes ou cenouras. Não. São os alimentos rápidos, fáceis, convenientes que pegamos e com que nos fartamos quando estamos estressados, exaustos e cansados – os temíveis carboidratos simples.

Quantos carboidratos simples você pode comer por dia? Você verá que a tabela diz 0. É muito importante para os Raspadores de Prato, assim como para os Veteranos, fazer o possível para eliminar os Carboidratos simples. Mas existem exceções importantes a esta regra. Em geral, é melhor que você exclua totalmente os carboidratos simples da sua dieta. Mas a minha regra Wall Street a respeito dos carboidratos simples é que, se você estiver numa situação em que é *grosseria* evitar o carboidrato simples, então vá em frente e coma. Por exemplo, se você foi convidado para um jantar e alguém preparou uma lasanha, coma uma pequena porção. Se você está numa reunião o dia inteiro e não tem outra coisa para o café da manhã a não ser pãezinhos e bagels, vá em frente e coma um ou metade de um. Não se mortifique por causa disso. Você simplesmente o acrescenta na sua contagem semanal de carboidratos complexos (que você lerá em seguida), e esquece. Portanto a meta é 0, mas nunca deixe de anotar um dia em que inclua um carboidrato simples. Simplesmente registre-o e siga em frente.

**CARBOIDRATOS COMPLEXOS**. Os carboidratos complexos têm má fama. Muita gente está confusa e não sabe como administrá-los. Você precisa de alguns carboidratos complexos na sua dieta porque eles proporcionam nutrientes importantes e também dão a sensação de estarmos satisfeitos. Carboidratos complexos incluem batatas-doces, todos os tipos de feijão (preto, roxo etc.), arroz integral, lentilhas, grão-de-bico, milho, abóbora, ervilhas, molhos marinara* e qualquer pão realmente de trigo integral. O pão integral é uma consideração especial como um carboidrato complexo porque a regra é que você só pode comer este tipo de pão na for-

---

* Um tomate cru é um vegetal, um tomate cozido – ou qualquer tipo de molho marinara – é um carboidrato complexo porque o cozimento às vezes concentra os seus açúcares. Além disso, muitos molhos de tomate industrializados contêm açúcares.

ma de um sanduíche, porque nesse caso, é um Alimento Finito. O pão que é servido de outro modo – como torrada no café da manhã, como parte de uma cesta de pães etc. etc. – não é um alimento Finito e, portanto, deve ser evitado. O meu conselho é não ter pão em casa e comê-lo apenas numa situação inevitável como numa reunião para o café da manhã sem outras opções de alimento, no aeroporto correndo para pegar o avião, ou num caso semelhante. Além destes, qualquer molho que seja doce ou que pareça ter sido engrossado precisa ser contado como carboidrato complexo visto que frequentemente foi adicionado açúcar ou amido de milho.

> **UMA NOTA PARA OS VEGETARIANOS** *Se você é vegetariano, pode usar feijões como a sua proteína; não precisa contá-los como um carboidrato complexo.*

Em geral, você pode comer de quatro a sete carboidratos complexos por semana. Se você é um Raspador de Prato ou se é um Veterano, deve ter como meta o número mais baixo; se você é um Comedor Controlado e/ou Virgem em Dietas, ou se você tem mais do que 13 quilos para perder, pode comer a quantidade maior. Se você superar os seus carboidratos complexos num dia – com, digamos, um sanduíche numa reunião e um drinque a mais de noite – basta equilibrar isso mais tarde durante a semana.

> **MÉDIA DE CUSTO DE CARBOIDRATOS** *Acabe com a confusão dos carboidratos com a Média de Custo de Carboidratos. É simples: abolir carboidratos simples; média de custo de Carboidratos complexos. Isso significa que a meta é nenhum carboidrato simples e um consumo maior de carboidratos complexos ou compensado no decorrer da semana. Dependendo do seu tipo – Raspador de Prato ou Comedor Controlado – você comerá de quatro a sete carboidratos complexos semanalmente.*

**FIBRA.** A maioria dos planos de dieta e orientações sobre nutrição consideram a fibra como um componente não digerível da alimentação, em vez de uma categoria distinta de alimento. Eu descobri, entretanto, que porque tantas pessoas desconfiam dos carboidratos e portanto os evitam totalmente, e porque os carboidratos complexos são uma boa fonte de fibra mas devem ser limitados numa dieta para perder peso, é mais eficaz colocar as fibras na sua própria categoria distinta, garantindo assim que você tenha uma quantidade diária suficiente. As estatísticas da USDA nos dizem que, embora 65% das pessoas *pense* que estão ingerindo fibras suficientes em suas dietas, 80% *não* consomem bastante fibras, e isso inclui 75% daqueles que pensam que estão consumindo! Muitas dietas de baixos carboidratos têm um teor muito baixo de fibras, e muita gente que tenta uma dieta de baixos carboidratos descobre que está com prisão de ventre – e também que sente muita falta do crocante, da textura e da satisfação que a fibra proporciona.

A Dieta de Wall Street adota uma nova abordagem e enfatiza a fibra. A fibra é muito importante para a sua dieta porque ajuda a fazer você se sentir satisfeito por mais tempo; ela ajuda a estabilizar o seu nível de açúcar no sangue e mantém baixo o seu colesterol, e é saudável para o seu coração. Além do mais, quando você sente aquele impulso irresistível de mastigar, nada satisfaz mais do que a fibra. Considerar a fibra como uma categoria distinta também atenua consideravelmente o golpe de ter de se limitar a não mais do que sete carboidratos complexos por semana. Os clientes em geral ficam desanimados no início com a ideia de que só vão poder comer um carboidrato complexo por dia, mas quando sabem o que eu conto como sendo fibras – e quando percebem que podem comer de uma a três fibras por dia – não se preocupam mais com isso.

Portanto, sim, você pode comer de uma a três opções de fibras por dia. Os Veteranos devem procurar na extremidade inferior e escolher uma a duas no máximo. As opções de fibras podem ser: bolachas salgadas – eu recomendo três tipos, incluindo o popularíssimo Fiber Rich (quatro a seis bolachas Fiber Rich é igual a uma porção de fibra); uma porção (conforme observado na embalagem) de cereais como aveia, All-Bran, Fiber One, Kashi Go Lean (ver a Lista de Compras, páginas 307-8, para outras); ou uma tortilha de trigo integral, rica em fibras (como Trade Joe's ou La Tortilla Factory ou aquelas na Lista de Compras, na página 308).

O cereal é uma ótima escolha óbvia para o café da manhã, com leite desnatado ou misturado no iogurte. Se você é um Raspador de Prato, tenha cuidado com o cereal. Ele é apenas para o café da manhã; você não pode contar com ele para o jantar. Fique com as minhas marcas recomendadas, e se você se apanhar comendo mais do que uma porção, ou se refestelando com ele, então é melhor usar as embalagens de porção única (existem diversas variedades de aveia em porção única) ou então escolha outro café da manhã. Os wraps são ótimos para o almoço ou para o café da manhã com clara de ovo ou omeletes feitos com ovos pasteurizados Egg Beater. As bolachas podem ser apreciadas no café da manhã com queijo cottage, esfareladas sobre uma salada na hora do almoço como croutons, ou comidas como um lanche satisfatório à tarde com os queijos recomendados. Elas também podem ser úteis quando comidas logo antes do jantar com um copo de água para ajudar a encher o seu estômago e controlar a sua ingestão de calorias no jantar. Você verá algumas sugestões para estes alimentos com Fibras na amostra nos Planos de Cardápios Semanais.

> **VOCÊ NÃO PODE NUNCA SER MAGRO DEMAIS OU RICO DEMAIS EM FIBRAS** *Eu mesma sou uma Raspadora de Prato, e portanto estou pessoalmente familiarizada com o risco do excesso que as bolachas podem representar. Experimentei muitas bolachas crocantes, de poucas calorias, em busca de algo que eu pudesse recomendar para meus clientes e que lhes dessem uma ampla gama de fibras e muitas oportunidades de ficar mastigando com satisfação em troca de poucas calorias. Mas também era importante poder recomendar uma bolacha que não fosse tão tentadora e tão sedutora que desviasse do bom caminho as intenções dos meus clientes. Entram bolachas Fiber Rich. A maioria dos meus clientes conta com as bolachas Fiber Rich como o seu lanche preferido. Eles as levam em caixas de plástico nas suas maletas e bolsas, guardam na última gaveta de suas mesas de trabalho, e as deixam à mão em suas despensas em casa. Embora algumas pessoas brinquem dizendo que você pode usá-las como lixa de unhas, eu lhe prometo, você nunca se sentirá culpado por cair numa orgia de Fiber Rich. Se você as comer conforme recomendado, como um lanchinho – e sempre com muita água – você descobrirá que elas serão os seus pequenos barcos salva-vidas da*

> Dieta de Wall Street, mantendo-o protegido da ameaça de antigos Carboidratos simples irresistíveis. Elas são satisfatórias, crocantes e, sim, não muito deliciosas!

**FRUTA.** A fruta é uma parte importante da sua dieta. Ela fornece uma grande variedade de nutrientes assim como sabor e doçura natural. O Plano permite de uma a três frutas por dia. Para a maioria das pessoas, a fruta de mão – a fruta que cabe na sua palma da mão – é uma boa escolha. As frutas de mão incluem maçãs, laranjas, peras, pêssegos, ameixas, nectarinas ou bananas pequenas. Uma unidade de qualquer uma dessas é igual a uma fruta. Os Raspadores de Prato talvez tenham de evitar a fruta fácil que se vai pegando de uma em uma e colocando na boca, como uvas e cerejas. Se estas não forem detonadores para você comer em excesso, então um punhado, ou a quantidade que couber na sua mão, é igual a uma porção e pode ser uma boa escolha. Lembre-se de que, embora a fruta seja uma coisa boa para você, em excesso ela não é tão boa. Frutas, é claro, têm calorias e precisam ser comidas nas quantidades apropriadas. Você tem um espaço limitado nos seus músculos para armazenar o glicogênio destes carboidratos complexos, e quando você sobrecarrega, não importa o quanto o alimento ingerido seja saudável, o excesso começa a ser convertido em gordura. E por falar nisso, não existe "estocagem" de frutas: você não pode transportar a fruta de um dia para o outro. Tive clientes que comeram seis frutas num dia porque na véspera não tinham comido nenhuma. Isto não é permitido!

**VEGETAIS.** Vegetais são ilimitados. Não conheço ninguém que tenha ganhado peso porque comeu vegetais demais. Há apenas duas advertências quando se trata de consumir vegetais: por favor, lembre-se de que eu defino certos vegetais como carboidratos complexos e esses devem ser limitados. Milho, feijões, ervilhas e grão-de-bico, segundo O Plano, são carboidratos complexos e precisam estar limitados à sua quantidade semanal adequada: de quatro a sete por semana. A outra consideração tratando-se de vegetais é que não tem como fazer lanchinhos com minicenouras ou tomates-cerejas se você é um Raspador de Prato. Estes dois vegetais, embora nutritivos e em geral com poucas calorias, com frequência são ingeridos em excesso por serem fáceis de pegar e colocar na boca. É fácil chegar em casa do trabalho exausto e, sem nem pensar, comer um pote de tomatinhos. Este seria um lanche com alto teor de açúcares, assim como seria uma pilha de minicenouras. Além do mais, gratificar-se com essas coisinhas fáceis de colocar na boca reforça comportamentos alimentares negativos. A Dieta de Wall Street é dedicada a tratar destas questões alimentares e, portanto, para os Raspadores de Prato, eliminar estas coisas fáceis de pegar e colocar na boca é importantíssimo para controlar o comportamento, tão importante quanto eliminar calorias. Os Comedores Controlados podem comer um punhado de tomates-cerejas ou minicenouras se puderem ficar nesta quantidade. Se você seguir a regra e reconhecer os vegetais que são carboidratos complexos, você pode cair na farra na categoria vegetais!

**PROTEÍNA.** Proteína é um excelente alimento na dieta. A proteína mantém você satisfeito: a sua digestão pode demorar quatro horas enquanto os carboidratos levam apenas duas para serem digeridos. Isto significa que você se sente satisfeito por mais tempo. Além do mais, a proteína acelera o seu metabolismo. Um estudo recente descobriu que pessoas que comem 30% das suas calorias em proteínas preservaram mais massa corporal magra enquanto perdiam peso do que aquelas que comeram apenas 18%.[*] E quanto mais massa corporal magra, mais calorias você queima, até em repouso. A proteína ajuda a estabilizar o seu nível de açúcar e previne oscilações de humor.

Outra vantagem da proteína, particularmente no caso dos Raspadores de Prato: ela costuma ser à prova de orgias alimentares se você ficar com fontes de proteínas magras como peru, galinha e peixe. O Plano requer proteína em todas as refeições: café da manhã, almoço e jantar. Isto é muito importante. Muitos dos meus clientes comeram no passado apenas carboidratos no café da manhã e às vezes a mesma coisa no almoço. Eles descobrem que depois de incluírem a proteína em todas as refeições, não se sentem mais lutando contra fome e seus níveis de humor e energia se estabilizam. Minhas orientações gerais sobre proteína são:

---

[*] Leidy, H., N. Carnell, R. Mattes e W. Campbell. "A ingestão maior de proteína preserva a massa magra e a saciedade com perda de peso em mulheres pré-obesas e obesas." *Obesity*. 2007; 15:421-29.

- Escolher proteínas magras como peixe, peru, galinha, claras de ovos e carne de boi magra.
- Escolher proteína que seja grelhada, cozida no vapor, na brasa, no forno ou escaldada. Evitar proteína frita ou empanada.
- A maioria das pessoas, certamente os Raspadores de Prato, devem evitar as nozes exceto amendoim ou manteiga de amendoim embaladas em porções individuais (como Justin's, conforme relacionado na Lista de Compras).
- Em geral, o queijo deve ser evitado. Um pedacinho de queijo do tamanho do seu polegar pode ter mais ou menos 100 calorias, e as pessoas costumam se sentir tentadas a comer grandes quantidades. Eu não me preocuparia com um pouco de queijo ralado na salada ou os queijos recomendados na Lista de Compras página 310) como um lanchinho. Mas deixe de lado aqueles antigos tijolões de cheddar envelhecido ou rodelas de brie se desmanchando!
- Não se preocupe com quantidades de proteína no café da manhã porque eu vou explicar tudo em poucas páginas. Se você é um Comedor Fásico, irá medir o seu iogurte ou cereal uma vez e daí por diante saberá a quantidade correta.
- O tamanho da porção para a proteína do almoço e do jantar é a de um BlackBerry. É mais ou menos a de um baralho e é uma quantidade razoável de proteína para uma porção. As mulheres devem pensar num BlackBerry de proteína para o almoço e outro para o jantar; homens podem comer dois BlackBerrys de proteína no almoço e no jantar.

**BEBIDAS.** Beba mais água! Essa é uma meta simples que defini para quase todos os meus clientes, alguns dos quais tão ocupados e estressados que costumavam beber nada mais do que café e refrigerante diet. Água funciona! Ela realmente ajuda a perder peso. Em um estudo, mulheres com excesso de peso que aumentaram a sua ingestão em mais ou menos 4 copos por dia perderam mais de um quilo e duzentos ao longo de um ano.*

---

* Stookey, J. D. F. Constant, C. Gardner, B. M. Popkin. "Beber água está associado à perda de peso." Obesity Society Annual Meeting, Boston, MA. Outubro 20-24, 2006.

Os pesquisadores não têm certeza se isso é porque a água simplesmente enche o seu estômago e ajuda a limitar o consumo de calorias, ou se na verdade ela tem um efeito sobre o metabolismo que promove a perda de peso. A maioria das pessoas não reconhece que a ingestão de água também afeta o modo como você se sente. Até uma leve desidratação – um mínimo de 1 a 2% de perda do seu peso corporal – pode fazer você se sentir letárgico. Tente beber pelo menos 1.800ml de água diariamente. Penso que seja importante tentar beber 900ml antes do almoço. (Se for muito difícil, comece com uma garrafa de 500ml.) Por quê? Porque se você conseguir isso, está a caminho de atingir a sua meta diária, não importa quais sejam as distrações que apareçam de tarde. Se você só beber café de manhã, é muito difícil alcançar a sua meta no final do dia. A maneira mais fácil de promover o sucesso é simplesmente não deixar de ter uma garrafa de um litro sobre a sua mesa todas as manhãs. Você pode contar água com gás sem sódio como parte da sua meta de água, mas não a água com gás adoçada. E cuide que pelo menos metade da sua ingestão de água seja sem gás. Chá de ervas conta, de novo apenas se for sem açúcar.

> UMA NOTA SOBRE ADOÇANTES. *Os clientes sempre perguntam sobre as minhas recomendações a respeito de adoçantes. Eu penso que a melhor opção é evitar o uso de adoçantes artificiais. Existe uma controvérsia quanto aos seus possíveis efeitos negativos para a saúde e, em geral, eu acho mais seguro ficar com os alimentos naturais, e isso inclui pequenas quantidades de açúcar natural. Entretanto, percebo que no caso de pessoas a quem o açúcar natural estimula a comer e que também estão tentando perder peso, os adoçantes artificiais podem ser usados ocasionalmente. Se você quer mesmo usar o adoçante artificial, acho que Splenda é uma boa escolha. Não use mais do que dois a quatro pacotinhos por dia. Se você prefere usar o açúcar natural e ele não o faz comer mais, não coma (normalmente no café e/ou chá) mais do que um a dois pacotinhos de açúcar por dia (15 calorias por pacotinho).*

Muitos de meus clientes são viciados em refrigerante diet. O refrigerante diet tem sódio, cafeína e, pior de tudo, adoçante artificial. Destes três ingredientes, o adoçante artificial é o pior. Tem sido um assunto controvertido há anos, mas algumas pesquisas sugerem que os adoçantes artificiais têm um efeito negativo sobre o esforço para perder peso. Um estudo descobriu que as bebidas diet na verdade estão associadas com um maior ganho de peso, embora não esteja claro se os efeitos negativos foram resultado do refrigerante em si ou de algum comportamento associado. Eu notei um padrão nas pessoas que bebem refrigerante diet e têm dificuldade para perder peso apesar de uma dieta de baixas calorias. Quando elas trocam por água, parecem reagir melhor ao plano para perder peso. Por esta razão, não conto Crystal Light ou água com gás adoçada artificialmente como contribuindo para a sua ingestão de água. Se você realmente quer beber um refrigerante diet, sugiro que alcance primeiro a sua meta de ingestão de água e depois tome o refrigerante. (A maioria das pessoas descobre que não está interessada num refrigerante diet depois de terem consumido 1.800ml de água.) Quanto ao café, a maioria dos meus clientes depende do seu café ou chá matinal. Tudo bem. Mas eu sugeriria que você se limitasse a uma xícara. Os constantes altos e baixos do consumo diário sem limites de cafeína podem destruir as suas metas de perda de peso.

> **GOLES QUE ENGORDAM** *É fácil pegar um ou dois desses tentadores drinques com café no decorrer do dia. O sabor é delicioso e que dano pode causar um drinque, certo? Ora, algumas bebidas à base de café podem concentrar quase metade das calorias de um dia! O Starbucks Venti Double Chocolate Chip Frappuccino Blended Crème – tamanho grande com com creme chantilly – tem extraordinárias 670 calorias. E embora esse possa ser um exemplo extremo, o popular Mocha Frappuccino tem 310 calorias e 12 gramas de gordura. Os refrigerantes com nome Cola também contêm uma quantidade enorme de calorias, especialmente os de tamanho família. Um smoothie "saudável" chega a ter 500 calorias, e até o suco de frutas pode ter de 100 a 150 calorias por xícara. De fato, é instrutivo saber que hoje muitos de nós consumimos de 20 a 30% de nossas calorias provenientes de bebidas. Infelizmente, a pesquisa tem mostrado que as calorias líquidas – calorias que*

> vêm das bebidas – não são satisfatórias e, portanto, não substituem outras fontes calóricas, pelo contrário somam-se a elas. Portanto, todos aqueles golinhos vão direto para os seus quadris. É por isso que a bebida de preferência da Wall Street é a água.

**ÁLCOOL.** O álcool é um item não negociável para muitos dos meus clientes. Aqui está uma orientação geral que criei para aqueles que querem beber álcool: um drinque é de graça; um drinque adicional deve ser contado como um carboidrato na sua contagem semanal. Tenha em mente que por um drinque quero dizer um drinque alcoólico não adoçado como vinho, cerveja, vodca ou uísque. Qualquer bebida misturada como um martíni (eu a conto como misturada por causa das calorias e o sal das azeitonas), uma marguerita, um cosmopolitan etc., é automaticamente considerado um carboidrato e não conta nunca como uma bebida livre. É importante para você reconhecer, conforme descrito na sua Identidade Alimentar Wall Street, o efeito do álcool no seu comportamento na hora de comer. Se ele é um detonador, você vai precisar ser escrupuloso no seu limite. Se não, você pode simplesmente contá-lo como um carboidrato. Você vai encontrar muitas dicas úteis sobre como lidar com o álcool em situações de negócios em "Recebendo no Estilo Wall Street", página 132.

**GORDURAS E ÓLEOS.** Gorduras e óleos podem representar um papel surpreendentemente grande na perda de peso porque, na medida em que você reduz os seus carboidratos simples e confia mais nos vegetais, as saladas tornam-se uma parte mais significativa da sua dieta. Com as saladas vêm os molhos, e alguns molhos têm um teor incrivelmente alto de gordura e calorias. A maioria das pessoas acha que um molho cremoso será em geral mais calórico do que um molho à base de vinagre balsâmico, mas às vezes um molho que parece "light" pode ainda assim ter muito açúcar e ter mais calorias do que você pensa. Alguns molhos "light" e com pouca gordura chegam a ter até 90 calorias por porção correspondente a duas colheres de sopa, portanto você deve sempre conferir. Também, e mais importante, uma porção de molho corresponde a duas colheres de sopa e é fácil se servir de muito mais do que isso. Portanto, preste atenção aos molhos, limite a quantidade que você usa, e sempre procure os molhos light. Se você está num restaurante e não existem molhos light disponíveis, escolha azeite e vinagre e acrescente-os você mesmo, não carregando muito no azeite. Claro que gorduras e óleos não aparecem apenas nos molhos. As saladas já podem ser surpreendentemente ricas em calorias antes mesmo de se acrescentar o molho. Uma salada Cobb, por exemplo, pode ter até 1.200 calorias devido ao bacon, ao queijo, abacate, ovo etc. A recomendação geral da Wall Street a respeito de gordura na salada é: limite-a a duas gorduras. Portanto, se você está comendo uma salada Cobb, deixe de lado o queijo, o bacon e a gema de ovo, e fique com o abacate e o molho. Você não vai querer uma salada sem gosto; você só quer que ela seja mais saudável. Claro que os alimentos fritos e molhos cremosos e outras fontes óbvias de gorduras e óleos devem ser evitados totalmente.

> O molho mais fácil, mas saboroso e saudável para fazer em casa é a simples combinação de vinagre balsâmico, mostarda Dijon (feita com vinho branco) e um filete de azeite de oliva. Sacuda tudo num pote e salpique sobre a sua salada. Você pode até acrescentar um pouquinho de água para que fique mais leve e com menos calorias.

**CONDIMENTOS.** É tentador pensar que os condimentos não contam. Que mal faz um pouquinho de sabor? Ora, só uma colher de sopa de maionese tem 100 calorias e 10 gramas de gordura. Muitos sanduíches chegam a incluir até duas colheres de sopa de maionese (200 calorias, 20 gramas de gordura) e isso pode somar aproximadamente as mesmas calorias que você ingere ao comer metade de um quarteirão no McDonald's (410 calorias). E alguns sanduíches e saladas servidas nas delicatéssens podem estar carregados de maionese. É por isso que fiz dos condimentos uma categoria alimentar: eles exigem uma certa atenção. Dividi os condimentos em "pegue" e "limite" (ver página 61). Os condimentos "pegue" são realmente ilimitados, dentro do razoável. Um montão de mostarda no sanduíche de peru vai bem, como uma boa borrifada de vinagre balsâmico numa salada. Mas quando se trata de molho barbecue, molhos doces para saladas e molhos teriyaki, você deve limitar o seu consumo, pois são relativamente ricos em calorias e também afetam de forma negativa os seus níveis de açúcar no sangue. Você pode curtir estes condimentos "limite", mas tem de administrá-los. Descobri que a maneira mais simples de fazer isto é contá-los como carboidratos complexos no seu registro semanal. De modo que teriyaki de galinha, por exemplo, conta como um carboidrato. Se você usa um pouquinho de ketchup num hambúrguer, não precisa contar. Mas se usar um quarto de xícara, então ele conta como um carboidrato.

**LANCHES DIVERTIDOS.** Um Lanche Divertido é um lanche opcional no meio da tarde que é feito entre o almoço e o jantar. Eu inventei o termo "Lanche Divertido" porque muitos clientes queriam classificar o lanche. "É uma fibra?" "Uma proteína?" Eu não quero que as pessoas fiquem obcecadas com alimentos categorizados. Quero que a dieta seja uma coisa fluida. Pessoas que são "contadoras" – que se preocupam demais com os detalhes do plano – gastam muito tempo pensando em comida, e isto é contraprodutivo. Portanto, acabei percebendo que precisava dar um nome a este lanche da tarde, só para distingui-lo das outras categorias de alimentos e desencorajar os "contadores" a fazerem o que fazem. O objetivo de um Lanche Divertido é manter você satisfeito até o jantar e ajudá-lo a administrar melhor o que come no jantar. Algumas pessoas precisam disso; outras não. Tente ir do almoço até o jantar sem um lanche e veja se na hora do jantar está com muita ou pouca fome e se consegue administrar as suas opções de pratos. Num outro dia, faça um Lanche Divertido no meio da tarde e veja se ele afeta o seu jantar. Você se acha mais capaz de administrar o jantar se fizer um lanche? Você se sente menos distraído pela fome de tarde se fizer um lanche? O Lanche Divertido é uma ferramenta. Ele pode impedi-lo de comer demais no jantar, de perder o controle num coquetel e de beliscar numa festa no escritório.

> **NOTA SOBRE LANCHES** *Se você nunca lanchou antes, não comece agora! A não ser que ele o ajude a controlar a sua ingestão de comida no jantar, nenhum lanche é necessário.*

Os Lanches Divertidos "iniciais" estão relacionados em O Gabarito nas páginas 60-61. A lista inclui quatro tipos de barrinhas de cereal mais Glenny's Soy Crips. Se você aprecia um destes lanchinhos, escolha um. Se você prefere outra coisa, eu tenho uma relação completa de Lanches Divertidos nas páginas 312-14 na Lista de Compras.

Os Lanches Divertidos têm menos de 200 calorias. Muitos Lanches Divertidos vêm em porções controladas. As barrinhas, soy crisps etc. são Alimentos Finitos, que são autolimitantes. Alguns Raspadores de Pratos descobrirão que Lanches Divertidos como Bolachas Fiber Rich e miniqueijos não são finitos o suficiente para eles: eles voltam para um terceiro e um quarto. Se você é assim, então deve ficar com opções pré-embaladas Finitas na categoria de Lanche Divertido.

Aqui estão algumas orientações para Lanches Divertidos:

*Raspadores de Prato* farão apenas um lanche por dia, se precisarem: um Lanche Divertido entre o almoço e o jantar. Eles podem escolher entre os apresentados na lista básica de O Gabarito, ou, para mais variedades, podem pegar algo da relação completa da Lista de Compras nas páginas 312-14. Raspadores de Prato também podem escolher um dos Lanches Divertidos Matinais Light para o lanche no meio da tarde no lugar de outros Lanches Divertidos. Estes lanches light têm menos calorias, mas ainda assim o deixarão satisfeito.

*Comedores Controlados* podem achar que um Lanche Divertido no meio da tarde é suficiente para eles. Ou podem precisar de mais lanchinhos. Se é esse o caso, eles podem comer um Lanche Divertido Matinal Light e/ou um Lanche do Final da Tarde. Os Lanches Divertidos Matinais Light têm menos de 80 calorias.

## Lanches Divertidos Matinais Light para os Controlados

- Maçã ou qualquer fruta de mão
- 170ml de iogurte Dannon Light & Fit
- 140ml de iogurte grego
- 1 triângulo de Laughing Cow Light e uma bolacha Fiber Rich
- 1 Babybel Light e uma bolacha Fiber Rich
- 2 bolachas Fiber Rich simples
- 10-12 amêndoas

## Lanches à Noite para os Controlados

- Tofutti – sorvete sem leite e sem gordura
- Barrinhas de frutas sem açúcar Edy's No Sugar Added
- Picolé de frutas The Original Brand Popsicle sem açúcar
- Barra de caramelo sem açúcar (várias marcas)
- Stony Farm's squeezer (congelar o iogurte orgânico)
- Iogurte Dannon Light & Fit (congele)

*"A Dieta de Wall Street é mesmo surpreendentemente simples. É a primeira dieta que tentei que se adapta ao meu estilo de vida, não o contrário. Perdi quatro quilos e meio e ganhei uma nova perspectiva a respeito de comida."*

– DAVID EISNER, CEO E PRESIDENTE, THEMARKETS.COM, LLC

*"Trabalhar com Heather Bauer me educou, motivou e me capacitou a adaptar hábitos alimentares que mudaram a minha aparência e o que eu sinto. Quem teria imaginado isto? Perdi seis quilos e oitocentos gramas facilmente e não*

*ganhei mais. Tenho mais energia e me sinto melhor fisicamente. E o plano alimentar é muito fácil de adaptar às minhas rotinas. Isso significa que posso ir a restaurantes, beber vinho, viajar, me fartar com uma sobremesa sofisticada, comer em casa junto com a família, sem ter de comprar alimentos especiais para dieta ou passar fome. Heather me ajudou a descobrir um estilo de vida saudável e não uma dieta! Fui procurar Heather Bauer porque queria ajuda para comer melhor. Surpreendeu-me também o fato de eu me sentir melhor quando como da maneira certa, e que o modo como me sinto me motiva a fazer escolhas melhores. Sinto-me mais capaz porque posso fazer escolhas saborosas, saudáveis, e me sentir muito bem com a minha aparência. A comida não controla a minha vida – nem mesmo chocolate!"*

– ELLEN GLAESSNER, ADVOGADA NUM GRANDE BANCO DE INVESTIMENTOS

---

CONTROLE DAS PORÇÕES *O controle das porções é um assunto que pode ser bastante confuso. Vou simplificar. Você só precisa se preocupar com três tamanhos de porção:*

- *Os Carboidratos devem ser do tamanho do seu punho fechado*
- *As frutas devem ser comidas na quantidade que couber na palma da sua mão*
- *Proteína – peixe, peru, galinha, claras de ovos ou carne de boi magra – deve ser comida em quantidades do tamanho de um BlackBerry*

*Pronto! Se você seguir as outras regras da Wall Street a respeito de lanches, a Regra dos ¾ quando jantar fora, descartar carboidratos simples etc., você realmente não precisa saber mais nada sobre controle de porções.*

# SUGESTÕES DE REFEIÇÕES DA WALL STREET

Agora que você compreendeu o básico da Dieta de Wall Street – O Gabarito – vamos passar para as suas próprias escolhas de refeições personalizadas. Este será um simples exercício. A maioria dos meus clientes muito ocupados está só querendo uma ou duas escolhas de café da manhã, poucas opções de almoço e algumas orientações sobre escolhas nos restaurantes.

A seguir temos uma tabela que mostra uma boa seleção de opções de Refeições da Wall Street. Examine-a e escolha o café da manhã e os almoços que lhe agradem. Lembre-se, você só precisa de um café da manhã se for um Comedor Fásico. Não encha a sua cabeça com um excesso de opções. Escolha alguns almoços. E selecione alguns jantares congelados para ter à mão.

> NÍVEL DE INGRESSO NA DIETA DE WALL STREET *Quando você começar a dieta, é muito produtivo planejar pelos menos três dias por semana em que você tenha almoços e jantares finitos (como um sanduíche de peru e um jantar congelado). Isto o ajudará a limitar suas escolhas e também o treinará a comer de uma forma mais controlada.*

## Sugestões de Refeições Wall Street

| | | | |
|---|---|---|---|
| **Café da manhã** | **CEREAIS MATINAIS**<br>> 5g de fibra: Kashi Go Lean, Heart to Heart; Good Friends; Fiber One; Aveia em flocos; Back to Nature Banana Nut Mutibran<br><br>Com ½ xícara de leite desnatado ou leite de soja | **QUEIJO COTTAGE**<br>½ xícara de queijo cottage Breakstone com 2 bolachas Fiber Rich e 1 fruta | **BARRAS DE CEREAIS/ SHAKES PARA ACOMPANHAR**<br>Lärabar, TLC crocante, Nature Valley, Luna Sunrise, Gnu Foods, Myoplex Lite ou Shake Carb Sense pronto para beber |
| **Almoço** | Almoço de negócios: 2 aperitivos (salada e coquetel de camarões, salada e sashimis), ou salada verde mista, peixe grelhado e vegetais | Sanduíche de peito de peru no pão integral com alface, tomate e mostarda | Salada com peru, galinha ou camarão com 3 vegetais sem amido e não marinados mais vinagrete balsâmico (opcional dupla proteína ou gordura para os não Veteranos ou aqueles com mais de 13 quilos para perder) |
| **Lanche divertido** (meta menos de 200 calorias) | **FRUTA**<br>Qualquer fruta que caiba na sua mão | **CHIPS**<br>Glenny's Soy Crisps, pacote de 40g | **IOGURTE**<br>Iogurte grego Fage semi-desnatado, iogurte/smoothies Dannon Lite & Fit, Stonyfield Light |
| **Jantar** | **CONGELADO**<br>Amy's com até 300-380 calorias, vegetais cozidos no vapor ou 1 pacote de macarrão shirataki | **ESCOLHA GENÉRICA**<br>Proteína, vegetal, amido opcional | **CHINÊS**<br>Sopa chinesa Egg drop, galinha moo shoo com 1 rolinho primavera |
| **Lanche divertido matinal light ou lanche do início da noite** (abaixo de 80 calorias, Comedores Controlados apenas)<br><br>OPCIONAL<br>Lanche depois do jantar permitido três noites por semana | 1-2 queijinhos Laughing Cows/ 1-2 bolachas Fiber Rich | 170g de iogurte light Dannon Light & Fit (congelar de noite) | 10-12 amêndoas |

| VEGGIE LINKS/ SALSICHAS | IOGURTE | OVOS | AVEIA |
|---|---|---|---|
| 2 salsichas vegetarianas Veggie Links Morning Star ou 2 salsichas de frango com xarope de maçã da Al Fresco mais 2 bolachas Fiber Rich, 1 fruta | Iogurte grego semidesnatado com ¾ xícara de cereal Kashi Go Lean e 1 fruta | Omelete com 4 claras de ovos ou ovos pasteurizados Egg Beater com queijo Laughing Cow Light ou vegetal com fatia de torrada ou bolachas Fiber Rich, ou 2 ovos cozidos com 2 bolachas Fiber Rich e 1 fruta | 1 xícara do cereal cozido ou 1 pacote de aveia McCann's ou Arrowhead Mills (sabor de frutas ou comum) ou Quaker Oatmeal (comum ou para controle de peso) |
| Minipizza da Amy, saquinho de feta/espinafre, ou de tofu esfarelado | Sopa de galinha e vegetais sem macarrão ou cuscuz (grande). Ou 10 vegetais (médio-grande) ou feijão com pouca gordura, sem adição de laticínios (médio-grande) | ½ xícara de atum com baixo teor de gordura ou salada de galinha sob uma camada de vegetais verdes mistos, pepino em rodelas e tomates, mais 2 bolachas Fiber Rich ou 1 wrap La Tortilla Factory | 6-8 peças de sashimi, sopa de missô ou salada verde (metade do molho), oshitashi opcional |
| QUEIJO 1 fatia de mozarela Polly-O ou 2 queijinhos Laughing Cow Light ou 2 Babybel Light com 2 bolachas Fiber Rich | BARRA DE CEREAL Luna, Kashi crocante, Läbarar, Gnu, Pria, Kind, Balance Bar | Minipacote de pipoca sem gordura Orville Redenbacher Smart Pop | Saquinho de 30g de vegetais desidratados Crispy Delites, qualquer sabor |
| JANTAR RÁPIDO ¼ de galinha rotisserie (sem pele) salada com 1-2 xícaras de vegetais cozidos no vapor | NOITE DE VEGETAIS Batata assada inglesa ou doce, 2 xícaras de vegetais cozidos no vapor | SERVIÇO DE ENTREGA Refeição do serviço de entrega que tenha menos de 400 calorias | PREPARO RÁPIDO 1 pedaço de frango à milanesa com baixo teor de gordura (Perdue ou Bell & Evans) com ½ xícara de molho marinara sobre macarrão shirataki ou espinafre cozido no vapor |
| Gelatina ou pudim diet Jell-O (de noite) | 17 uvas congeladas ou 1 xícara de frutas vermelhas congeladas (na hora de dormir) | Chocolate quente sem açúcar Swiss Miss Sugar-Free Hot Cocoa Mix com 25 calorias ou 1 colher de sopa da mistura para chocolate quente Ghirardelly Chocolate Premium Hot Cocoa com 110ml de leite desnatado (hora de dormir) | Barrinha de frutas sem açúcar Edy's No Sugar Added Fruit Bars ou Picolé sem açúcar Sugar-Free Popsicle ou do sorvete à base de soja Toffuti (na hora de dormir) |

# RECEITAS WALL STREET SUPER-RÁPIDAS

Temos aqui uma pequena coleção de minhas receitas favoritas rápidas e fáceis. São facílimas e de preparo rapidíssimo mesmo que você esteja atordoado depois de um duro dia de trabalho. São saudáveis, de baixa caloria e realmente levam apenas uns minutos a mais do que um jantar congelado. Todos os ingredientes mencionados aqui podem ser encontrados na Lista de Compras Wall Street no final do livro. Bom apetite!

## Crepes Wall Street

Preparei estes tanto para o café da manhã como para o jantar. Bata de 4 a 6 claras de ovos juntas até estarem bem fofas (uns 4 minutos). Acrescente uma pitada de canela e umas gotinhas de extrato de baunilha. Você pode acrescentar um pouco de adoçante Splenda, também, se quiser. Derrame numa frigideira não aderente para omeletes e, quando os ovos estiverem firmes, espalhe duas colheres de ricota desnatada ou queijo cottage batido e 2 colheres de sopa de mirtilos sobre os ovos. Dobre ou enrole e continue cozinhando por um minuto ou até os ovos estarem completamente cozidos. Saboreie com mais umas pitadas de canela e 2 bolachas Fiber Rich.

## Panquecas de aveia

Pegue um pacote de aveia instantânea simples e misture com 4 claras de ovos, uma pitada de canela, 2 colheres de sopa de queijo cottage batido. Derrame numa frigideira para criar as panquecas do tamanho que lhe agradar e cozinhe até se formarem bolhas na parte de cima. Vire e cozinhe até ficar no ponto.

## O melhor burrito

Misture cerca de uma xícara de ovos pasteurizados Egg Beaters com ¼ de xícara de molho de tomate ou molho de pimenta Desert Pepper, mais 2 colheres de queijo ralado com baixo teor de gordura. Enrole numa tortilha de baixas calorias.

## Frango à parmigiana light

Pegue um peito de frango desossado e sem pele. Mergulhe na mistura de ovos pasteurizados Egg Beater, em seguida numa tigela de farelo de trigo (ou cereal Fiber One ou All-Bran triturado no processador ou liquidificador) para empanar. (Ou pule este passo e use um peito de frango à milanesa magro Bell & Evans.) Asse num pirex ou qualquer outro tipo de prato num forno preaquecido a 200 graus até a galinha estar cozida. Nos últimos 10 minutos, cubra com meia xícara de molho marinara e polvilhe com queijo magro ralado. Sirva sobre espinafre cozido no vapor ou macarrão shirataki.

## Peixe no pacote

Pegue um peixe de sabor suave como linguado, tilápia ou olho-de-vidro laranja [orange roughy]. Coloque-o sobre um pedaço de papel vegetal (folha de alumínio) grande o suficiente para envolver totalmente o peixe. Cubra com tomates-cerejas picados, 1 colher de sopa de alcaparras e uma pitada de pimenta moída na hora. Feche o papel vegetal, ou folha de alumínio, coloque numa assadeira e asse num forno a 190 graus por cerca de 20 minutos. Sirva sobre espinafre cozido no vapor. Também pode ser servido sobre uma batata-doce assada.

## Supervieiras

Para duas pessoas, use 6 vieiras do mar grandes. Enrole cada vieira, no seu perímetro, com uma fina fatia de prosciutto. Polvilhe com pimenta. Aqueça um filete de azeite de oliva numa panela não aderente e acrescente um dente de alho amassado. Frite levemente na panela quente por 2 a 3 minutos de cada lado, só até ficar firme. Sirva com arroz integral e um vegetal verde. É delicioso!

## Bife na crosta de mostarda

Deixar marinando por mais ou menos meia hora um filé mignon ou alcatra magra ou bife de picanha num molho de alho picado, uma colher de sopa de mostarda de Dijon, uma colher de sopa de molho inglês e pimenta moída na hora. Asse na brasa o bife no ponto que lhe agradar. Sirva com um vegetal verde. As sobras da carne podem ser finamente fatiadas e servidas sobre vegetais verdes como uma deliciosa salada no lanche.

## SUAS ESCOLHAS PESSOAIS WALL STREET

Está na hora de você voltar para O Gabarito nas páginas 60-61 e preencher as *suas quantidades* em cada categoria de alimento. Isto formará o Seu Gabarito.

E agora você vai selecionar as opções preferidas para várias refeições. Tente imaginar com antecedência a sua semana e ver que opções se ajustam melhor a várias situações. Se você sabe que terá jantares ou almoços de negócios, planeje de acordo. (Veja "Recebendo no Estilo Wall Street", página 132). Se vai viajar, planeje a sua viagem e não deixe de ler "Itinerário de Viagem Wall Street", página 159, para muitas dicas. Quando se começa uma dieta é melhor ser um Comedor Fásico e limitar as suas opções para café da manhã e almoço (se possível); escolha uns dois tipos de café da manhã, um ou dois almoços, um lanche e fique com eles por algumas semanas. As Sugestões de Refeições (páginas 78-79) ajudarão você a escolher opções para cada categoria.

**Minhas escolhas para o café da manhã:** _____
_____
_____

**Minhas escolhas de café da manhã em trânsito no aeroporto/viagem:** _____
_____
_____

**Minha escolha para o lanche do meio da manhã (Comedores Controlados apenas):**
_____

Minhas escolhas de almoços de negócios (consulte os cardápios de restaurantes locais):
_____
_____

Minhas escolhas pessoais de almoço em casa: _____
_____
_____

Minhas escolhas de almoço no escritório: _____
_____
_____

Minhas escolhas de almoço em trânsito no aeroporto/viagem: _____
_____
_____

Minha escolha de Lanche Divertido: _____

Minhas escolhas de jantar de negócios (consulte os cardápios de restaurantes locais):
_____
_____

Minhas escolhas pessoais de jantares em casa: _____
_____

Minhas escolhas de jantares em trânsito em aeroportos/viagens: ____
_____
_____

Minhas escolhas de lanche logo depois do jantar (Comedores Controlados apenas):
_____

*O Plano*

# UMA NOTA A RESPEITO DE JANTARES CONGELADOS

Todos os Wall Streeters devem ter alguns jantares congelados de reserva para aquelas noites em que se precisa de uma refeição rápida, instantânea, que satisfaça. Elas também são úteis para almoços de fins de semana. Em geral, você deve escolher uma entrada congelada com menos de 380 calorias para homens e menos de 300 calorias para as mulheres na hora do jantar. Se você está jantando mais tarde, digamos, depois das nove horas da noite, acho melhor escolher uma entrada com um teor bem baixo de calorias. Por exemplo, Amy's faz uma torta de polenta mexicana com 150 calorias. Eu gosto dos jantares prontos orgânicos da Amy's porque os acho bastante saborosos, mas qualquer uma das opções que relacionei abaixo são ótimas.

Se você é um Comedor Controlado e achar que um jantar congelado não o deixa satisfeito, então acrescente uma salada verde, alguns vegetais congelados (ver na Lista de Compras alguns que podem ser aquecidos num instante no micro-ondas na própria embalagem), ou macarrão shirataki (mais a respeito destes na página 94). Se você é um Raspador de Prato fique apenas com a refeição congelada. Alguns clientes ficam chocados quando eu recomendo macarrão congelado para o jantar, mas eu acho estes jantares muito satisfatórios e saciam a vontade de comer macarrão de um modo bom, de calorias controladas.

Escolha qualquer uma das refeições congeladas Amy's a seguir. Esta linha é a minha preferida porque todos os ingredientes são orgânicos e o sabor é ótimo!

- ♦ Lasanha de vegetais com baixo teor de sódio, moluscos recheados, cavalinha e queijo de soja, torta de polenta tame mexicana, arroz integral e tigela de vegetais, pizza individual
- ♦ Qualquer dos envelopes (envelope de tofu esfarelado, espinafre com feta)

Ou tente uma outra marca de congelados:

- ♦ Lean Cuisine Spa Cuisine Line (mais vegetais)
- ♦ Healthy Choice

- Kashi
- Smart Ones
- Cedarlane-Dr. Sears Zone
- Celentano
- South Beach

## CARDÁPIOS INSPIRADORES

Algumas pessoas acham muito instrutivo – e inspirador – ver planos de cardápios. Mas eu quero deixar claro para você que nunca peço para ninguém seguir um determinado plano semanal. As vidas de meus clientes não funcionam desse modo. Mas pode ser muito útil ver um cardápio Wall Street hipotético – um que possa refletir o que meus clientes bem-sucedidos estão comendo. Portanto, aqui estão quatro amostras de planos de cardápios.

Descobri que em geral meus clientes podem ser divididos em dois grupos: os solteiros (que tendem a ter mais tempo livre nos fins de semana, que podem comer fora mais vezes durante a semana e que podem viajar mais) e os que têm família (que passam mais tempo com os filhos nos fins de semana, correndo de uma atividade para outra, e que tendem a viajar com um pouco menos de frequência e comem mais em casa). Existem dois conjuntos de planos para cada grupo: um para as mulheres, com uma variação de calorias entre 1.200 e 1.500, e um para os homens, com uma variação calórica entre 1.750 e 2.000. As exigências calóricas, por falar nisso, são variáveis. Idade, nível de atividade, peso, medicamentos e históricos de dietas anteriores, tudo tem um papel nas exigências diárias de calorias. Se você tem alguma dúvida sobre qual variação de calorias é a adequada para você, confira com um dietista ou médico. Tenha em mente também que as calorias nas refeições em restaurantes podem variar tremendamente. Fiz o possível para calcular os pratos de restaurantes da melhor maneira, mas depende de você fazer as escolhas sensatas quando comer fora.

# Amostra de Plano de Cardápio para Mulheres Solteiras

| | SEGUNDA-FEIRA | TERÇA-FEIRA | QUARTA-FEIRA |
|---|---|---|---|
| **Café da manhã** | No aeroporto<br>Café com leite desnatado Dannon Light & Fit da Starbucks e barrinha de granola Nature Valley comprada na rede Hudson News | No hotel<br>2 ovos escaldados com alface e tomate e 1 fatia de torrada de trigo | Na mesa do escritório<br>1 pacote de manteiga de nozes, com baixo teor de gordura, Justin's, 2 bolachas Fiber Rich, ½ banana |
| **Lanche divertido matinal light** (CC apenas) | Comer iogurte e barrinha de granola no avião | PULAR | PULAR |
| **Almoço** | Almoço de negócios<br>Salada verde mista (pequena, sem croutons, molho sem gordura). Linguado de Dover (85g) com aspargos passados levemente na frigideira e tomates (1 xícara com 1 colher de sopa de azeite de oliva | Reunião de almoço<br>Sanduíche de galinha grelhada (85g de galinha com alface, tomate e mostarda sobre pão de trigo) com acompanhamento de salada mista verde (sem croutons) e 1 colher de sopa de molho de salada sem gordura | "Chop salad bar"<br>Vegetais verdes mistos (3 colheres de chá de alface), peru (80g) com brócolis, 2 claras de ovo, tomates, pepinos (1 xícara de cada) e 2 colheres de sopa (digamos "molho light") molho vinagrete sem gordura |
| **Lanche divertido** | 1 barrinha Luna (sabor biscoito de manteiga de amendoim) | Lanche no aeroporto<br>Barrinha Gnu e chá não adoçado de Starbucks | Laranja |
| **Jantar** | Jantar de negócios<br>Salada de tomates com cebolas roxas (com 2 colheres de sopa de vinagrete), 110g de filé mignon (assado na brasa), acompanhado de cogumelos selvagens saltados na frigideira (1 xícara de cogumelos passados em azeite de oliva) e brócolis cozidos no vapor (1 xícara), frutas vermelhas misturadas (1 xícara), 1 taça de vinho | Encontro com amigos para drinque/comer<br>1 garrafa de cerveja light Amstel Light (beber devagar), 1 hambúrguer simples com pãozinho, alface, tomate e salada verde mista pequena (sem croutons) molho sem gordura | Jantar de negócios<br>Mexicano: guacamole (2 colheres de sopa) com jicama fatiada (sem batatas fritas), 110g a 170g de fajita de galinha ou camarão, sem tortilha, sem arroz, todas as cebolas e pimentões sautés, e ½ xícara de feijões-pretos, 1 vodca com refrigerante e limão |
| **Lanche noturno** (CC apenas) | PULAR | PULAR | PULAR |

| QUINTA-FEIRA | SEXTA-FEIRA | SÁBADO | DOMINGO |
|---|---|---|---|
| *Lanche rápido na delicatéssen a caminho do escritório* ½ xícara de queijo cottage (comer apenas ½ embalagem) mais 2 bolachas Fiber Rich | *Preparado em casa e comido na mesa do escritório* 140g de iogurte grego desnatado misturado com ½ xícara de cereal integral Kashi Go Lean e 1 ameixa média | *Brunch mais tarde* Pedir um omelete com 4 claras de ovo (feito com óleo de canola) com 60g de queijo de cabra macio, espinafre (1 xícara) e tomates fatiados | Congelado de Tofu orgânico Tofu Scramble Pocket da Amy's |
| Fruta opcional economizada no café da manhã | PULAR | – | PULAR |
| *Na lanchonete* ¼ frango grelhado (sem pele) com salada verde mista | Subway de 15cm de trigo, frango fatiado, alface, tomate, mostarda, 1 fatia de queijo, 1 fruta (1 pacote de fatias de maçã Subway) | – | 80g de atum em lata na água, 1 colher de sopa de maionese light, 1 wrap La Tortilla com 50 calorias (acrescentar alface e tomate) e 1 colher de chá de sopa de tomate com baixo teor de sódio |
| 1 barrinha Luna (sabor aveia e passas) | Maçã das três da tarde<br><br>Lanche tardio antes de ir para um coquetel: 1 queijinho Laughing Cow e bolacha Fiber Rich | 60g de peru mais 2 bolachas Fiber Rich | *Trabalhando em casa* 1 saquinho de pipoca (100 calorias) |
| *Encontro para jantar fora* Rúcula, radíquio, endívia e parmesão, linguado grelhado (140g) com vegetais verdes cozidos no vapor, acompanhado de purê de couve-flor com parmesão (1/2 porção feita com creme) 2 taças de vinho | Coquetel 3-4 guardanapos e nada de jantar depois: Primeiro guardanapo: um espeto Satay de carne de vaca Segundo guardanapo: 3 bolinhos de vegetais cozidos no vapor Terceiro guardanapo: 3 camarões com 1 colher de sopa de molho para coquetel Quarto guardanapo opcional: 1 rolinho primavera, 1 taça de vinho | Jantar com amigos num bistrô francês 5 ostras na casca, salmão defumado orgânico (140g) com lentilhas (1/2 xícara, refogadas) e cogumelos shiitake com amêndoas e óleo de curry, acompanhados de brócolis rabe, 1 vodca com refrigerante e limão | Pedido de sushi para entrega em casa 1 salada verde mista, 1 rolinho de atum com abacate, 4 peças de sashimi (savelha), 1 oshitashi |
| PULAR | 60g de peito de peru quando chegar em casa | – | 1 iogurte desnatado Dannon Light & Fit, com sabor de frutas (congelado) |

*O Plano*

# Amostra de Plano de Cardápio para Homens Solteiros

|  | **SEGUNDA-FEIRA** | **TERÇA-FEIRA** | **QUARTA-FEIRA** |
|---|---|---|---|
| **Café da manhã** | *No aeroporto* Leite Desnatado Médio (Starbucks Grande) mais uma maçã média | *No hotel* 3 ovos escaldados com alface e tomate e uma fatia de torrada de trigo integral, acompanhados de um prato de frutas mistas, 1 xícara de café com leite desnatado | *Na mesa do escritório* 1 xícara de queijo cottage com salada de frutas pequena e 2 bolachas Fiber Rich |
| **Lanche divertido matinal light** (CC apenas) | Um queijo Babybel Light no avião | PULAR | PULAR |
| **Almoço** | *Almoço de negócios* Salada verde mista (pequena, sem croutons, molho sem gordura), linguado de Dover (170g) aspargos passados rapidamente na frigideira e tomates (1 xícara com 1 colher de sopa de azeite de oliva) | *Reunião de almoço* Sanduíche de frango grelhado (85g de frango grelhado com alface, tomate e mostarda no pão integral), comer mais 85g de frango do segundo sanduíche com um acompanhamento de salada verde mista (sem croutons e 1 colher de sopa de molho para saladas sem gordura) | *"Chop salad bar"* Folhas mistas (3 xícaras de alface), dupla porção de peru (180g) com brócolis, tomates, pepinos (1 xícara de cada) azeitonas e 2 colheres de sopa (digamos "pegue leve com o molho") de molho vinagrete sem gordura |
| **Lanche divertido** | 1 barrinha Luna (biscoito de manteiga de amendoim), 1 fruta (pêssego) | *Lanche no aeroporto* Barrinha de cereal Zone e chá não adoçado da Starbucks | Medium Skim Latte (Starbucks Grande), laranja |
| **Jantar** | *Jantar de negócios* Salada de tomates e cebolas roxas (com 2 colheres de sopa de vinagre), 220g de filé mignon (grelhado) acompanhado de cogumelos silvestres passados rapidamente na frigideira (1 xícara de cogumelos no azeite de oliva) e brócolis cozidos no vapor (1 xícara), 1 taça de vinho | *Encontro com amigos para drinque/comer* Uma garrafa de cerveja Amstel Light (beber devagar) 1 hambúrguer simples com pãozinho, alface, tomate e salada mista de folhas pequena (sem croutons, molho sem gordura) | *Jantar de negócios* Mexicano: guacamole (4 colheres de sopa) com jicama fatiada (sem batatas fritas), 226-286g de frango ou fajita de camarões, sem tortilha, sem arroz, todas as cebolas e pimentões sautés, e 1 xícara de feijões-pretos, 1 vodca com refrigerante e limão |
| **Lanche noturno** (CC apenas) | PULAR | PULAR | PULAR |

A DIETA DE WALL STREET

| QUINTA-FEIRA | SEXTA-FEIRA | SÁBADO | DOMINGO |
|---|---|---|---|
| *Lanche rápido na delicatéssen a caminho do escritório* 4 claras de ovo sobre muffin inglês multigrãos com 1 fatia de queijo | *Preparado em casa e comido na mesa do escritório* 200g de iogurte grego semidesnatado com ½ xícara de cereal matinal Kashi Go Lean misturado e uma ameixa média | *Brunch mais tarde* Pedir um omelete de clara de ovos com vegetais acompanhado de salada verde mista, uma salada de frutas | Congelado orgâncio da Amy: Breakfast Burrito (170g) |
| Salada de frutas pequena | 12 amêndoas | – | Queijo de corda |
| *Na lanchonete* ½ galinha grelhada (sem pele) com uma tigela de sopa de vegetais (340g) e salada para acompanhar (sem croutons, molho sem gordura) | Pão de trigo Subway de 170g, porção dupla de peru, alface, tomate, 1 fatia de queijo e fruta para acompanhar (1 pacote de fatias de maçã Subway) | – | 170g de atum em lata na água, 1 colher de sopa de maionese, wrap La Tortilla de 80 calorias com 2 colheres de sopa de queijo esfarelado (para que se misture ao atum) e 1 xícara de sopa de tomates com baixo teor de sódio |
| Três horas da tarde, pacote de 40g de bicoitos de soja Glenny's Soy Crisps  *Com fome antes do jantar* 2 bolachas de Fiber Rich e 2 queijos Babybel Light | 1 barrinha cereal Kashi Go Lean 9 (sabor amendoim caramelizado)  *Lanche antes de sair para um coquetel* 2 queijos Laughing Cow Light, 2 bolachas Fiber Rich | 60g de peito peru mais 2 bolachas Fiber Rich, barrinha Luna, 1 fruta média (maçã) | *Trabalhando em casa* 1 queijo Laughing Cow Light e 2 bolachas Fiber Rich, 1 xícara de pimentões vermelhos cortados, 1 saquinho de pipoca light com molho Tabasco |
| *Encontro para jantar fora* Carpaccio de atum (ou tartar), peixe espada grelhado (230g) com espinafre sauté (em azeite de oliva), dividir um acompanhamento de purê de couve-flor com queijo ralado Parm (1/2 porção feita com creme), 2 taças de vinho | *Coquetel* Regra de 3-4 guardanapos e nada de jantar depois: Primeiro guardanapo: 3 espetos satay de carne de vaca Segundo guardanapo: 3 bolinhos de vegetais cozidos no vapor Terceiro guardanapo: 6 camarões com 2 colheres de molho de coquetel Quarto guardanapo: 6 peças de rolinho primavera 2 taças de vinho | *Jantar com amigos num bistrô francês* 10 ostras na concha, salmão do Atlântico orgânico (280g) com lentilhas (1/2 xícara, refogadas) e cogumelos shiitake, dividir um acompanhamento de brócolis rabe, 2 vodcas com refrigerante e limão | *Pedido de sushi para entrega em casa* 1 salada verde mista, 1 sopa de missô, 1 rolinho de abacate com atum, 6-8 peças de sashimi (savelha) 1 oshitashi sob encomenda |
| PULAR | 60g de peito de peru quando chegar em casa | – | 1 iogurte Dannon Light & Fit, com sabor de fruta (congelado) |

*O Plano*

# Amostra de Plano de Cardápio para a Mulher com Família

| | SEGUNDA-FEIRA | TERÇA-FEIRA | QUARTA-FEIRA |
|---|---|---|---|
| **Café da manhã** | *Escolher numa delicatéssen a caminho do trabalho* Smothie de iogurte Light & Fit, barrinha de cereal Luna Sunrise | *Mandar vir quando chegar no escritório* 4 claras de ovos mexidas (feitas com óleo de canola Pam), cobertas com 1 fatia de queijo Monterey Jack e 2 bolachas de Fiber Rich | *Para levar* 2 ovos quentes com 2 bolachas Fiber Rich e uma salada de frutas média |
| **Lanche divertido matinal light** (CC apenas) | PULAR | PULAR | PULAR |
| **Almoço** | *Almoço em reunião* Sanduíche preparado de peru com antecedência (85g de peito de peru com alface, tomate num pãozinho), salada de frutas pequena | *Almoço encomendado* 1 rolo naruto de atum (sashimi envolto em pepino, sem arroz), salada mista | *"Chop salad bar"* Salada verde mista (2 xícaras de alface) com frango grelhado (1 xícara picado) feijões-verdes ( ½ xícara) pimentões vermelhos (1 xícara), pepinos (1 xícara), e 2 colheres de sopa de molho vinagrete (sem gordura), 2 bolachas Fiber Rich |
| **Lanche divertido** | Pacote de 40g de Glenny's Soy Crisps | Kashi Barrinha de cereal TLC | Barrinha de cereal Gnu Foods ou 2 bolachas Fiber Rich e 2 queijos Laughing Cow Light |
| **Jantar** | *Jantar com a família* Salada mista, carne de vaca grelhada (alcatra magra, 110g) servida sobre 2 xícaras de espinafre cozido no vapor, 1 fruta opcional logo depois do jantar | *Jantar de negócios* 1 taça de vinho, salada mista, paillard de frango de entrada sobre folhas verdes (110g de frango), dividir acompanhamento de couve cozida no vapor, dividir sobremesa: tiramisu | *Uma paradinha no coquetel (antes de jantar em casa)* 1 guardanapo de comida: 1 peça de sushi (atum spicy), 1 taça de vinho. Nada de restos: coma uma torta salgada Mexican Tamale Pie da linha Amy (1 xícara opcional de brócolis cozidos no vapor se estiver morrendo de fome) |
| **Lanche noturno** (CC apenas) | PULAR | PULAR | PULAR |

| QUINTA-FEIRA | SEXTA-FEIRA | SÁBADO | DOMINGO |
|---|---|---|---|
| *Na lanchonete do escritório* 1 xícara de aveia comum (Quaker Instant, sem leite) com ½ xícara de mirtilos, canela, 1 colher de sopa de amêndoas em lascas, adoçante Splenda opcional | *Em casa* 1 tigela (3/4 xícara) de cereal matinal Kashi Go Lean com ½ xícara de leite desnatado e ½ banana | 1 waffle integral Kashi Go Lean com ½ xícara de queijo cottage mais ½ xícara de mirtilos (deixando as panquecas para as crianças) | Omelete com 4 claras de ovos (feita com Pam) com espinafre, cebolas (1 xícara total), e 30g de queijo cheddar de soja, 2 bolachas Fiber Rich (você está mesmo preparando os ovos para a família toda) |
| PULAR | PULAR | PULAR | PULAR |
| *Almoço de negócios* Salada de rúcula (3 xícaras) com Parm ralado (60g), peixe vermelho (110g) servido com aspargos cozidos no vapor (1 xícara) | *Escolher e comer na mesa de trabalho* Salada niçoise de atum sem batatas (pode acrescentar 2 bolachas Fiber Rich) | *Almoço no carro-restaurante* Salada Chef (sem queijo) picada com molho vinagrete sem gordura, 1 torrada melba simples, 1 fruta média (maçã) | *As crianças querem fast food* McDonald's: galinha grelhada, Salada Caesar com molho vinagrete light da Newman's |
| Barrinha Luna | Primeiro lanche: Cappuccino desnatado grande (Starbucks) Segundo Lanche: Antes do jantar em casa, 1 queijo Laughing Cow Light espalhado sobre dois pedaços de aipo | *Em outro jogo de futebol* Barrinha Pria *Com fome antes do jantar* 2 fatias de peito de peru e 1 bolacha Fiber Rich | *Tarde chuvosa presa em casa* 3 horas da tarde: 1 pacote de Glenny's Soy Crisps 5:30: um pepino fatiado 7h: 4 fatias de peito de peru |
| *Jantar encomendado no escritório* Camarões à la Marinara (6 camarões grandes, ½ xícara de molho marinara) e 1 xícara de brócolis rabe passados rapidamente na frigideira | *Noite de pizza com a família* 1 fatia de pizza (Pizza Hut, 30cm de queijo apenas) e salada mista, 1 taça de vinho | *Jantar fora com outro casal (tailandês)* Peixe cozido no vapor (170g de linguado) servido com chili, alho e lima numa cesta de folha de bananeira, acompanhado de brócolis chineses (1 xícara cozidos no vapor), 2 taças de vinho | *Jantar encomendado (chinês)* 1 tigela de sopa quente chinesa (350ml), frango cozido no vapor (230g) com vegetais mistos, molho de alho à parte (peça molho sem açúcar ou amido de milho ou use em vez dele o molho de soja light), 1 pudim de chocolate sem açúcar logo depois do jantar |
| 2 fatias de peru quando chegar em casa | PULAR | PULAR | PULAR |

# Amostra de Plano de Cardápio para o Homem com Família

| | SEGUNDA-FEIRA | TERÇA-FEIRA | QUARTA-FEIRA |
|---|---|---|---|
| **Café da manhã** | *Escolher numa delicatéssen a caminho do trabalho* Smoothie de iogurte Light & Fit, barrinha de cereal Luna Sunrise e ½ banana | *Mandar vir quando chegar no escritório* 2 ovos mexidos (feitos com óleo de canola Pam), cobertos com um fatia de queijo tipo gouda da Califórnia Monterey Jack, 2 bolachas Fiber Rich, 1 fruta opcional (maçã pequena) | *Para levar* 2 ovos cozidos com 2 bolachas Fiber Rich e um salada de frutas média |
| **Lanche divertido matinal light** (CC apenas) | PULAR | PULAR | 12 amêndoas |
| **Almoço** | *Almoço em reunião* Sanduíche de peito de peru já pronto (85g de peito de peru com alface, tomate num pãozinho) mais 85g de peito de peru do recheio do segundo sanduíche | *Almoço encomendado* Um rolinho naruto de salmão (sashimi envolto em pepino, sem arroz), um rolinho naruto de savelha, 1 salada mista | "Chop salad bar" Salada verde mista (2 xícaras de alface) com frango grelhado (1 xícara – fatiado) de ervilhas (¼ xícara), pimentões vermelhos (1 xícara), pepino fatiado (1 xícara), tomate (1 xícara) e 2 colheres de sopa de molho vinagrete (sem gordura) |
| **Lanche divertido** | Pacote de 40g de Glenny's Soy Crisps | Barrinha de cereal Kashi Go Lean | Barrinha de cereal Gnu Foods e 1 fruta (maçã média) |
| **Jantar** | *Jantar com a família* Salada mista, carne grelhada (alcatra magra, 230g) servida sobre 1 xícara de espinafre com uma batata assada com casca (coberta com 1 colher de sopa de manteiga) | *Jantar de negócios* 2 taças de vinho, salada mista, 170g de costeletas de cordeiro com espinafre passado rapidamente na frigideira, ½ xícara de sorvete não cremoso | *Uma paradinha no coquetel (antes de jantar em casa)* 1 guardanapo de comida, 2 peças de sushi (atum temperado), 1 taça de vinho  Nada de restos, comer um Macaroni & Cheese da linha May, feito com queijo de Soja e uma xícara opcional de brócolis cozidos no vapor |
| **Lanche noturno** (CC apenas) | Pudim de chocolate diet (Jell-O) | PULAR | ½ toranja |

| QUINTA-FEIRA | SEXTA-FEIRA | SÁBADO | DOMINGO |
|---|---|---|---|
| Na *lanchonete do escritório* 1 xícara de aveia comum (Quaker Instant, sem leite) com ½ xícara de mirtilos, canela, 1 colher de sopa de amêndoas em lascas, adoçante Splenda opcional | *Em casa* 1 tigela de cereal matinal Kashi Go Lean com ½ xícara de leite desnatado e ½ banana | 2 waffles integrais Kashi Go Lean com ½ xícara de queijo cottage e mirtilos (deixando as panquecas para as crianças) | Omeletes com seis claras de ovos (feito com óleo de canola Pam) com espinafre, cebolas (1 xícara no total) e 30g de queijo cheddar de soja, 1 muffin inglês multigrãos (já que está preparando os ovos para a família) |
| 1 queijo Laughing Cow (mini Babybel Original) com 2 bolachas Fiber Rich | 1 pêssego e 2 bolachas Fiber Rich | Fatias de laranja no jogo de futebol das crianças (1 laranja pequena), 1 queijo Laughing Cow Light | 1 fruta de mão 12 amêndoas |
| *Almoço de negócios* Salada de rúcula (3 xícaras) com queijo ralado Parm (60g), peixe vermelho grelhado (230g) servido com aspargos sautés | *Escolher e comer na mesa de trabalho* Salada niçoise de atum com porção dupla de atum e sem batata, 2 bolachas Fiber Rich opcionais | *Almoço no carro-restaurante* Salada Chef (sem queijo) picada com molho vinagrete sem gordura e 1 pedaço de torrada melba simples | *As crianças querem fast food* McDonald's: Salada Caesar com frango grelhado e molho vinagrete light Newman's (1 envelope), salada de frutas média |
| 1 Lärabar | Primeiro lanche: cappuccino desnatado médio (Starburks Grande) Segundo lanche: antes do jantar em casa, comer 2 queijos Laughing Cow Light espalhados sobre dois pedaços de aipo | *Em outro jogo de futebol* Barrinha de cereal Kashi Go Lean *Com fome antes do jantar* 4 fatias de peru | *Tarde chuvosa presa em casa* 3 horas da tarde: biscoitos de soja Glenny's Soy Crisps 5:30: 1 xícara de pepinos fatiados 6h: 60g de peito de peru e 12 amêndoas |
| *Jantar encomendado no escritório (familiar ao estilo italiano)* Salada Caesar (molho – usar 1 colher de sopa apenas), marinara de camarões (8 camarões grandes, ½ xícara de molho marinara) e brócolis sautés (2 xícaras cozidos com azeite de oliva) com 1 pãozinho integral | *Noite de pizza com a família* 2 fatias de pizza (Pizza Hut, 30cm queijo apenas) com uma salada mista, 1 taça de vinho (110ml), 1 fruta depois do jantar (maçã) | *Jantar fora com outro casal (tailandês)* Peixe cozido no vapor (230g de linguado) sevido com chilli, alho e limão, numa cesta de folha de bananeira. Acompanhado de brócolis chineses (1 xícara cozidos no vapor), 2 taças de vinho, 2 mordidas de sobremesa (de um fudge brownie) | *Jantar encomendado (chinês)* 1 tigela de sopa quente chinesa (350g) frango cozido no vapor (230g) com vegetais mistos, ½ arroz integral cozido no vapor, molho de alho à parte (pedir sem açúcar nem amido de milho no molho, ou use em vez disso molho de soja light) |
| 2 fatias de peito de peru quando chegar em casa | PULAR | Maçã média em casa | PULAR |

*O Plano*

> **USE O SEU MACARRÃO** *Já ouviu falar de macarrão shirataki? Os macarrões shirataki pegaram de surpresa o mundo das dietas não faz muito tempo porque parecia o sonho de todos que fazem dieta: um macarrão de baixos teores de carboidratos e calorias. Eles são feitos com a farinha de uma planta asiática parecida com cará. Você pode encontrá-los em alguns supermercados assim como em algumas lojas de alimentos naturais, ou comprá-los pela internet: http://www.shiratakinoodles.net/index.html. Algumas pessoas adoram; outras, detestam. Eles exigem um certo cuidado, porque são vendidos "úmidos", embalados em líquido. Eu obtive sucesso com eles usando esta técnica: eu os escorro na peneira, enxáguo bem, e depois os aqueço numa ou duas colheres de sopa de caldo de galinha. Os macarrões pegam o sabor do caldo e depois podem ser usados para acompanhar um jantar congelado. Se você vai usá-los com um molho marinara, pode pular a etapa do caldo de galinha, pois os macarrões pegarão o sabor do molho vermelho.*

## O SEU DIÁRIO WALL STREET PESSOAL

Manter um diário alimentar, especialmente no início da sua dieta, é muito importante. Ajuda você a não sair da linha. Ajuda você a planejar com antecedência as suas refeições. E ajuda também a descobrir os pontos fracos nos seus padrões alimentares, o que pode ser importantíssimo se você atingir um ponto em que não consegue mais perder peso. Na primeira consulta com meus clientes, avalio o seu sério interesse em perder peso pela sua disposição de anotar num diário o que comem: aqueles que resistem em geral não estão prontos para fazer o trabalho necessário para perder peso. Mas a maioria dos que adotam a Dieta de Wall Street estão acostumados com planos de negócios e planos de jogos, e familiarizados com a eficácia de acompanhar e anotar. Alguns clientes mantêm um meticuloso diário alimentar até alcançarem a sua meta, e depois relaxam. Muitos clientes me dizem que quando percebem um quilo ou dois retornando sorrateiramente, voltam a anotar o que comem e isso os coloca de novo na linha.

### Artes

O meu Diário Alimentar Wall Street tem uma característica inusitada: Artes. Você verá adiante. Uma Arte é exatamente o que você está pensando:

uma escolha alimentar má. Eu aprendi logo que se você não deixa espaço para Artes, vai fingir que elas nunca aconteceram! É da natureza humana, é claro, mas não funciona se você quer ser um perdedor de peso bem-sucedido. Você deve realmente anotar tudo que você come, inclusive aquele punhado de M&M's da mesa da recepcionista. Você verá que as Artes o ajudarão a se manter honesto e muitas vezes o impedirão de fazer uma escolha ruim, porque você sabe que terá de anotá-la.

## Metas

Outra característica importante do Diário Alimentar Wall Street são as metas. Metas são o seu plano de negócios para a semana. Elas lhe dão algo a atingir, algo para ficar guardado na sua mente e inspirá-lo a ficar na linha. Você verá que existe um espaço para relacionar as suas metas no formulário. A maioria das pessoas têm as mesmas metas. Aqui estão as Metas para Perda de Peso Wall Street básicas:

- Eliminar carboidratos simples
- Administrar carboidratos complexos
- Beber mais água
- Aumentar as fibras
- Registrar no seu Diário Alimentar

Escolha as três metas que achar mais importantes para o sucesso da sua perda de peso e relacione-as no seu Diário Alimentar. É uma boa ajuda anotá-las, porque isso o deixará mais consciente do que está tentando alcançar na semana seguinte.

Além do seu diário alimentar semanal comum, muitos clientes acham eficaz, especialmente no início da dieta, fazer uma espécie de diário inverso onde eles podem antever a sua semana e imaginar suas opções alimentares com antecedência. O café da manhã é fácil porque é repetitivo. Muitos almoços podem ser planejados. Almoços e jantares em restaurantes podem ser previstos conferindo os cardápios pela internet e fazendo escolhas com antecedência. (Ver "Recebendo no Estilo Wall Street", página 132). Refeições para viagem também podem ser planejadas (ver "O Itinerário de Viagem Wall Street", página 159). Planejar com antecedência pode lhe economizar milhares de calorias por semana.

|  | SEGUNDA-FEIRA | TERÇA-FEIRA | QUARTA-FEIRA | |
|---|---|---|---|---|
| **Café da manhã** | | | | |
| **Lanche divertido matinal light** (CC apenas) | | | | |
| **Almoço** | | | | |
| **Lanche divertido** | | | | |
| **Jantar** | | | | |
| **Lanche noturno** (CC apenas) | | | | |
| **Exercício** | | | | |
| **Água** | | | | |
| **Álcool** | | | | |
| **Artes** | | | | |
| **Metas semanais** | | | | |

| QUINTA-FEIRA | SEXTA-FEIRA | SÁBADO | DOMINGO |
| --- | --- | --- | --- |
|  |  |  |  |
|  |  |  |  |
|  |  |  |  |
|  |  |  |  |
|  |  |  |  |
|  |  |  |  |
|  |  |  |  |
|  |  |  |  |
|  |  |  |  |
|  |  |  |  |
|  |  |  |  |

Você pode usar qualquer método que lhe seja conveniente quando se trata do seu diário alimentar. Você pode usar um bloquinho de anotações barato se quiser. Ou, se for como alguns dos meus clientes, pode registrar na seção "memo" do seu BlackBerry. Você pode baixar a versão que eu tenho on-line em *www.WallStreetDiet.com/resources/foodsheet.pdf*. Você pode usar o seu computador como registro, você pode copiar o formulário que ofereci aqui.

## COMPRAS BÁSICAS WALL STREET

No final do livro você vai encontrar uma Lista de Compras completa e detalhada que o ajudará a escolher os produtos que promovem e facilitam a perda de peso. Quando você tiver terminado de ler o livro, vai querer consultar a lista, e eu sei que a achará útil e inspiradora. Mas para você andar mais depressa, estou lhe dando uma lista abreviada de produtos Wall Street recomendados – uma lista iniciante. Quando os clientes vêm me procurar na primeira visita, estes são os produtos para os quais chamo a sua atenção como itens particularmente úteis para os iniciantes na Dieta de Wall Street. Você não precisa comprar *nada* imediatamente: você pode simplesmente comer um omelete no café da manhã, uma salada no almoço, e assim por diante. (Eu não quero que você venha com desculpas do tipo "não tenho tempo" para adiar o início da dieta!)

Portanto, aqui estão os produtos da lista iniciante. Confira a Lista de Compras (páginas 306-16) para encontrar recomendações de marcas específicas em cada categoria.

- Lanche Divertido
- Bolachas
- Uma escolha de cereal (se você gosta de cereal no café da manhã)
- Iogurte (se você gosta de iogurte no café da manhã)
- Uma ou duas entradas congeladas para o jantar
- Peito de peru (fatiado em pacotes de 120g)

# OSCILAR

É fácil começar alguma coisa; o difícil é continuar. Muitos dos meus clientes, especialmente aqueles que são Veteranos, sabem o que são os dias "Tanto Faz" (também conhecidos como "Dia de Inserir Aqui um Palavrão"). Talvez você já tenha passado por isso. Você começa com um ótimo café da manhã saudável, o almoço poderia servir para a foto de capa de uma revista sobre perda de peso, e então... uh oh! Tem uma festa de aniversário de uma colega de trabalho no final da tarde. Ou você encontra um amigo para um drinque depois do trabalho num bar que está servindo petiscos fabulosos. Antes mesmo que você perceba, já está lambendo o creme chantilly da sua segunda fatia de bolo ou comendo o seu terceiro punhado de amendoins torrados no mel. De repente, é um dia "Tanto Faz". Você pode achar que tanto faz comer uma fatia de pizza no caminho de casa. Tanto faz tomar uma tigela de sorvete. Tanto faz abrir aquele pacote de Doritos.

Os dias Tanto Faz podem ser um desastre e, acredite ou não, não são as calorias que mais fazem o estrago: é a atitude tudo-ou-nada que estraga as suas boas intenções. É a natureza humana. Muitos de nós, especialmente as pessoas que trabalham muito, que são competitivas, acham que precisam ser perfeitas. Qualquer escorregadela é vista como uma derrota. Mas aqueles que têm mais sucesso no longo trajeto são os que aprenderam como se recuperar. Este é um conceito muito importante para as pessoas que fazem dieta considerarem.

Dada a importância crítica de administrar retrocessos numa dieta, criei faz muito tempo algumas estratégias de recuperação extremamente eficazes. Estas estratégias baseiam-se num conceito simples. Cada uma delas ajuda você a dar um *reset* em si mesmo. Meus clientes adoram esta ideia. Se você tem um dia "Tanto faz", precisa fazer algo que seja *ativo*, algo *concreto*, para reajustar os seus padrões alimentares e voltar para o caminho certo. Não é só dizer "Tá bem. Amanhã eu melhoro". Não! Você precisa fazer melhor, agir, agora! Eis como:

**UM DIA DE PROTEÍNA.** Um Dia de Proteína é a principal ferramenta de reajuste usada por quem faz a Dieta de Wall Street. É ótimo para o dia após uma sobrecarga de calorias ou um Dia Tanto Faz. É também fantástico para o dia depois que você voltou de uma viagem. É uma ferramenta simples que coloca você de volta em ação sem demora. Um Dia de

Proteína é exatamente o que parece ser: um dia em que a sua dieta é basicamente de proteínas. É um plano de refeição simples, limpo, que ajuda a reajustar o seu organismo.

Estas são as opções de refeições para um Dia de Proteína:

**CAFÉ DA MANHÃ:** 2 ovos (de qualquer jeito) ou um omelete com 4 a 6 claras de ovos.

**ALMOÇO:** peixe, peru, galinha ou qualquer proteína grelhada sobre vegetais verdes com vinagre (Se você não suporta apenas o vinagre, então pode usar um molho vinagrete light).

**LANCHE:** pular de todo ou então escolher 100g de peito de peru ou uma lata de 90g de atum (Se preferir, pode em vez disso comer uma laranja – uma boa fonte de potássio).

**JANTAR:** o mesmo que no almoço: peixe, peru, galinha, ou qualquer proteína grelhada com folhas verdes e vinagre (Se não suporta o vinagre puro, então pode usar um molho vinagrete). Você pode acrescentar alguns vegetais cozidos no vapor ao seu jantar.

**LANCHE:** 200g de peito de peru fatiado, se necessário.

Eu normalmente não recomendo a escolha de proteína de laticínios para um Dia de Proteína a não ser que o cliente seja vegetariano, ou não possa comer ovos ou carne. Os laticínios tendem a ser mais salgados e portanto não são tão eficazes para um Dia de Proteínas como as proteínas animais sugeridas acima.

Mais uma observação a respeito de um Dia de Proteína: os clientes às vezes me dizem que não podem fazer um Dia de Proteína porque não comem em casa a semana toda. Isto não é desculpa! Você pode fazer todas as suas refeições fora de casa e ter um Dia De Proteínas bem-sucedido. O café da manhã pode ser tomado em qualquer lugar (carro-restaurante, delicatéssen), o seu almoço pode ser uma Salada Caesar de galinha sem croutons e sem parmesão e com vinagre balsâmico à parte. Você pode pular o seu lanche se estiver no trânsito, e no jantar pedir uma salada verde mista, uma proteína grelhada qualquer e um vegetal sauté ou cozido no vapor em qualquer restaurante. Simples, não?

**NOITE DE VEGETAIS.** Uma noite de vegetais é uma boa forma de dar de novo a partida depois de um Dia Tanto Faz. Também é útil num domingo ou noite de segunda-feira quando você quer iniciar bem a sua semana. Alguns clientes acrescentam uma Noite de Vegetais aos seus cardápios semanais como uma questão de rotina. Noites de Vegetais são especialmente boas para aquelas vezes em que você chega muito tarde em casa e quer apenas algo simples e rápido para se sentir satisfeito antes de ir para cama. Uma Noite de Vegetais é exatamente o que você achou que fosse: uma noite em que o seu jantar é só de vegetais. O jantar da Noite de Vegetais é uma batata-inglesa ou doce assada e duas xícaras de vegetais cozidos no vapor. Os vegetais podem ser aqueles que você preferir em O Gabarito. Como você pode cozinhar no micro-ondas tanto a batata quanto os vegetais, o seu Jantar de Vegetais estará pronto em menos de 10 minutos.

# REVENDO

Agora que você teve uma chance de aprender o que é O Plano e as várias categorias de alimentos e recomendações, vamos dar uma passada de olhos no Diário Alimentar Rápido que você criou. (Ver detalhes nas páginas 96-97.) Você já sabe se é um Raspador de Pratos ou um Comedor Controlado. Veja algumas outras coisas que o seu diário revela sobre o seu estilo pessoal de comer:

- ◆ Conte o número de carboidratos que você come num dia típico. A maioria de nós tem uma pontuação muito alta nesta categoria e precisa prestar atenção às recomendações de dieta para entrar na linha.

- ◆ Em que horas você come? Você come de noite? Lancha depois do jantar?

- ◆ Há evidências no seu diário de que os lanches afetam o seu apetite? Você faz uma refeição menor quando lanchou ou o lanche não tem nenhum efeito na quantidade de comida mais tarde?

- ◆ E a água e outros líquidos? Você bebe bastante água?

- Você toma o café da manhã duas ou três vezes, talvez porque demora para chegar ao trabalho?
- Se você bebe álcool, isso afeta a quantidade e tipo de alimento que você ingere?
- Você belisca na hora do jantar? Você simplesmente come um pouquinho disso e daquilo todas as noites sem fazer uma refeição de verdade?
- Os seus fins de semana são piores do que os dias de semana quando se trata de alimentação saudável?

Agora você deve ter um bom quadro dos pontos fracos na sua dieta, e à medida que for lendo o livro, aprenderá estratégias que o ajudarão a administrar cada uma das suas áreas críticas.

## PESAGENS

Claro que o objetivo da dieta é perder peso, e você tem de estar atento para medir os seus sucessos. Isto não requer mais do que uma balança de banheiro básica. Pesagens regulares são importantes, mas ao mesmo tempo não devem ser ocasiões emocionalmente carregadas. Você só precisa de um número, e é melhor tentar e eliminar qualquer ansiedade associada a esse número. Simplesmente se pese e anote o resultado no seu Diário Alimentar. Quantas vezes você deve se pesar? Você precisa se conhecer. Se pesagens diárias são motivadoras para você, faça isso. Eu descobri, entretanto, que a maioria das pessoas se sente melhor pesando-se uma vez por semana num determinado dia. Isto porque as alterações regulares de fluidos e hormônios podem fazer com que o seu peso varie consideravelmente de um dia para o outro e estas alterações podem ser desencorajantes. A maioria dos meus clientes se dão bem com uma pesagem semanal, no meio da semana.

Portanto, leitores, esse é O Plano. É simples. Você sabe agora o suficiente para começar a comer no Estilo Wall Street. Mas a vida real, e especialmente a vida estressante de trabalho, pode transformar qualquer plano num jogo de vai e vem conforme você vai se desviando de obstáculos e pulando sobre armadilhas. A próxima parte do livro – Parte III: Os Desafios – ajudará você a prever quase todas as dificuldades que a vida diária coloca no seu caminho.

*"Quando encontrei Heather Bauer, vinha fazendo dietas a minha vida inteira. Ela me ensinou como comer para viver em vez de viver para comer. Eu posso ir a restaurantes e fazer refeições 'aprovadas por Heather'. Ela mudou a minha vida."*

– ERICA JONG, AUTORA

PARTE TRÊS

Os desafios

# A política alimentar no escritório

A maioria dos escritórios são verdadeiros depósitos de lixo tóxico de comidas altamente calóricas, nocivas à saúde, assim como campos minados de situações tentadoras que nos incentivam a comer como um ganso preparando o seu foie gras. O escritório ideal teria palitinhos de cenouras em travessas geladas à mão, iogurte desnatado e frutas frescas deliciosas na cozinha, assim como reuniões de rotina. Os comedores de rosquinhas deveriam por lei ser obrigados a levar as suas gulodices para a rua e comê-las amontoados nas soleiras das portas junto com os fumantes. Mas, como isso não vai acontecer tão cedo, você precisa aprender a transformar o seu ambiente de trabalho num tipo que sustente os seus esforços para perder peso. Claro que você não pode pretender mudar totalmente o seu ambiente, portanto vai precisar também de algumas dicas para enfrentar as razões mais desafiantes e socialmente persuasivas para comer demais com seus colegas de trabalho.

## COMEMORE!

Você diz que é seu aniversário... Ou talvez seja Dia das Bruxas, Dia da Marmota ou até o Dia da Bastilha. Não precisa muito para despertar o espírito festeiro em todo o mundo no escritório. E, é claro, festa significa comida. Na verdade, num escritório, comemoração *é* comida – não vai ter muita dança e karaokê acontecendo naquela sala de reuniões – e em geral são muitas calorias, muita gordura e muito açúcar... Só uma única fatia de bolo de aniversário pode acumular 450 calorias! Não seria tão ruim se você pudesse se dar esse prazer apenas ocasionalmente. Mas as comemorações no escritório apresentam um duplo risco: por um lado, alguns escritórios festejam com *muita* frequência para a sua boa saúde. Por outro, alguns de nós descobrimos que o que poderia ser uma simples indulgência vira o primeiro passo para um dia "Tanto faz" – o abandono de todas as resoluções e boas intenções para aquele dia e até para a semana inteira. É uma ladeira escorregadia.

> *Lembre-se de que se você se gratifica com uma gulodice numa comemoração no escritório, isso vai contar como o seu lanche e também como um dos seus carboidratos.*

O que fazer? Pense nisto:

Você precisa ser um animal social de escritório. Algumas pessoas me perguntam se vale a pena não estar presente nas reuniões em que vai haver comida. Eu não recomendo isto. Você trabalha com outras pessoas, e o seu relacionamento com elas é importante. Elas são os seus amigos e colegas e você precisa participar desse entrelaçamento social. Por outro lado, se você trabalha num escritório em que as festas acontecem quase todos os dias, a história é outra. Nesse caso, acho bom você simplesmente escapulir sempre que possível das reuniões muito calóricas.

> PARCEIRO NO ESCRITÓRIO. *Perder peso fica muito mais fácil se você tiver um Parceiro na Saúde no escritório para dar apoio moral. Eu tive dois clientes na Morgan Stanley que se tornaram Parceiros na Saúde. Eles estavam em níveis muito diferentes na hierarquia da empresa, mas funcionavam muito bem juntos quando se tratava de se ajudarem mutuamente a não fugirem de suas resoluções. Eles se incentivavam, às vezes dividiam a entrada no almoço, trocavam e-mails com lembretes e dicas. Ambos alcançaram as suas metas e cada um reconheceu a ajuda do outro como uma importante contribuição para o seu sucesso. Veja se tem alguém no seu escritório que gostaria de juntar-se a você e alcançar algumas metas saudáveis.*

A maioria dos escritórios costuma não passar muitas semanas sem uma festa, e você vai precisar de estratégias para enfrentar estes acontecimentos.

**Comedores Controlados** podem beijar o bolo. Isso mesmo: você só precisa levar a gulodice até os lábios e dar uma mordidinha. Estará participando, usufruindo da companhia e brindando, e ao mesmo tempo mantém a cintura fina.

Você sempre pode pegar uma fatia de bolo ou a gulodice que for que lhe oferecerem e levar para sua sala. Depois jogue no lixo (sim, dói desperdiçar boa comida, mas esta em particular não está lhe fazendo nenhum favor) ou dar a algum colega faminto.

**Raspadores de Prato** devem evitar até mesmo provar um doce. É tentador demais permitir que este pedacinho de doce se transforme na primeira mordida de uma cascata de más escolhas e gulodices Tanto Faz que sabotarão o seu dia e talvez a sua semana. Você trabalha muito para deixar que isso aconteça!

Seja lá o que você fizer, não leve a gulodice para a sua área de trabalho. Você sabe por quê! Não é verdade que quando você se vê sozinho, o seu medo das calorias parece se evaporar? Se for necessário, pegue a gulodice e jogue-a fora na saída da festa ou no caminho para a sua mesa.

Mais algumas estratégias de comemoração:

- Ter na sua mesa um pacote de chicletes sem açúcar ou tirinhas para refrescar o hálito exatamente para estas ocasiões. Pegue um na saída para a comemoração, vai ajudar a atenuar o seu gosto por doces.

- No caminho para a festa pegue uma garrafa de água. Suas mãos vão ficar ocupadas e você estará bebendo, vai parecer que você está participando mesmo que não esteja comendo.

- Tenha na ponta dos dedos uma boa desculpa para se conter:

  - "Não, obrigado."

  - "Almocei muito."

  - "Estou empanzinado hoje."

  - "Tenho um jantar importante hoje à noite."

  - "Não sou muito ligado em doces."

  - "Estamos comemorando o aniversário do meu filho esta noite: estou me segurando para comer o bolo dele."

- Tente ser a pessoa que está servindo, em vez de ser a que está comendo. Fique perto do bolo e passe adiante, vai passando... Você pode até descobrir que não sobrou quase nada para você!

- Convide o seu Parceiro da Dieta para ir à festa com você. Às vezes outro par de olhos podem ajudar você a ficar na linha.

- Faça a sua própria "festa" quando voltar para a sua mesa. Planeje degustar um leite desnatado, uma barrinha de cereal ou um pedaço de fruta depois da festa no escritório. Você terá a expectativa de alguma coisa e será mais fácil manter o controle.

---

É HORA DE DESINFLACIONAR O QUE É "ESPECIAL". *O conceito de "especial" coloca muita gente esforçada em dificuldades quando se trata de manter hábitos saudáveis no trabalho. Inúmeros clientes me disseram que quando começaram nos seus empregos interessantes e excitantes, tudo era especial. Eles iam a incríveis churrascarias, voavam de classe executiva, ficavam em hotéis luxuosos. Um cliente me mandou um diário alimentar preenchido com dois dias de escandalosas indulgências coroadas por um jantar à base de carne, um farto prato de queijos, muito vinho e algumas taças de Porto. Suas notas mencionavam "Afinal de contas, estou no Le Crillon, em Paris". A boa notícia era que para ele não era uma experiência única na vida. A má notícia era que esta não era uma experiência tipo "uma vez na vida" para ele. Se você sente que está tendo uma dessas experiências, claro que deve aproveitar. Mas com o passar dos meses vai ficar evidente para você que estas não são experiências "uma vez na vida", você tem de mudar a sua abordagem. Pode ser elegante, pode ser extravagante, mas não é especial. Pode ser "de graça", mas tem um preço e é o do seu manequim e da sua saúde.*

---

## A COZINHA DO ESCRITÓRIO

A maioria dos escritórios tem uma cozinha onde os funcionários podem guardar comida, pegar uma xícara de café, e talvez esquentar uma refeição rápida no micro-ondas. Estas cozinhas variam desde espaços do tamanho de um armário com minigeladeiras até salas extravagantes equipadas com máquinas de café espresso e todos os aparelhos imagináveis para preparar comida.

Embora seja maravilhoso ter uma cozinha no escritório quando você está tentando perder peso, pode ser uma desvantagem.

A maior queixa dos meus clientes a respeito da cozinha de seus escritórios é o roubo de comida. Por que será que os ambientes de trabalho são capazes de reduzir alguns de nós ao nível de pré-escolares? Se é isso que acontece onde você trabalha, a minha única sugestão é guardar a sua comida em potes opacos com o seu nome neles. Às vezes o simples fato de não verem o que tem dentro detém os ladrões de escritório. Se você tem uma tentadora tigela de vidro cheia de frutas geladas no refrigerador, isso é um convite para todos os visitantes fazerem um lanche saudável. Você pode estar ajudando os seus colegas, mas provavelmente estará se frustrando.

Outra questão relacionada com a cozinha no escritório é a mesma que as pessoas enfrentam em casa: a comida está sempre disponível! Se você pode atravessar o corredor a qualquer hora do dia e pegar um lanche, pode ser difícil manter as suas resoluções. Lembre-se de que uma certa fome é sua amiga. Você tem de sentir uma contração no estômago antes de comer. Se você belisca o dia inteiro, estará se privando desta sensação, e estará perdendo o contato com o que é realmente sentir fome. Além do mais, se na cozinha do seu escritório tem comidas tentadoras, você pode não estar se limitando aos lanches saudáveis que levou para lá.

A sua utilização diária da cozinha do escritório vai depender de você ser um Controlado ou um Raspador de Prato. Os Comedores Controlados podem manter um suprimento de comidas saudáveis e lanches na cozinha do escritório ou até, se for permitido, na geladeira da sua própria sala. Nela você pode guardar queijo Laughing Cow Light, Babybel Light, palitinhos de minicenouras, peru fatiado etc. Alguns cereais saudáveis e leite desnatado, ou leite de soja de baixos teores de gordura são outras opções.

Os Raspadores de Prato costumam achar a cozinha do escritório um lugar perigoso. Tive uma cliente que me disse que se viu na cozinha do seu escritório cheirando uma caixa de biscoitos de chocolate que encontrou no fundo de uma prateleira. Ela não estava nem parando para prová-los, só cheirando o mais rápido possível. Talvez você não se espante ao saber que ela tinha ido até a cozinha só para esquentar a água para um chá!

Comedores descontrolados realmente precisam evitar a cozinha do escritório exceto para as idas planejadas para fazer um lanche. Eles podem ter apenas um ou dois lanches à mão – talvez uma maçã ou um ou dois queijos

Babybel ou Laughing Cow Light e água mineral, e vários tipos de chá. Muitos dos meus clientes me perguntam a respeito de cereais para um lanche no escritório. Acho perigoso para os comedores descontrolados ter qualquer tipo de cereal no escritório, saudável ou não. É tentador demais dizer a si mesmo que só comer uma tigela, e, afinal de contas, é saudável etc. etc. Mas os Raspadores de Prato sabem que uma tigela de cereal quase inevitavelmente levará a outra e mais outra, e assim por diante... Quando você pensa em lanches, a palavra operacional deve ser finito. Você precisa de algo que acabe naturalmente: o cereal pode chegar ao fundo da caixa.

> *Muitos dos meus clientes acham os resultados deste estudo dolorosamente óbvios: o* Internacional Journal of Obesity *relatou que as mulheres secretárias comiam mais ou menos duas balas a mais por dia no trabalho se elas estivessem guardadas num pote transparente do que se estivessem num vidro opaco. Além disso, se o pote estivesse sobre a sua mesa, elas comiam duas vezes mais por dia em comparação com o que comiam se as balas estivessem a uns dois metros de distância.\* Elementar, meu querido fazedor de dieta? Sim. Mas é um bom lembrete: mantenha as gulodices e os lanchinhos longe dos seus olhos, especialmente se você for um Raspador de Prato.*

Uma sábia alternativa para os Raspadores de Prato é evitar de todo a cozinha do escritório. Tenha apenas um lanche na sua mesa: um pedaço de fruta. Se preferir outra coisa que não seja fruta para o lanche no meio da tarde, tenha algumas bolachas Fiber Rich ou torradas de fibra Scandinavian Bran Crisps à mão e leve um ou dois queijos Babybel Light ou Laughing Cow Light por dia. Outra alternativa é dar um pulo na delicatéssen ou no jornaleiro da esquina e comprar uma barrinha de proteína ou, se não puder escolher no local ou no caminho para o trabalho, leve apenas uma barrinha de casa todos os dias de manhã. Ver na página 312 uma relação completa de barrinhas de proteína recomendadas.

---

\* Wansick, B. J. E. Painter, e Y. K. Lee. "A influência da proximidade do pote de balas sobre o consumo estimado e o real." *International Journal of Obesity* (Londres) 30(5) (maio de 2006). 871-75.

## BOLOS E PRESENTES DE GREGO PARA COMER

Uma das minhas clientes tem uma loja muito famosa em Manhattan onde vende acessórios para roupas. Ela regularmente recebe de presente comidas sofisticadas de clientes que querem lhe agradecer a ajuda especial. Ela me contou que ao ver estes presentes, é quase impossível resistir. Não é só que sejam deliciosos, ela disse com a cara mais séria, é que também ela acha que precisa prová-los para escrever um bilhete de agradecimento adequado. Ora, aqui está uma notícia para vocês que comem um bolo de nozes com canela inteiro num esforço para escrever um bilhete realmente eficaz: afaste-se da caixa do padeiro! É hora de usar a sua imaginação.

Claro que é uma tentação comer um presente desses. Ele entra na categoria da "comida de graça" e, afinal de contas, alguém *quer* que você o coma. Mas isso não significa que você deva comer. Eis como lidar com estes presentes para comer:

- Nunca deixe o sol se pôr sobre um presente para comer. Algumas pessoas perguntam se podem congelar a comida e provar só um pouco como uma gulodice especial de vez em quando. A resposta é não. Se a gulodice está na sua casa ou no seu escritório, ela vai se tornar uma coisa diária. Uma mordidinha na segunda-feira, uma prova na terça, um naco na quarta-feira... O fato de estar durando muito tempo não reduz o dano calórico final! Se você usa a desculpa "acabar com o meu sacrifício" e comer tudo de uma só vez, vai se sentir desapontado consigo mesmo e derrotado, assim como enjoado. Para evitar estes caminhos de sacrifício, tenha certeza de antes do final do dia já ter encontrado quem será o sortudo destinatário "eco" da sua gulodice.

- Você não pode provar uma comida que recebeu de presente se for um Raspador de Prato. Nesse caso, você tem de se livrar logo dele. Se for um Controlado, pode provar um pouquinho, saboreá-lo, passar adiante e imediatamente escrever o seu bilhete de agradecimento.

- Descubra um lar para as suas gulodices órfãs. Não se sinta mal em dar para outra pessoa um presente que alguém quis dar para você: a pessoa queria expressar estima e expressou! Agora você pode dividir o prazer com um presente "eco". Considere antecipadamente o que vai fazer com a gulodice para não ver a sua boa intenção se evaporar numa nuvem de tentações com perfume de padaria. Aqui estão algumas sugestões:

- *A sala de reuniões.* Se você tem uma sala usada para reuniões, ela pode ser um bom destino para os seus presentes de gulodices.

- *A mesa de recepção.* Algumas gulodices – biscoitos ou balas – podem ir direto para a mesa de recepção e ser apreciadas por visitantes, mensageiros e transeuntes.

- *A sala de correio.* Se o seu escritório tem uma sala de correio ou de mensagens, esse pode ser o grande destino final das gulodices que ganhou de presente. O pessoal vai adorar e apreciar o gesto.

- *Um vizinho idoso.* A maioria de nós conhece gente que ficaria emocionada ao receber de presente algo delicioso. Deixe-a feliz. Passe alguns minutos com ela e a gulodice se ampliará. (Calorias descartadas deste modo contam em dobro!)

- *Um colega de trabalho faminto.* Quase sempre tem algum no escritório – alguém espantosamente magro – que faz o papel de um Depósito de Lixo humano. Ainda bem que eles existem.

## MANDANDO VIR OU CONQUISTANDO O GENERAL TSO

"Ei, alguém quer comida chinesa?" Se você trabalha num escritório e está tentando perder peso, essa pergunta é o bastante para colocá-lo em pânico total. Claro que você quer comer comida chinesa. Você está com fome. Cansado. O que seria melhor do que uma grande travessa fumegante de frango agridoce General Tso's Chicken? De preferência o suficiente para alimentar um pequeno batalhão. Mas respire fundo e observe estes números dançando pela sua planilha de dieta: o pedido típico de General Tso acumula mais ou menos 1.300 calorias, 3.200 miligramas de sódio e 11 gramas de gordura saturada. É quase caloria suficiente para um dia inteiro e sódio para uma semana. Acho que o general não prestou atenção ao peso da água.

Muitos dos meus clientes trabalham em áreas abertas. Suas mesas estão cobertas de cardápios para viagem e eles encomendam com frequência. É rápido, é conveniente, é colegial. Eles podem economizar tempo não tendo que procurar e chegar a um acordo quanto a um restaurante, fazer um pedido e esperar até ser servido. Eles podem encomendar de dois ou três lugares simultaneamente, agradando a todos. E quando tempo é dinheiro, levar vinte minutos para almoçar ou jantar reduz uma hora e meia perdida. Com certeza, parte do prazer é se reunir no cubículo de alguém ou numa sala de reuniões para devorar comida enquanto compartilha histórias de guerra.

Se o seu escritório manda vir regularmente a comida, a sua melhor estratégia é estar preparado. O primeiro passo é pesquisar nas redondezas quais os restaurantes que fazem entregas. A melhor maneira para fazer isto é simplesmente exercitar-se numa caminhada um dia e recolher cardápios de verdade. Claro que você pode muitas vezes conferir os cardápios on-line, mas acho que com este objetivo é melhor ter os cardápios à mão sobre a sua mesa. Uma vez tendo os cardápios, examine-os e ressalte as opções da Dieta Wall Street. (Veja o Guia de Sobrevivência do Cardápio de Restaurantes de Wall Street, página 271). Em seguida, em vez de se sentir pressionado a fazer uma escolha ruim, você simplesmente pega o cardápio do restaurante adequado e grita, "Eu quero o número 31, sem molho". Ninguém precisa saber que o número 31 é frango cozido no vapor com ervilhas. E lembre-se de que, se você pedir sem molho, haverá sempre uma porção de pacotinhos de molho de soja espalhados, portanto você pode salpicar um pouquinho no seu prato, que de repente se transformará numa gulodice saudável, saborosa e satisfatória em vez de um massacre dietético chinês General Tso.

## PATRULHA ALIMENTAR

Você perdeu alguns quilos. Está se sentindo muito bem. Suas roupas estão ficando um pouco largas e você vai investir numa fatiota nova neste final de semana para exibir o seu novo eu. De repente a sua visão de mundo mudou. Em vez de ser um da turma, agarrando um doce folheado e rosquinhas com geleia numa reunião, você está tomando chá e mastigando uma maçã fatiada. Mas as pessoas a sua volta não mudaram. Elas ainda estão comendo montanhas de comida e esperando meia hora pelo elevador enquanto você sobe as escadas correndo. Como um dos meus clientes do sexo masculino me disse recentemente: "Não posso acreditar que eles comam essa porcaria. Faz tão mal. Sei que eu costumava comer também, mas agora que aprendi fico horrorizado." Meu conselho para ele: Ninguém quer ouvir do recém-convertido que o escritório inteiro está a caminho de um problema cardíaco grupal.

Meus clientes homens que tendem a ser mais machos e competitivos do que as mulheres, parecem ser especialmente vulneráveis a este impulso de se tornarem patrulha alimentar. Eu gentilmente lembro aos clientes que eles escolheram fazer estas mudanças saudáveis em suas vidas. Outros podem fazer as mesmas escolhas *se quiserem*. Mas as pessoas devem fazer as suas *próprias* escolhas e ninguém quer se sentir pressionado ou ridicularizado para mudar. Colegas de trabalho também se ressentirão com as críticas, expressas ("Tem certeza de ter passado bastante cream cheese nesse bagel?") ou implícitas (olhos revirando na hora que o colega pega uma segunda fatia de pizza).

Comida deve ser um prazer, esteja você de dieta ou não. Nada muda o tom de um almoço de negócios mais rápido do que aquela pessoa solitária pedindo "meia porção de peixe grelhado, sem qualquer tipo de manteiga ou gordura, vegetais cozidos no vapor, salada pequena, molho à parte, e uma água com gás". Mesmo que seja isso o que você vai comer, você precisa ser sutil e delicado quando está comendo com os outros. (Vou lhe dar muitas dicas Wall Street para fazer o seu pedido "veladamente" quando estiver curtindo refeições de negócios num restaurante, mas por enquanto basta saber que é sempre melhor manter em segredo a sua dieta.)

Portanto, não comente os hábitos alimentares dos outros, não peça para entregar comida da linha de dieta Zone no escritório, não pregue sermão sobre contagem de calorias numa refeição comum no restaurante típico americano Cheesecake Factory, e não se torne um membro da patrulha alimentar. Embora você não queira que os colegas de trabalho se concentrem nos seus hábitos alimentares, é muito agradável quando eles notam os resultados. Quando um dos meus clientes me contou que um colega se aproximou dele na cozinha do escritório e disse baixinho, "Você está com uma aparência fantástica. Pode me dizer como conseguiu perder peso. Seja lá o que estiver fazendo, funciona, e eu gostaria de tentar", percebi que tanto o meu cliente como eu tínhamos alcançado um grande sucesso.

## SEXTA-FEIRA EXTRAVAGANTE

Se a segunda-feira é o dia tradicional para iniciar uma dieta, a sexta-feira poder ser o começo de um fim de semana perdido muito comum. Vejamos: você está exausto, você passou cinco dias se controlando, existe um clima de inquietação, de exuberância irracional no escritório, e você está pronto para ser arrastado para uma atmosfera de festa. Você teve uma semana brilhante e precisa comemorar, ou a semana foi horrível e você precisa esquecer. Não importa o que aconteceu na sua semana, já é passado agora e você merece uma mudança de ritmo, que em geral se traduz em comer demais e talvez beber demais.

Cuidado com a Sexta-feira Extravagante. Se você está preparado, vai administrar isso melhor do que se simplesmente mergulhar nela esperando que nada de mal aconteça.

O seu plano de jogo, como sempre, é planejar com antecedência. Qual é o clima no seu escritório na sexta-feira? As pessoas encomendam pizza todas as semanas? Muitos escritórios em Manhattan têm este costume. As pessoas dirigem-se em massa para um bar próximo quando o dia termina? As pessoas abandonam toda a aparência de trabalho produtivo e ficam à toa, conversando e beliscando?

Na sexta-feira de manhã, preveja o que vai lhe acontecer. Se você sabe que vai comer pizza no meio da tarde, pule o lanche no meio da manhã (se for um Comedor Controlado; um Raspador de Prato não faz um lanche no meio da manhã), considere almoçar uma barrinha energética e um pedaço de fruta, e planeje um jantar mais leve do que o normal. Não passe fome, porque não vai querer se empanturrar no final do dia, mas use os lanches com critério de modo que o seu consumo de calorias seja relativamente baixo mas você ainda esteja em forma para tomar boas decisões. Também, tenha certeza de evitar a armadilha de pensar que você "mereceu" aquela fatia a mais de pizza porque foi cuidadoso o dia inteiro. Tome a decisão de comer uma só fatia e ponto final. Se você gosta de sair para jantar fora na sexta-feira, então talvez queira pular a pizza e não deixe de ter um lanche saudável à mão para o meio da tarde. Ou a noite de sexta-feira significa um jantar relaxado com a sua família? Se é assim, evite qualquer lanche a mais no meio da tarde, para poder realmente curtir a refeição da noite. A maioria das pessoas percebe que prevendo o que vai acontecer de noite, é mais fácil para elas controlar o que comem durante o dia. Ou fazer substituições sensatas. Não deixe de ter um lanche saudável à mão se preciso e desculpas prontas se vai pular a pizza no escritório ou outras gulodices. Tenha à mão chicletes, se gosta, para mastigar de tarde e não cair na tentação. Ande sempre com uma garrafa de água para poder substituir o lanche por um gole. Pense com antecedência e você velejará por suas sextas-feiras, curtindo o clima festivo ao mesmo tempo que evita calorias adicionais.

Umas das razões mais importantes para ter uma sexta-feira saudável é que, embora a segunda-feira sinalize o tom *da semana*, a sexta-feira pode sinalizar o tom *do fim de semana*. Se você teve uma sexta-feira perdida, é bem mais provável que tenha um fim de semana perdido. Muitos dos meus clientes me disseram que antes de virem me consultar tinham entrado numa rotina de começar um deslize na sexta-feira de tarde que só terminava na segunda de manhã. Parecia não ter sentido fazer boas escolhas durante o fim de semana; já haviam estragado tudo na sexta-feira, eles racionalizavam, e calculavam entrar de novo na linha na segunda-feira. Você não pode se dar ao luxo de fazer isto. Só torna as suas metas mais difíceis de alcançar, e isso afeta o modo como você se sente – o seu humor, a sua resolução, a sua confiança e o seu nível de energia. Você sabe que quando está fazendo refeições saudáveis e não se excedendo na hora de comer, você tem mais energia – energia sustentada – do que quando entra numa orgia alimentar. E se você fica beliscando o dia inteiro as coisas gostosas que tem no escritório, por exemplo – não se sente tão bem quando chega a hora do seu jantar relaxante na sexta-feira de noite.

Portanto, avalie o clima do escritório na sexta-feira e planeje com antecedência para que o fim de semana possa ser tão positivo e saudável quanto o início.

## CONVOCADO AO BAR

Ei, vamos tomar umas biritas? Um drinque depois do trabalho com frequência é uma das tradições – e às vezes obrigações – do ambiente de trabalho. Não se trata, é claro, de álcool. É a união com os colegas, é o encontro com novos contatos de negócios, solidificação de alianças e, às vezes, fechamento de acordos. Às vezes é divertido; às vezes é trabalho. Da forma como você olhar, é um desafio à dieta. O principal dilema para quem faz dieta e vai beber depois do expediente é o fato de que esse drinque vem *antes* do jantar e ocasionalmente vira jantar. Administrar o desafio da comida e das bebidas depois do trabalho não é difícil depois que você compreender algumas das questões envolvidas. Eis aqui como fazer dos drinques uma ocasião para incentivar a carreira e não um desastre para a sua dieta.

Você precisa ir? Os clientes me perguntam se não deveriam saltar os drinques. Como acontece com as comemorações no escritório, você tem de avaliar a sua resposta com relação à cultura do seu escritório. Se é um evento que acontece três vezes por semana, você provavelmente precisa definir um limite para si mesmo. Talvez você possa participar uma vez por semana e escolher um dia que seja o menos "perigoso" para você. No início da semana em geral é melhor porque a sua resolução está mais firme. Mas não tome uma decisão geral de pular *todos* os encontros para drinques depois do trabalho. Você vai se marginalizar e perder alguns aspectos importantes da cultura do seu escritório. Um estudo publicado no *Journal of Labor Research* até sugeriu que aquelas pessoas que bebem socialmente ganham mais do que aquelas que não bebem.* Embora eu considere com uma certa cautela esses resultados, um dos principais pesquisadores, Edward Stringham, professor de economia da San Jose State University, disse: "Quem bebe socialmente está fazendo entrosamentos, criando relacionamentos e acrescentando contatos aos seus BlackBerrys que resultam em contracheques mais altos." Tenha em mente que nenhum estudo já demonstrou que consumir enormes pilhas de asas de frango afeta positivamente os contracheques.

> **LONGE DOS OLHOS, LONGE DO CORAÇÃO... ATÉ VOCÊ SUBIR NA BALANÇA!** *Brian Wansink, professor da Cornell e autor de Mindless Eating, criou um estudo no qual pessoas assistindo ao Super Bowl comiam 27 por cento menos asas de frango quando seus pratos, cheios de restos de ossos de frango, eram deixados na sua frente. Aqueles que tinham os seus pratos retirados da sua frente, por falta de evidência do seu consumo, acabavam comendo mais.\*\* Se você está fazendo um lanche num bar ou numa festa e as cascas de nozes, ossos de galinha ou os espetos são tirados da sua frente, você ficará mais inclinado a comer em excesso do que se eles ficarem acusadoramente parados na sua frente. A lição: elimine a amnésia dos hors d'oeuvre; o fato de ter um prato limpo na sua frente não é prova de que você não comeu!*

---

\* Peters, Bethany, e Edward P. Strinham. *No Booze? You May Lose: Why Drinkers Earn More than Nondrinkers*. Reason Foundation Policy Brief 44, pp. 411-21, Los Angeles, CA; Reason Foundations, 2006.
\*\* Wansink, B. e C. R. Payne. "Counting bones: environmental cues that decrease food intake." *Perceptual & Motor Skills* 104 (1) (fevereiro 2007); 273-76.

Tem encontros para beber e encontros para beber... Existem na verdade dois tipos diferentes. Os mais comuns são aqueles casuais depois do trabalho que incluem um grupo do escritório. Você pode lidar com estes basicamente para que sejam convenientes para você. Conforme mencionado, dependendo da cultura do seu escritório, em geral é melhor participar pelo menos de vez em quando para estar por dentro das novidades. E, como você conhece estas pessoas, pode ficar mais à vontade e menos preocupado em causar uma boa impressão com o que vai pedir ao garçom e com o tempo que vai ficar ali e até com o nível da conversa. Isto significa que você pode ser mais franco, dizendo por exemplo que você só vai tomar um refrigerante porque vai se encontrar com o seu marido ou com a sua mulher, ou com um amigo para jantar, e/ou evitar beliscar pela mesma razão. Mas o segundo tipo de encontro para beber depois do trabalho é o mais formal. Este é o encontro para um drinque "estranho" quando você vai fazer um contato de negócios, talvez alguém que você nunca viu antes. Às vezes, quando a sugestão de um encontro para tomar um drinque com um estranho surge, você pode simplesmente mudar para um cafezinho ou café da manhã. Muita gente se contenta com um encontro rápido, eficiente, de manhã que, devido a sua natureza e hora do dia, tomará menos tempo do que um evento depois do expediente. É mais fácil controlar o consumo de calorias de manhã, e há opções de comidas mais saudáveis também.

Seja qual for a ocasião para um drinque depois do trabalho – uma reunião casual de improviso com o pessoal do escritório ou uma reunião de negócios formal – aqui estão algumas táticas que o ajudarão a curtir a ocasião sem perder o controle da sua dieta:

**ABAFE A SUA FOME.** Não existe nada tão certo quanto a morte, os impostos e as asas de frango numa happy hour. Mas lanches em bares não são comidas de dieta. Eles tendem a ser gordurosos e salgados: aquelas inevitáveis asinhas de frango (muita gente se surpreende ao saber que elas são em geral fritas!), pretzels, porco empanado etc. Se você chega no bar morrendo de fome, está em grande desvantagem. Apenas seis asas de frango (sem o molho de aipo e queijo gorgonzola) podem lhe custar 600 calorias. A solução é planejar o seu lanche do meio da tarde de modo que ele seja a sua corda salva-vidas quando se trata de comida de bar. Coma as suas bolachas Fiber Rich e queijo Babybel Light, ou Laughing Cow Light, no final da tarde, digamos às cinco horas. Não deixe de beber bastante água junto com o seu lanche. A meta é chegar no local da reunião sentindo-se de barriga cheia e totalmente no controle.

**ANTECIPE A NOITE.** Claro que você já fez o seu lanche, portanto não está morrendo de fome. Mas ainda está vulnerável aos efeitos que o álcool tem sobre a sua capacidade de tomar decisões. Depois de beber dois drinques você não tem mais tanta capacidade de tomar uma boa decisão sobre como se comportará o seu consumo de comida no resto da noite. Portanto, antes de pedir o seu drinque e antes mesmo de pensar em enfiar um punhado de nozes na boca, faça alguns cálculos com antecedência. Há duas maneira eficazes de lidar com uma happy hour. Se você vai só tomar um ou dois drinques e depois vai para casa jantar com a família, ou vai sair para jantar fora com alguém, então a sua melhor alternativa é a Happy Hour Lite. Happy Hour Lite são uma ou duas horas de conversas agradáveis com consumo limitado de comida e bebida. Lembre-se: você está se poupando para mais tarde. O seu objetivo é evitar o temível jantar duplo. Se você decidiu curtir uma HHL, acho que é melhor decidir antes quanto tempo você vai ficar. Quando a hora indicada chegar, você sai graciosamente e vai continuar com o resto da sua noite. Algumas pessoas acham as bebidas não alcoólicas uma boa opção para uma HHL. Se você prefere um drinque com álcool, uma vodca com refrigerante ou vinho com refrigerante são boas opções. E não se esqueça das cervejas light. Elas variam em calorias desde 95 até 110, e a gaseificação as torna entupitivas, portanto é fácil ficar num drinque só. Se você vai beber um drinque misturado, sempre pode pedir ao garçom do bar para "Renovar" o seu drinque com apenas refrigerante – não mais álcool – ou apenas mais gelo. Os lanches em bares deveriam ser evitados totalmente na HHL, a não ser que tenha alguns legumes crus como palitinhos de cenoura ou aipo para beliscar. O seu lanche do meio da tarde deve ter reafirmado a sua capacidade de decisão, e você verá que vai curtir a sua Happy Hour Lite e depois seguirá com o resto da sua noite sem o peso físico e psicológico do excesso de calorias e possivelmente o de uma noite perdida. Aqui está uma carta de principais drinques e para uma relação mais completa de bebidas alcoólicas e suas calorias, ver as Folhas de Artifícios, páginas 235-36.

| PRINCIPAIS ESCOLHAS E DESISTÊNCIAS DE BEBIDAS ALCOÓLICAS | |
|---|---|
| **PEGUE** | **CALORIAS** |
| Taça de vinho tinto ou branco (110ml) | 80-85 |
| Cerveja light (340ml) | 99 |
| Vinho branco com refrigerante | 45 |
| Vodca e refrigerante (tônica diet) | 100 |
| Uísque com gelo | 100 |
| **LARGUE** | **CALORIAS** |
| Margarita | 300 |
| Eggnog | 305 |
| Piña colada | 465 |

Embora a Happy Hour Lite seja a resposta para quando a reunião é um prelúdio para alguma outra coisa, a Happy Hour Refeição é a solução para quando você não tem outros planos para noite, exceto talvez cair duro no sofá com Larry King. A Happy Hour Refeição é uma tática de evitação: ela permite que você evite uma noite mastigando sem pensar e que pode culminar no Jantar Miscelânea em casa e um consumo total de calorias que poderia estar corretíssimo se você fosse um lenhador. O que é uma excelente, já pronta, Happy Hour Refeição? Um hambúrguer simples. A maioria dos hambúrgueres – sem batatas fritas, queijo e outros adicionais, é claro – têm cerca de 400 calorias. Esta é uma quantidade perfeitamente razoável para o jantar. Você pode comer uma salada de acompanhamento com molho light, mas em geral é mais simples ficar com o hambúrguer, especialmente se você está de pé no bar. O que é crítico na Happy Hour Refeição é saber o momento certo: é essencial decidir que você vai fazer uma Happy Hour Refeição *antes* de ter beliscado asinhas, nozes e vários outros quitutes, dizendo a si mesmo que estes beliscos não poderão contar muito e que, afinal de contas, é isso que você vai jantar. A verdade é que uns poucos pratos de comida de bar podem ser o equivalente a alguns dias de calorias. Além do mais, quando você só "belisca" a noite inteira, nunca vai se sentir satisfeito como se tivesse feito uma refeição de "verdade". Isto pode deixar você disposto a comer no final da noite em casa, que você justificará – eu sei, eu já vi esse filme! – dizendo para si mesmo que não jantou. Portanto poupe a sua noite e poupe a sua cintura e opte por uma Happy Hour Refeição desde o início. Você vai chegar em casa mais leve e no controle da situação. Veja detalhes a seguir sobre sugestões específicas para beliscar nestas reuniões depois do expediente. Veja as Folhas de Artifícios, começando na página 233, para uma seleção de ofertas específicas em vários bares e restaurantes.

## Pegue e largue nos lanches em bares

Este é o espetáculo dos horrores para quem faz dieta. Respire fundo e dê só uma olhada na lista de "Largue" que relacionei aqui. Sim, é uma lista extensa. É para assustar você. Você pode ver que umas duas horas mastigando lanches de bares pode afastá-lo ainda mais da sua meta para perder peso. É por isso que costumo sugerir aos meus clientes que transformem simplesmente a sua visita a um bar num jantar: pule os lanches e coma um hambúrguer (sem fritas!) e uma salada e só. Agora você não poderá dizer que não sabia.

### PEGUE E LARGUE DE LANCHES DE BAR

| PEGUE | CALORIAS |
|---|---|
| Vegetais crus, sem molho | |
| (as calorias variam de acordo com a quantidade) | 25-75 |

| DESISTÊNCIA | CALORIAS |
|---|---|
| 5 pretzels | 60 |
| 1 punhado de M&M's | 129 |
| 4 bolachas de sal com 30g de queijo | 140 |
| 1 punhado de amendoins torrados no mel | 160 |
| 5 peças de rolinho Califórnia | 180 |
| 12 amêndoas carameladas | 230 |
| 85g (4-5 punhados) de ervilhas wasabi | 260 |
| 60g (2 punhados) de salgadinhos cozidos Chex Mix | 246 |
| Tortilhas chips (12-15 chips) | 140 |
| 1 xícara de guacamole | 367 |

| | |
|---|---|
| Nachos (pequenos, queijo apenas) | 250-400 |
| 4 bastõezinhos de mozarela | 431 |
| 3 martínis | 480 |
| Asas (5 asas com 3 colheres de sopa de molho gorgonzola) | 500-600 |
| 8 batatas chips com molho | 600 |
| 6 nachos (com feijões, queijo e carne moída) | 569 |
| (com sour cream e guacamole tem mais 150 calorias) | 719 |
| 1 xícara (5-6 punhados) de nozes mistas | 875 |

## Refeições improvisadas no bar

Agora que você viu o pesadelo que é um lanche de bar, pode entender por que sugiro que você simplesmente faça da Happy Hour uma refeição. Aqui estão algumas normas:

## Dicas Wall Street para refeições em qualquer bar e restaurante tipo grill

- ♦ Estude a possibilidade de sopa e salada, ou um hambúrguer sem pão e uma salada da casa.
- ♦ Opte por sopas cuja base sejam caldos (tais como vegetais ou frango com macarrão) em vez de sopas cremosas.
- ♦ Peça uma salada ou um vegetal de acompanhamento em vez de batatas fritas ou anéis de cebola.
- ♦ A maioria dos bares e restaurantes grill oferecem uma salada mista básica e estão dispostos a acrescentar frango grelhado se você pedir.
- ♦ Pergunte quais são as opções de molhos para saladas e escolha as light ou sem gordura. Se não houver nenhuma, escolha um molho vinagrete.
- ♦ Modifique as opções de sanduíche para torná-los mais saudáveis omitindo queijo e bacon e selecionando mostarda em vez de maionese.

◆ Evite pratos que tenham as palavras "crocante" ou "torrado" no nome. Isto em geral significa fritura. Procure em vez disso "assado", "grelhado", "na brasa", "no vapor", "escaldado" ou "tostado".

| PEGUE E LARGUE NO BAR E NO GRILL | |
|---|---|
| **PEGUE** | **CALORIAS** |
| Sopa de galinha com macarrão (tigela) | 100-200 |
| Sopa de Vegetais (tigela) | 220 |
| Salada mista ou da casa com molho com baixos teores de gordura ou sem gordura | 150-300 |
| Hambúrguer no pãozinho (sem queijo, sem acompanhamento) | 350-600 |
| Hambúrguer sem pãozinho (sem queijo, sem acompanhamento) | 200-450 |
| Sanduíche de frango grelhado (sem acompanhamento, sem queijo) com mostarda | 300-450 |
| Peito de frango grelhado sem pãozinho (sem acompanhamento, sem queijo) | 150-300 |
| **LARGUE** | **CALORIAS** |
| Batata frita com molho cremoso/ou de queijo | 2.070 |
| Quesadilla de frango | 1.830 |
| Nachos clássicos com pico de gallo e sour cream | 1.450 |
| Coxinhas de frango empanadas Buffalo wings com molho de gorgonzola (10 asas) | 1.340 |
| Bastõezinhos de mozarela com molho marinara (9) | 1.210 |

*"Eu amo a maioria das pessoas com quem trabalho e realmente curto os meus dias no escritório, embora às vezes sejam muito estressantes. O que não gosto, entretanto, é que passo muitas horas do meu dia em situações que me incentivam a comer demais! Acho que eu sempre soube que isso era verdade, mas nunca prestei muita atenção. O resultado foi que engordei 8 quilos nos últimos oito anos. Isto foi muito triste porque só tenho um metro e sessenta e quatro*

de altura e cada quilo ficava visível. A Dieta de Wall Street me ensinou a reconhecer estes frenesis de comida no escritório e a evitá-los ou administrá-los. Heather também me esclareceu a respeito de algumas amizades no escritório que estavam dificultando a minha perda de peso. O resultado? Perdi quatro quilos e meio. Ainda preciso emagrecer mais, mas sei que vou chegar logo lá e tenho certeza de que nunca mais vou recuperar o peso que eu tinha."

– MARIA K. GERENTE DE FUNDO HEDGE

## PROBLEMAS PSICOLÓGICOS, OU NÃO ESTÁ TUDO NA SUA CABEÇA

Um dos problemas mais complicados e desafiantes que você pode enfrentar quando começa a perder peso são as reações das pessoas a sua volta. Num escritório, este problema pode se tornar ainda mais confuso porque as pessoas ao seu redor às vezes são seus concorrentes diretos e, portanto, talvez tenham algo a ganhar ou perder em consequência do seu sucesso ao emagrecer. Nós esperamos e queremos que nossos colegas de trabalho apoiem nossos esforços no sentido de um autoaprimoramento, mas nem sempre é o que acontece. Curiosamente, descobri que estas reações dos outros muitas vezes seguem padrões baseados no gênero.

**O HOMEM DERRETIDO.** Quando os homens perdem peso, as pessoas se preocupam com eles. Mesmo quando eles *deveriam* perder peso. Este é o cenário: Jack, que acabou de emagrecer 13 quilos e meio, está sozinho no elevador quando Tom entra e as portas se fecham. "Jack", sussurra Tom, com um olhar preocupado, "estou um pouco preocupado com você. Está tudo bem?" Jack se surpreende e responde que, sim, ele está bem. Melhor do nunca, de fato. Pesa menos, o colesterol baixou, a pressão baixou, a energia aumentou... Tom concorda mas não parece convencido. Dias se passam, e depois que a quarta pessoa se aproxima de Jack e pergunta se ele está doente ou se está "acontecendo alguma coisa em casa", ou se ele tem certeza de que está bem, até *ele* começa a se perguntar o que está acontecendo. Isto é desconcertante, no mínimo. Um número surpreendente de clientes do sexo masculino me contou que marcaram consultas com médicos porque colegas de trabalho repetidas vezes lhes perguntavam se estava tudo bem e se, quem sabe, não deveriam fazer um check-up. Eu posso lhe dizer que nenhum desses homens recebeu outra coisa além de um esplendoroso relatório do seu médico. A resposta dos médicos em geral era: continue a fazer o que você está fazendo. Talvez porque a maioria dos homens goste de manter em segredo que está de dieta, especialmente quando se trata de colegas de trabalho, e também porque muitos homens mantêm a sua vida privada bem distante de suas vidas profissionais, é compreensível que colegas de trabalho possam tirar conclusões erradas sobre a perda de peso. Mas o meu conselho aos clientes que recebem este tipo de reação ao êxito do seu emagrecimento é simplesmente sorrir e dizer, "Estou ótimo, nunca estive melhor! Obrigado por perguntar!"

**DAMAS NÃO ALMOÇAM.** A história é bem outra com muitas mulheres. Numa situação competitiva no escritório, a mulher que perde peso está demonstrando algo que pode deixar os outros intranquilos: o sucesso na perda de peso é um sinal evidente de que você definiu uma meta e está trabalhando para alcançá-la. Você está focada e determinada – é uma vencedora. Muitas das minhas clientes descobrem que ao perderem peso sentem-se também com mais energia, mais confiantes e mais dispostas a enfrentar situações competitivas. Uma reação muito comum a este cenário no escritório é um certo nível de inveja. Muitas das minhas clientes do sexo feminino se surpreenderam com essas reações de seus colegas, especialmente daqueles que estão em ótima forma. A amiga de verdade diria, "Puxa, você está ótima! Continue assim!" a colega competitiva poderia comentar, "Gente, você está magrinha mesmo. Está fazendo dieta?" "Magrinha" ou "magra" neste contexto têm conotações negativas. Eu acredito que estes comentários sutilmente pouco entusiásticos são motivados por um desejo consciente ou inconsciente de "trazer você de volta para o trabalho". Você está emagrecendo. Você está demonstrando autodomínio. Você está diferente – talvez um pouco melhor... Você está deixando todo mundo nervoso.

Infelizmente, muitas mulheres me dizem que estes comentários podem colocá-las em parafuso. Eles promovem um forte desejo de "voltar à turma" e a maneira mais óbvia e imediatamente satisfatória de fazer isto é mergulhar num pacote de biscoitos recheados Oreos.

A melhor maneira de lidar com comentários como "Você está muito magra..." é dizer "Muito obrigada. Estou me esforçando para isso". Simplesmente inverta qualquer comentário com uma resposta positiva, entusiasmada. Isto reforça a sua confiança no que está fazendo e também encoraja o resto do bando a se acalmar um pouco.

Existem outras reações de grupo comuns a sua perda de peso. Aqui estão duas relatadas com frequência por aquelas que se viram ligeiramente constrangidas no seu novo papel de funcionária esguia, atraente.

Primeiro, tem o que eu chamo de "morte de um palhaço". Num escritório típico, como na família típica, cada um tem um papel aceito. Tem o nerd, o bajulador, o que alimenta... às vezes, quando as pessoas emagrecem, elas desequilibram as coisas. Elas mudaram de repente e não são percebidas como a pessoa que costumava ser. Talvez a moça ou o cara gordo era amigo de todo mundo. Mas agora eles parecem diferentes. O seu comportamento talvez tenha mudado um pouco. Não são mais tão rápidos para pegar uma rosquinha e um café e se juntar à turma na hora de fazer o pedido. Comer, afinal de contas, é uma excelente ocasião para unir as pessoas num local de trabalho. Ou talvez o comportamento da pessoa que acabou de emagrecer não mude nada, mas ela simplesmente parece diferente. Uma mudança física pode alterar o modo como você é percebida pelas pessoas na sua vida. Muita gente descobre que tem algo de confortante no funcionário pesado, feliz. Lembre-se de quando Al Roker e Star Jones emagreceram? As pessoas não tiveram todas uma atitude positiva com relação a sua nova aparência. Pessoas bem-sucedidas nas suas dietas têm de saber lidar com este desafio de percepções alteradas. Talvez alguém que costumava ser um companheiro na hora do almoço não o inclua mais, ou talvez alguém que costumava tê-lo como confidente de repente pareça distante. Estas reações podem ser infantis, mas quem disse que o escritório é um lugar de gente adulta?

Tive muitos clientes rindo da possibilidade de que seu status no escritório pudesse mudar conforme o seu peso ia diminuindo, só para voltar mais tarde e confessar que, sim, o mundo está ligeiramente diferente agora que eles emagreceram. Mas a maioria das pessoas, quando são alertadas de uma possível mudança na dinâmica, sentem-se mais confiantes e conseguem lidar bem com a paisagem alterada. O importante é não perder de vista as suas metas e continuar com a sua perda de peso saudável. Seus colegas de trabalho vão se acostumar com a nova pessoa que você é, e você certamente descobrirá, conforme níveis mais acentuados de energia e autoconfiança começarem a pagar dividendos de carreira, que a sua nova situação é preferível à antiga.

Outra reação com frequência experimentada por pessoas com êxito nas suas dietas é o "a mesma coisa, a mesma coisa". Tudo bem, você perdeu um bocado de peso. A reação foi fabulosa. Você não podia atravessar o corredor sem alguém lhe agarrando pelo braço e lhe dizendo que está fantástico. As pessoas imploravam para saber os segredos da sua dieta. Umas duas pessoas no escritório começaram a fazer dieta, inspiradas no seu sucesso. Mas agora, poucos meses se passaram e você não recebe um comentário positivo há semanas. O que está acontecendo? Não está mais parecendo tão bem? Quando as pessoas emagrecem, é normal que sejam alvo de muitas reações favoráveis dos que as cercam. Estas reações positivas podem ser muito fortalecedoras e encorajantes. Mas quando você atinge a sua meta e mantém o seu peso, os comentários diminuem. Algumas pessoas acham isto desencorajante, porque se acostumaram ao maravilhoso apoio de seus colegas. Mas você precisa lembrar que, com o tempo, os seus colegas simplesmente se acostumam com o novo você. Você ainda está maravilhoso; olhe-se no espelho!

Um regra baseada na experiência: em geral, digo aos clientes que sempre que receberem de alguém um feedback negativo, ou que não dê tanto apoio, sobre a sua perda de peso, isso tem mais a ver com a outra pessoa do que com eles. Nada como alguém que está se saindo bem no seu esforço para alcançar uma meta para deixar os outros se sentindo inadequados e conscientes de seus próprios fracassos. Portanto prepare a sua resposta para qualquer comentário negativo e reconheça que você está no caminho certo. Você está mudando – e a mudança é positiva – e é por isso que os outros estão notando e reagindo. Mas competitividade e inveja podem motivar os outros, particularmente numa situação competitiva como um escritório. Portanto sorria, acredite em si mesmo, e siga em frente!

## AMIGOS LIGHT

Muitos clientes, com mais frequência os do sexo feminino, me relataram terem descoberto que certas amizades destroem as suas dietas. Algumas são amigas do escritório; algumas são de fora do escritório. Eu gostaria de descrever rapidamente estas amizades aqui porque é útil reconhecer quando as pessoas a sua volta estão criando obstáculos para o seu sucesso.

**AMIGOS FACILITADORES.** Estes amigos têm boas intenções. Eles gostam mesmo de você e curtem a sua companhia. Mas comem demais. E as comidas erradas em excesso. E quando você está com eles, come também. É constrangedor porque você não quer comentar as escolhas deles; de fato o problema não é seu. (Ver "Patrulha Alimentar", páginas 115-16.) Mas você não se pode dar ao luxo de participar de maratonas de rosquinhas. Amigos facilitadores podem ser tratados de forma direta. Se você gosta da companhia deles simplesmente diga-lhes que está fazendo dieta. Tenha certeza de que quando vocês se encontrarem terá algumas opções de comidas saudáveis para você, ainda que seja você mesmo a levá-las. Explique a sua dieta ou, então, diga que você está se esforçando muito e depois não comente mais nada. De uma forma ou de outra, se essas pessoas são mesmo suas amigas, respeitarão as suas escolhas.

**AMIGOS GATILHOS.** Estes amigos são mais complicados. Por alguma razão, estas pessoas têm problemas que afetam você de tal modo que o levam a comer. Elas podem ser sutilmente competitivas. Podem simplesmente ter problemas que não têm nada a ver com você. Mas você descobre que depois de estar com eles, sente uma espécie de ressaca emocional que faz as resoluções de dieta parecerem tolas ou sem sentido. Muitos de nós temos um ou dois Amigos Gatilhos em nossas vidas. Tipicamente conseguimos nos controlar quando estamos com eles, mas quando chegamos em casa o diabo fica à solta na cozinha. Se você tem essas pessoas na sua vida, não devia ignorar o efeito que elas têm sobre você e não deveria sucumbir a ele. Às vezes basta estar atento à onda de choque secundária detonada por Amigos Gatilhos.

**AMIGOS CORTE OS CABELOS.** Estes amigos podem ser divertidos, podem ser inteligentes, mas não levam em conta os seus interesses. Pelo contrário. Eu os chamo de amigos "Corte os Cabelos" porque são aqueles que lhe dizem que você fica ótimo com a cabeça raspada. O gigantesco chapéu roxo? Fabuloso! Aqueles sapatos brancos que parecem lanchas? Perfeitos! Os Amigos Corte os Cabelos são francamente competitivos. Eles vão incentivar você a comer mal para parecerem mais magros em comparação! É melhor curtir os amigos Corte os Cabelos em pequenas doses, se não pode deixar de estar com eles.

> ### O DESAFIO DE WALL STREET
>
> *Mencionei o sistema de amigos quando se fazem dietas e como ele pode ser eficaz. Outra tática extremamente eficaz é incentivar todo o escritório a enfrentar o desafio Wall Street. É uma técnica simples e divertida para conseguir o apoio do grupo para uma meta que vale a pena. Alguns escritórios simplesmente definem um tempo e um prêmio para a pessoa com a maior perda de peso – quase sempre no total de 10 a 20 dólares por participante contribuinte. Outra alternativa é fazer cada indivíduo definir uma meta de um certo número de quilos a perder em, digamos, dez semanas. Quem atingir esta meta é recompensado de alguma forma. Descobri que os homens reagem melhor a esta técnica. Algumas mulheres não se sentem confortáveis tornando públicas as suas metas. Mas o aspecto positivo deste desafio para todo o escritório é que em geral ajuda a despertar a consciência a respeito de escolhas alimentares e disponibilidade de comidas saudáveis no ambiente de trabalho. Todos se beneficiam quando isto acontece. Confira no meu website mais informações para instalar o Desafio Wall Street no seu escritório, www.WallStreetDiet.com*

*"Embora eu caminhasse e me exercitasse com um treinador, não consegui emagrecer até iniciar a Dieta de Wall Street. Adoro comer – muito. Ainda como, mas a abordagem de Heather foi perfeita para o meu estilo de vida – e me ajudou a compreender escolhas alimentares inteligentes e saudáveis. Por exemplo, como na minha mesa de trabalho todos os dias, portanto ela entrou na internet e nós selecionamos itens de cardápios de uma porção de restaurantes próximos que entregam no meu escritório. Os resultados foram rápidos e duradouros. Em poucas semanas perdi quatro quilos e meio, em poucos meses mais de treze quilos. Dois anos depois, o peso continua o mesmo. Agora consigo resultados melhores com os meus exercícios – e uma meia dúzia de pessoas da academia se tornou cliente de Heather depois de ver os meus resultados."*

– MARK H. HARNETT, PRESIDENTE, MACKENZIE PARTNERS, INC.

# Recebendo no estilo Wall Street: As particularidades de comer fora

Recepções de negócios podem ser um sério desafio para as dietas. Muitos clientes me contaram que foi quando eles começaram a receber com frequência para jantares e almoços relacionados com o trabalho é que começaram a engordar. Você não pode evitar recepções de negócios – faz parte do seu trabalho. E é claro, jantar em restaurantes grandes e pequenos às custas dos outros também pode ser divertido e lucrativo em termos de se construir relacionamentos profissionais. Afinal de contas, você muitas vezes está jantando em restaurantes sofisticados, provando o que a sua cidade tem de melhor para oferecer, e melhor de tudo, não está pagando nada! Nestas condições, a contenção tem de ser uma escolha consciente. Se você está tentando perder peso, uma conta de despesas é uma doce tentação. Tem também a simples mecânica da situação: você precisa se concentrar nos negócios que estão sendo tratados, que afinal de contas são negócios, enquanto ao mesmo tempo observa o que come sem chamar atenção para isso.

Apesar do desafio das recepções de negócios, com um pouco de preparação, e o reconhecimento dos obstáculos que você enfrenta, é possível dominar todos os campos minados para dietas em restaurantes. Você pode na verdade inverter o ganho de peso relacionado com estas recepções aprendendo a transformar as refeições em restaurantes numa real oportunidade para reforçar a sua nutrição e a sua saúde em geral. A boa notícia é que jantar fora oferece opções fantásticas para a alimentação saudável hoje em dia. Muitos cardápios, mesmo em cadeias de restaurantes comuns, oferecem opções que são condizentes com as dietas e saudáveis. Depois que você aprende a navegar no sistema – esteja você num carro-restaurante, num lugar que serve comida para viagem no saguão do seu escritório, ou num restaurante cinco estrelas – você pode transformar uma refeição de negócios numa pausa magra e deliciosa no seu dia.

Vamos primeiro examinar alguns dos dilemas que os restaurantes apresentam para a perda de peso:

**GRANDES PORÇÕES.** Eles pensam que você quer. Você está, ou a sua empresa está, pagando muito por uma refeição, e a maioria dos restaurantes acha que precisa apresentar uma farta variedade de comidas em cada travessa. Os tamanhos das porções nos restaurantes vêm aumentando nas últimas décadas; de fato, em alguns casos, eles quase que dobraram. Isto significa que até uma refeição "saudável" pode conter calorias em excesso.

**COMIDA GORDUROSA.** A comida nos restaurantes em geral é mais gordurosa do que a que você mesmo prepara. Ela tem mais manteiga, mais creme e mais sal do que você pensaria em usar em casa, e às vezes estes ingredientes estão quase "invisíveis". Aquela grande bolota de manteiga que o chef espalha sobre o filé mignon grelhado ou no filé de peixe espada, aquela dose dupla de molho que transforma uma salada saudável numa perigosa poça de óleo... Estes são apenas alguns dos desastres para a dieta que faz tropeçar até o mais atento.

**PEDIDO EXCESSIVO.** Pedir pratos demais, com frequência resultante da pressão social, pode desviar qualquer um da resolução de comer uma comida leve. Em casa você talvez se contente com uma carne grelhada e vegetais, mas num restaurante elegante, quando todos na mesa estão pedindo três ou quatro pratos, pode ser constrangedor ser o único diferente.

**ÁLCOOL.** Coquetéis antes do jantar, vinho com a entrada, seguido de conhaque ou Irish coffee... São muitas as oportunidades para se regalar num almoço ou jantar de negócios, e o álcool é uma tentação dupla: tem alto teor de calorias (nutricionalmente sem valor nenhum) e pode obscurecer o seu julgamento a respeito da quantidade de comida que você está ingerindo (e também os seus acordos de negócios... mas essa é uma outra história!).

**"A COMIDA MÁGICA".** A comida mágica surge do nada, como num passe de mágica, para tentar você. É a tigela de amendoins torrados no mel que de súbito se materializa ao seu lado no bar enquanto você espera pela sua mesa, a cesta transbordando de pães que chega junto com o cardápio, o crostini de patê de azeitonas apresentado pelo garçom, a sobremesa "de cortesia" enviada pelo chef. Você pode esvaziar a sua casa de "comidas mágicas", mas quando está recebendo nos restaurantes, não pode evitá-las. Estas "comidas mágicas" pegam você de emboscada e podem confundir até as suas melhores intenções.

COMBATA A COMIDA DE GRAÇA COM ESCOLHAS SAUDÁVEIS. É *verdade: comida de graça é a ruína de quem faz dieta, podem ser copinhos de papel com amostras de brownies quentes dos supermercados Costco, o minibar no Ritz, ou o saquinho de pretzels no avião. Pelo menos nestes casos você pode respirar fundo ou colocar um chiclete na boca e passar adiante. Mas quando se trata de recepções de negócios, você não pode ficar sentado duas horas bebericando a sua garrafa de água: você tem de comer. Além do mais, você não está diante de alguns pretzels ou um pedacinho de pizza gordurosa anônima: você está examinando um cardápio que pode incluir algumas das comidas mais deliciosas que você já viu. E você não está pagando por elas!*

*Eis aqui um modo Wall Street de pensar a respeito da comida de graça nas recepções de negócios: é uma oportunidade de reforçar a sua nutrição com escolhas saudáveis com um sabor fabuloso. E você não precisa sair para comprar nem preparar nada! Meus clientes me dizem que quando examinam um cardápio com isto em mente, sentem-se mais fortes. Não precisam mais sentir que estão se privando. Pelo contrário, eles veem a sua experiência de jantar fora como um incentivo à saúde.*

*Portanto, como você traduz um cardápio de restaurante num incentivo à saúde? Bem, primeiro, a maioria de nós não consome nem metade de ácidos graxos ômega-3 suficientes, um nutriente encontrado em peixes de água fria. Muitos dos meus clientes me dizem que raramente cozinham peixe, porque não têm tempo de comprá-los depois do trabalho e não gostam de peixes congelados. A maioria dos restaurantes atualmente oferecem uma boa seleção de peixes frescos. Qualquer escolha de peixe é boa, mas é melhor evitar peixes que são conhecidos pelos altos teores de mercúrio, como o peixe-espada e o atum-azul.\* Mas o salmão selvagem, o robalo riscado e a tilápia,*

---

\* Para mais informações sobre as melhores e mais seguras escolhas de peixes, ver *www.oceansalive.org*

*por exemplo, são boas escolhas e amplamente disponíveis. E se você não gosta das formas como são preparados, peça simplesmente um peixe fresco do dia, na brasa ou grelhado. E os vegetais? Pouca gente come uma quantidade suficiente dos fitonutrientes saudáveis – ou nutrientes das plantas – de que precisamos e obtemos dos vegetais. Aproveite a oportunidade que todos os restaurantes oferecem: peça uma quantidade dupla de vegetais e deixe de lado o amido. Isto permite que você multiplique a variedade de vegetais que ingere na sua dieta diária e talvez experimente alguns que não come há anos. (Uma das minhas clientes me disse que adorava chicória mas nunca comia porque raramente estava disposta a cozinhar. Agora faz questão de procurar chicória nos cardápios.) E que tal frutas frescas? O seu consumo de frutas – uma excelente fonte de fibras – é inferior ao que deveria ser? Uma tigela de frutas vermelhas frescas é uma deliciosa e saudável sobremesa, e quase todos os restaurantes ficarão felizes em lhe servir mesmo que elas não apareçam no cardápio. Não é tempo de frutas vermelhas ou elas não estão disponíveis? Qualquer fruta fresca, seja simples ou com iogurte, é um excelente e saudável encerramento para a sua refeição.*

*Portanto, vire o feitiço contra o feiticeiro no caso da comida de graça e aproveite a oportunidade para comer alimentos, maravilhosamente preparados, que farão você se sentir e parecer fantástico!*

## PLANO DE JOGO WALL STREET NOS RESTAURANTES

Você entra no restaurante e é conduzido a uma mesa com três pessoas de negócios que você não conhece. Você quer passar uma boa impressão e quer adiantar os seus objetivos de negócios. Está ansioso para começar o entrosamento. Está no meio das apresentações, fazendo o possível para lembrar nomes e títulos, quando o garçom lhe entrega o cardápio e pergunta se pode lhe trazer um drinque. Este é o ponto mais fraco de uma refeição de negócios para quem está de dieta. Você vai seguir a turma e pedir um drinque, mesmo não querendo, porque está distraído e todo mundo está pedindo vinho e coquetéis? Você vai se sentir pressionado a pedir um aperitivo porque todo mundo está e você não quer ficar ali sentado chamando a atenção para você enquanto os outros atacam os seus *Frisée aux Lardons* ou *Crispy Calamari* com batatas palito?

Controle-se! No mundo das Dietas Wall Street, decisões apressadas são com muita frequência más decisões. A solução para este e outros dilemas é, como sempre, estar preparado! Um tempinho gasto antes, reconhecendo os obstáculos que terá de saltar, lhe economizará inúmeras calorias e quilos não importa o que um jantar ou almoço de negócios colocar na sua frente. Vejamos algumas estratégias que transformarão a sua experiência num restaurante de campo minado em potencial numa oportunidade.

## Estratégias nos restaurantes

- Minimize o seu apetite.
- Limite as bebidas alcoólicas.
- Domine o cardápio.
- Evite pedir pratos em excesso.
- Aproveite a oportunidade de nutrição.
- Mascare os seus motivos (contagem de calorias).
- Devagar!

Você vai aprender a alcançar cada um destes objetivos. Meu Plano de Ação em Três Etapas nos Restaurantes será o seu mapa para almoços e jantares de negócios bem-sucedidos. Se você pensar nestas questões com antecedência, achará extremamente fácil implementar as minhas sugestões. Meus clientes me dizem que, depois que assimilam estes indicadores, sentem-se no controle da situação. Neste aspecto, almoços e jantares de negócios tornam-se "automáticos". Meus clientes não se afligem mais com as escolhas, não precisam mais "riscar" uma noite porque exageraram no jantar: eles na verdade sentem-se mais confiantes e eficazes ao alcançarem seus objetivos de negócios e também, o que é mais satisfatório, descobrem que os quilos desapareceram.

# O PLANO DE AÇÃO
# WALL STREET NOS RESTAURANTES

## Primeira etapa: Planejar antes

A maioria das recepções de negócios é planejada com antecedência: a data e hora, e muitas vezes até o restaurante são escolhidos e registrados no seu BlackBerry, ou na sua agenda. Isto lhe dá uma significativa vantagem na dieta. Se você examinar as minhas estratégias de Planejar com Antecedência sugeridas de manhã, estará bem preparado para equilibrar as suas refeições para o dia e administrar os dilemas que um restaurante apresenta para a sua dieta. Aqui estão as suas estratégias de planejamento antecipado essenciais para recepções de negócios:

**LANCHE ESTRATEGICAMENTE.** Se você sabe que vai jantar tarde essa noite, pode adiar o seu lanche do meio da tarde até mais para o final do dia. Isto vai impedi-lo de se sentir faminto quando chegar no restaurante e portanto vulnerável aos odores deliciosos exalando da cesta de pães e o canto da sereia dos aperitivos. Não há nada pior do que chegar num restaurante com tanta fome que todos os vestígios de autocontrole são uma memória distante. Com muita frequência meus clientes almoçam o mínimo possível ou deixam de almoçar para "economizar" calorias para mais tarde, mas este plano invariavelmente é um tiro pela culatra quando eles se veem rugindo de fome assim que se sentam à mesa. Um lanche estratégico antes do jantar, junto com muita água, vai devolvê-lo aos seus sentidos e permitir que você peça e coma sensatamente. O lanche ideal pré-restaurante é um carboidrato com altos teores de fibras junto com alguma proteína. Os melhores são aqueles que você pode ter à mão como uma ou duas bolachas Fiber Rich junto com alguns queijos Laughing Cow ou Babybel Light. Coma isto meia hora ou uma hora antes de sair para o restaurante e sinta a sua ansiedade por comida desaparecer.

**UM DE TRÊS.** Um dos dilemas mais complicados para quem faz dieta é a pressão de ter de tomar decisões na hora quando se trata de escolher comidas. Especialmente em situações de negócios, você às vezes descobre que a distração, o constrangimento ou o espírito geral de camaradagem promovem escolhas que não são as mais interessantes para você. Por isso, eu digo aos meus clientes para tomarem um decisão crítica antes mesmo de entrarem no restaurante. Escolha *uma* destas três indulgências possíveis:

- 1 bebida alcoólica extra*
- 1 pedaço de pão do couvert
- Uma sobremesa Wall Street que poderia ser uma das seguintes (em geral eu sugiro que a sobremesa fique para o jantar e seja evitada no almoço porque ela pode ser um gatilho alimentar):
  - Travessa de frutas
  - Sorvete de frutas (exceto coco, que é relativamente rico em calorias)
  - Biscotti (1 grande ou 2 pequenos)
  - Cheesecake de ricota (não é a melhor escolha calórica, mas tem menos açúcar do que chocolate e outras tortas)
  - Travessa de frutas e queijo (boa escolha para aqueles que são sensíveis ao açúcar, mas relativamente rico em calorias)

É interessante ver como é fácil persistir nestas resoluções quando você as toma com *antecedência* e não na hora em que se vê apanhado na bonomia geral da ocasião. É quando você já tomou um drinque e a cestinha de pães está circulando pela mesa, e você sabe que pelo menos metade das pessoas vai pedir sobremesa, que você se vê vítima da confusão ou meio alto, e basicamente de um desastre calórico. Portanto curta o seu drinque a mais ou pedaço de pão ou talvez uma sobremesa pequena. É a sua escolha. Dá uma sensação de liberdade saber que *você* está tomando a decisão e curtindo as gulodices que são importantes para você.

**DOMINE O CARDÁPIO.** Aqueles primeiros momentos numa refeição de negócios são totalmente atordoantes. Quase sempre você está conhecendo pessoas novas, tentando encontrar uma base comum, e pensando nos

---

* Você sempre pode tomar um drinque não misturado "livre"; o segundo conta como um carboidrato. Veja Administrar o Álcool, páginas 147-51.

negócios futuros. A refeição seguirá muito mais tranquila se você puder dedicar as suas energias desde o início aos cumprimentos e à conversa e não ao estudo do cardápio ou, pior, pedindo uma escolha rica em calorias só para se livrar da tarefa. Você sabe com antecedência a que restaurante vai, é fácil conferir o cardápio antes: você pode consultar pela internet (ver na página 140 alguns sites úteis para isso), ou ligar para o restaurante e pedir que lhe mandem o cardápio por fax. Você pode até conferir se existem alguns pratos especiais no cardápio naquele dia. Se você planejar tudo com antecedência, na tranquilidade do seu escritório enquanto está com a mente clara e não morto de fome, fará escolhas melhores. Sem este obstáculo na sua frente, você está pronto para curtir uma refeição saudável, que não contraria a sua dieta, enquanto aproveita ao máximo as oportunidades sociais e de negócios.

**ADMINISTRAR A FRUSTRAÇÃO.** Você pediu um peixe na brasa e o seu associado pediu o frango grelhado e você perdeu. Às vezes a sua escolha é uma bomba e, sim, parece tolice mas a frustração pode incentivá-lo a "compensar" com uma grande sobremesa melada ou uma tora de pão. Mas não deixe que a frustração no restaurante sabote você. Aqui estão algumas soluções:

- Se a sua escolha não está disponível, ou o cardápio mudou:

    **Não** se jogue nos braços de uma lula frita com macarrão.

    **Escolha** uma ou até duas outras opções com antecedência, e se você não tiver feito isto, lembre-se da sua regra nada de Carboidratos simples, porque sempre haverá outra salada ou entrada com proteínas ou vegetais para você escolher.

- Se o restaurante perdeu a sua reserva:

    **Não** diga, "Bem, eu tentei" e escolha a pizzaria da esquina.

    **Tente** permanecer calmo e escolha a melhor opção seguinte. Se você se mantiver longe dos Carboidratos simples e navegar cautelosamente pelo cardápio, qualquer restaurante servirá.

- Se você está tentado a fazer uma escolha saudável, ignorando o seu verdadeiro desejo, e você se sente insatisfeito/frustrado:

**Não** vá à churrascaria, pedir o peixe, e depois comer 280 gramas do bife do seu vizinho. Ou escolher a galinha saudável no almoço e depois pedir o sanduíche de bacon com alface e tomate.

**Ouça** o que seu corpo lhe diz. Se está fazendo frio e você está desejando tomar uma sopa, não escolha a salada porque acha que é mais saudável. Pelo contrário, escolha uma sopa de vegetais ou um caldo de galinha (não cremoso). Ou, se você quer o sanduíche mas não o carboidrato (a salada apenas não vai satisfazer), fique com o sanduíche e jante um pedaço simples de proteína e um vegetal. Se você está numa churrascaria, não peça peixe (mesmo que esta seja a escolha mais saudável), se você realmente prefere a carne. Pegue o peso menor de carne do cardápio e peça alguns vegetais cozidos no vapor e uma salada para começar.

♦ Se a sua experiência no restaurante foi uma bomba:

**Não** deixe que isso o deprima.

**Peça** um bom chá de ervas, ou chá-verde, ou uma fruta de sobremesa. Em quinze minutos você terá superado e poderá curtir o seu Lanche Divertido umas duas horas depois.

---

Aqui estão algumas fontes on-line de cardápios de restaurantes:

*www.menupages.com* Cardápios para muitas das principais cidades americanas.

*www.menutopia.com* Cardápios de restaurantes atualizados e informações sobre milhares de restaurantes em todos os Estados Unidos.

*www.seamlessweb.com* Disponível nas principais cidades dos Estados Unidos assim como em Londres. Oferece cardápios e serviços por encomenda.

*www.delivery.com* Pedidos de comidas on-line de restaurantes locais.

---

**ADOTE UM CHEF**. Embora experimentar todos os grandes restaurantes da cidade tenha o seu fascínio, depois que você abandonou a ideia da comida grátis, a sua abordagem para almoços e jantares de negócios provavelmente mudará. Uma estratégia útil pode ser a de escolher um ou dois restaurantes preferidos para frequentar quando estiver recebendo para uma refeição de negócios, e se tornar um rosto familiar nesses estabelecimentos. Muitas pessoas de negócios descobrem que existem certos restaurantes que se tornam bares para suas indústrias. Em Nova York, Michael's há muito é um substituto das editoras e Feinstein's, no Regency Hotel, é um excelente local para um café da manhã de poder. Além do valor de entrosamento, é uma vantagem para a dieta cultivar um relacionamento com um número limitado de restaurantes. Você pode ficar conhecendo os garçons e o chef e indicar as suas preferências para o jantar. Vai simplificar o seu jantar se o garçom já souber que você prefere saladas com molhos light, entradas grelhadas e escolhas que não contrariam a sua dieta, e este processo sem interrupções permite que você se concentre totalmente nos negócios.

> CUIDADO COM O HAMBÚRGUER DE PERU. Muitos clientes me dizem que têm o hábito de pedir hambúrgueres de peru. Acreditam que eles sejam mais saudáveis e com menos calorias do que um hambúrguer de carne. Pelo contrário! Um hambúrguer da Ruby Tuesday tem aproximadamente 812 calorias com 45 gramas de gordura. A minha recomendação é evitar totalmente o hambúrguer de peru, coma-os em casa onde você pode escolher as marcas conhecidas por terem baixos teores de gordura e calorias. (Ver a Lista de Compras, página 309, para uma boa escolha de hambúrguer de peru.)

**OBSERVE A REGRA DOS ¾.** As entradas na maioria dos restaurantes chegam superabundantes e com porções que dobram ou triplicam o que você deveria estar comendo. Só saber que uma porção é grande demais não resolve o problema. A pesquisa mostra que a nossa tendência é simplesmente comer o que está na nossa frente. É importante decidir antes como administrar porções grandes. Quando a sua comida chegar, avalie a quantidade no seu prato e decida se vai comer a metade ou três quartos. Depois não mude de ideia! Quando você já tiver comido a quantidade adequada, descanse o garfo e a faca na beirada do prato e o afaste alguns centímetros para se sentir menos tentado a continuar beliscando e assim o garçom saberá que você terminou. Uma de minhas clientes relatou que ela salga as porções restantes quando já comeu o suficiente. Isto a impede de continuar comendo. Existem na verdade dois benefícios na Regra dos ¾: você vai consumir menos calorias e, quase tão importante, vai se treinar a comer menos e se sentir confortável deixando comida no prato. (Embora você sempre possa pedir uma quentinha com as sobras em jantares casuais, a maioria dos meus clientes me diz que acha um tanto esquisito quando o jantar ou o almoço é de negócios. Muitos também evitam a quentinha para o cachorro porque tendem simplesmente a comê-la assim que chegam em casa!)

**CONSIDERE A ENTRADA.** Não existe lei que diga que você deve pedir um primeiro prato, um prato principal e uma sobremesa. Está ficando bastante comum hoje em dia simplesmente pedir alguma coisa da seção de entradas do cardápio. Isto pode garantir porções menores, e pode também lhe permitir ter dois pratos enquanto os outros estão comendo uma entrada e um prato principal. Além do mais, o cardápio de entradas com frequência oferece uma intrigante seleção de opções que são tão interessantes quanto qualquer outra coisa no cardápio. Por exemplo, em muitos restaurantes não é de surpreender que se encontrem essas entradas convidativas e saudáveis como coquetel de camarões frescos ou vegetais grelhados com molho light. Se você escolher esta opção, pode simplesmente dizer ao garçom: "Adoraria experimentar estas duas entradas e você pode trazer uma como entrada e a outra como prato principal." De fato, você em geral pode dividir as entradas em pedacinhos bem pequenos que podem servir como o seu prato principal. É melhor instruir o garçom quando servir as entradas de modo que as suas duas escolhas não sejam servidas ao mesmo tempo, deixando você sem nada na sua frente quando os pratos principais dos outros comensais forem servidos. Aqui estão algumas entradas comuns divididas em opções de "primeiro prato" e "prato principal" (tenha em mente que as porções nos restaurantes variam e portanto as contagens de calorias aqui são aproximadas):

## Opções de primeiros pratos (todos variando de 80 a 180 calorias)

- Rúcula e parmesão em lascas
- Vegetais mistos com vinagrete
- Beterraba e salada de queijo de cabra
- Prosciutto e melão
- Aspargos ao vinagrete
- Sopa de Lentilha
- 10 ostras médias do oriente
- Sopa de vegetais frescos
- Gazpacho
- Sopa de cebolas francesa (sem croutons, sem queijo)

## Opções de pratos principais (todos variando de 150 a 300 calorias)

- Salada Caprese (mozarela de búfala, tomates e manjericão)
- Tartar de Atum
- Coquetel de camarões
- Prosciutto e melão
- Mexilhões no vapor com vinho branco e alho
- Carpaccio de carne de vaca

> **LOCALIZAR A PRESSÃO.** *Negócios significam sempre pressão, e uma das pressões de que você realmente não precisa é a de comer em excesso ou comer algo que gostaria de dispensar. Portanto vamos examinar bem os pontos de pressão numa refeição de negócios: ninguém presta atenção em quem*

> se serve da cesta de pães, portanto abstenha-se disso como regra geral. Por outro lado, pode haver pressão para tomar bebidas alcoólicas e comer sobremesa, portanto decida antes como vai lidar com estas situações.

**MASCARAR SEUS MOTIVOS: DISFARCE A SUA DIETA.** As pessoas não gostam de chamar atenção para o seu empenho em fazer dieta. A maioria de nós já revirou os olhos quando uma companhia na mesa do jantar desconstrói o cardápio e dá ao garçom quase um curso de culinária em vez de pedir um prato. Esta é uma importante tática de "alerta à dieta" e uma tortura para os companheiros de mesa e para o seu garçom ter de "consertar" isto e "tirar" aquilo. Fique apenas com a proteína e os carboidratos complexos – saladas e vegetais. Você *pode* pedir uma porção dupla de vegetais; não Carboidratos simples. Se um Carboidrato simples – batata, arroz etc. – aterrissa no seu prato, ignore-o ou salgue demais. Em breve ele será retirado da mesa. Claro, se você teve a chance de conferir o cardápio antes, saberá o que pedir. Você verá uma lista de sugestões que pertencem a uma variedade de restaurantes étnicos no "Folhas de Artifícios Wall Street como Guia de Sobrevivência aos Cardápios de Restaurantes" página 271), mas o meu pedido Wall Street básico genérico é uma proteína grelhada – peixe, frango ou carne – com vegetais. Só! Frango é encontrado universalmente, e filet mignon é corte magro de carne e em geral servido em porções razoáveis.

Aqui estão mais algumas dicas para a Dieta Furtiva:

- *Siga a Regra de uma Solicitação.* Tente fazer apenas uma solicitação especial ao garçom. Basicamente, peça para que dispense o carboidrato simples. A vida é simples!

- *Aprenda a linguagem do preparo dos alimentos.* Você sabe se manter longe das frituras, mas tem outras coisas que você precisa examinar. Grelhado é bom. Também o que é no vapor, no forno, tostado, escaldado ou na brasa (se não tiver molho). Sauté pode significar calorias extras de óleo ou manteiga, mas ainda é uma boa escolha se você não quiser nenhuma das preparações anteriores. Evite qualquer coisa descrita como amanteigada, à milanesa, defumada, em escalope, recheado ou cremoso.

- *Não edite sanduíches.* Se o bufê da reunião não oferece outra coisa a não ser sanduíches, simplesmente escolha um, ou metade de um – de preferência peru com alface, tomate e mostarda – e coma-o! Comer apenas os "recheios" grita Atkins e faz sujeira. E no final você vai pegar todo o pão mesmo. Se você se satisfizer com um sanduíche saudável, fica mais fácil pular a sobremesa depois.

- *Evite os extras.* Ninguém nota se você passar adiante a cesta de pães, os biscottis de cortesia, as batatas fritas, as entradas passadas.

- *Fique com um drinque na mão* e um guardanapo dobrado, lenço de papel ou leque (se você se arranjar com ele) na outra. Você não pode comer o que não pegar.

- *Pule a sobremesa.* "Não gosto de doces" é uma boa desculpa, e o velho "Meu médico disse que eu não posso" funcionará, também. Um cappuccino descafeinado ou desnatado simples é um substituto fantástico para o doce.

- *"Já comi."* Isto realmente funciona. Faça um lanche saudável antes: duas bolachas Fiber Rich e manteiga de amendoim, ou queijo Babybel ou Laughing Cow incentivarão a sua força de vontade dez vezes mais. Você pode então comer coisas leves ou, se estiver num coquetel por exemplo, não comer nada.

- *Bebidas feitas com vinho e refrigerante são reveladoras de dieta.* E são fáceis de beber rápido. Vodca com refrigerante e pedras de gelo são uma escolha melhor. Não é tão gostoso, portanto você se contentará com golinhos a noite toda. E pode continuar acrescentando pedras de gelo e ninguém vai perceber que no final você está bebendo só água.

- *Coma devagar.* Concentre-se nos negócios ou nos amigos ao lado. Pouse o garfo pelo menos três vezes no decorrer da refeição. Não há prêmio para quem terminar primeiro.

- *Pule a "santa salada" como prato principal.* Você sabe o que é isto: o "vou só comer uma salada" faz você se sentir virtuoso. Mas essas saladas são às vezes caminhões de calorias. Por exemplo, uma salada Cobb, com ingredientes como bacon e abacate, pode lhe custar até 1.200 calorias dependendo do tamanho, do molho e dos acréscimos, enquanto que um linguado grelhado com tomates e aspargos provavelmente terão apenas 400 calorias incluindo o óleo do cozimento. Além disso, uma proteína e vegetais são mais satisfatórios e é provável que mantenham afastada a fome no final da tarde. A pesquisa tem mostrado que a proteína adequada é muito importante quando você está tentando emagrecer. A "santa salada" também pode chamar atenção para o seu foco na dieta, que a maioria de nós gostaria de evitar numa situação de negócios. Finalmente, um peixe grelhado bem preparado junto com alguns vegetais interessantes é um prato que provavelmente não se prepara em casa, portanto aproveite a oportunidade para apreciá-lo! Afinal de contas, você pode preparar uma grande tigela de verduras para você mesmo a qualquer hora.

> **NADA DE NERVOSAS BELISCADAS** *Algumas situações mexem com nossos nervos. Reuniões de negócios, festas no escritório, e outros eventos ocasionalmente nos fazem sentir constrangidos e às vezes é mais fácil comer do que falar. Em vez de ficar mastigando canapés, tente beberricar um refrigerante para manter as mãos ocupadas e dar a você mesmo uma distração enquanto procura alguém para conversar.*

**FAÇA ISSO SOZINHO.** As pessoas às vezes acham que compartilhar as suas metas para perder peso quando recebem associados nos negócios pode colocar sobre eles uma valiosa pressão para manterem as suas resoluções. Infelizmente, os clientes me dizem que esta abordagem às vezes sai pela culatra. A corrente oculta de competitividade que está muitas vezes presente em almoços e jantares de negócios pode ser expressa de modos sutis e às vezes inesperados. Às vezes, o confuso resultado é uma total queima de fusível no final da refeição quando as boas resoluções se dissolvem num miasma contra a boa vontade, pudim de pão e banana quente caramelada. Embora certamente existam colegas solidários enquanto você curte o seu peixe grelhado e pula a sobremesa, tem outros que ficariam muitos felizes em poder dizer no final da refeição: "Para o espaço a sua dieta, certo?" ao pedirem um drinque depois do jantar e incentivam você a apreciar cada pedacinho daquela Morte-por-Chocolate. Por que se arriscar? Lembre-se, nem todo mundo que você está recebendo num almoço ou jantar de negócios é seu amigo. Melhor ficar sozinho e manter para si mesmo a sua meta de perda de peso.

*"Esta foi a minha terceira tentativa de fazer dieta. A minha última foi a dieta de Atkins quando na verdade ganhei peso. A dieta de Heather foi simples e levou em consideração a minha vida ocupada. Eu perdi quase 13 quilos e seiscentos gramas em seis meses e me mantenho assim há anos."*

– THOMAS LIBASSI, SENIOR MANAGING DIRECTOR, GSC GROUP

## Segunda etapa: Administrar o álcool

O álcool pode ser devastador para as metas de perda de peso. É o jeito mais rápido de acrescentar calorias vazias à sua refeição, e pode rapidamente enfraquecer as suas boas resoluções quando se trata de alimentação saudável. A dose média de 50ml de álcool a 80 graus contém cerca de 90 calorias – antes de ser misturado com outras coisas. E alguns coquetéis dão um soco com o para-sol: uma piña colada por exemplo, tem mais calorias do que um BigMac. E tem o lento efeito de dissolução – da força de vontade, isso é. Em um estudo sobre homens, os pesquisadores descobriram que sujeitos que consumiam álcool tinham um aumento de 30 por cento na ingestão de calorias quando comiam depois de beber.* Mas, é claro, almoços e jantares de negócios com frequência envolvem álcool. Tive clientes que me disseram que o seu uísque no início da noite é uma parte não negociável de sua rotina diária. Na verdade, quando comecei a trabalhar com clientes de Wall Street, sempre sugeria que eliminassem de todo o álcool para economizar calorias. Mas vi logo que para muita gente esta simplesmente não era uma opção. Percebi que tinha que adotar uma outra abordagem se queria ajudá-los a perder peso no mundo real.

Qualquer que seja a sua preferência com relação ao álcool, não há dúvida de que você precisa de estratégias para administrar com sucesso as bebidas tanto em situações sociais como nas de negócios, enquanto alcança as suas metas de perda de peso. Portanto, se quer beber enquanto recebe para negócios, a estratégia é se permitir *um* drinque "livre" por jantar. Lembra da regra

---

* Hetherington, M. M. F. Cameron, D. J. Wall, e I. M. Pirie, "Stimulation of appetite by alcohol". *Pshysiol Behavior* 74 (3) (outubro 2001): 283-89.

"um de três"? Se você se absteve tanto do pão como da sobremesa, pode se deliciar com dois drinques. Estas são dicas que o ajudarão a manter estas resoluções:

- ♦ Evitar drinques misturados feitos com refrigerantes, sucos e bebidas não alcoólicas ricos em calorias. Em vez disso, escolha drinques puros com gelo, vinho ou cerveja light, todos com aproximadamente a mesma quantidade de calorias. Uma estratégia eficaz para algumas pessoas é simplesmente escolher um drinque que seja o seu menos preferido. Muitos clientes me dizem que vodca ou uísque, com gelo ou com refrigerante diet, é uma ótima escolha. Isto porque o gosto não é tão bom! Você não vai se sentir tentado a engolir tudo de uma só vez. Além do mais, é fácil "renovar" este drinque com mais gelo ou mais refrigerante. Depois de um pouco, você está bebendo só refrigerante ou água, mas terá sempre o seu drinque de "camuflagem" na mão. Aqui estão os principais drinques alcoólicos aceitos pela Dieta de Wall Street. Todos têm entre 80 e 100 calorias. (Para uma lista completa de drinques alcoólicos, ver Folhas de Artifícios, páginas 235-40):

  - Vinho tinto ou branco
  - Cerveja light
  - Refrigerante com vinho branco
  - Vodca ou uísque e refrigerante

- ♦ Sempre peça o seu drinque *com* a refeição, nunca antes (isso inclui os coquetéis antes do jantar). Isto vai impedi-lo de passar para um segundo ou terceiro copo quando a comida chegar. Também, o álcool que é consumido com o alimento é metabolizado mais lentamente e é menos provável que anuvie a sua resolução do que aquele drinque no bar de estômago vazio. Muitos dos meus clientes pedem uma garrafa de Pellegrino ou outra água gasosa para a mesa, dizendo ao garçom que pedirão o drinque mais tarde. Isto dá a entender que você vai pedir um drinque, mas vai esperar.

- ♦ Cuidado com as bebidas não alcoólicas "diet". Muita gente pensa que rum e coca diet são uma escolha melhor do que vodca e tônica, e em termos de calorias estão certos. Mas o fato é que os adoçantes artificiais nas bebidas não alcoólicas podem fazer o álcool entrar na sua corrente sanguínea mais rápido do que drinques feitos com bebidas não alcoólicas adoçadas naturalmente ou que sejam ligeiramente mais calóricos, como água tônica. Em um estudo, os níveis de álcool no sangue são consideravelmente mais altos em sujeitos que beberam vodca com suco de laranja adoçado artificialmente versus um feito com adoçantes naturais.*

- ◆ Festas no escritório podem ser confusas. Podem parecer eventos sociais, mas o resultado é que o seu comportamento numa festa de final de ano no escritório pode ter um efeito real sobre a sua carreira. (Você *não* quer ser o assunto da conversa no bebedouro no dia seguinte.) Portanto divirta-se, mas siga as orientações da Wall Street. Lanche antes para não beber de estômago vazio. Se você beber, limite-se a dois drinques, no máximo. Se servirem comida, decida antes se esta vai contar como o seu jantar. Se ela *será* o seu jantar, limite-se a três ou quatro guardanapos se estiverem circulando hors d'oeuvres, ou for um bufê, e nada de comer quando chegar em casa. Se você sabe que vai jantar mais tarde, aceite apenas um guardanapo (ou pratinho) de vegetais ou proteína magra. Em qualquer um dos casos, dê preferência aos de baixas calorias, como vegetais, camarões, sushi, espetinhos de frango etc. (Ver As Melhores Escolhas de Hors d' Oeuvres, página 243.) Aproveite a oportunidade para promover a sua carreira: converse com pessoas de outros departamentos ou pessoas que você conhece apenas eletronicamente. Quando o seu foco é a conversa, e não a comida, o evento será um sucesso pessoal. Se você vai comer em casa depois de uma festa no escritório, escolha um jantar congelado de baixas calorias (menos de 200 calorias) e dê a noite por encerrada.

> *Verifique se a sua empresa tem uma política oficial com relação ao álcool. Muita gente não percebe que algumas empresas na verdade codificam suas expectativas segundo o consumo de álcool.*

---

* Wu, K. L., R. Chaikomin, S. Doran, K. L. Jones, M. Horowitz, e C. K. Raynes. "Artificially sweetened versus regular mixers increase gastric emptying and alcohol absorption". *American Journal of Medicine* 119 (9) (setembro 2006): 802-4.

Às vezes você não quer beber álcool de jeito nenhum. Aqui estão algumas dicas que tornarão mais fácil cumprir esta escolha e a deixarão menos óbvia para seus companheiros.

- Tenha como política pessoal nunca beber num almoço de negócios. Atualmente a pressão é menor nesse sentido, e você simplesmente não precisa dessas calorias. Os dias de almoços regados a três martínis já se foram há muito tempo, e é mais comum pular os drinques na hora do almoço do que cultivar esse hábito. Mesmo que a sua companhia esteja bebendo, é perfeitamente aceitável que você não beba.

- Sempre evite o álcool durante o dia. Quando você toma um drinque de noite, você vai para casa dormir. Se você bebe durante o dia, fica sonolento por causa do álcool e se sente exausto, e isto pode incentivar más escolhas alimentares no resto do dia.

- Sempre que possível, deixe que os outros peçam os drinques antes. Se chá gelado parece ser a preferência, então é fácil para você acompanhar. Não faz sentido pedir uma bebida alcoólica, que você na verdade não quer, e depois descobrir que os outros estão se abstendo.

- Durante os coquetéis ou drinques antes do jantar, beba aos golinhos um copo de club refrigerante com limão (que se parece bastante com um drinque com suco de frutas para impedir as perguntas sobre a razão de você não estar bebendo).

- Se você quer fazer a sua dieta furtivamente mas não quer pedir um club refrigerante na frente dos outros no bar, peça licença para ir ao banheiro enquanto todo mundo pede os seus drinques, para poder pedir o seu depois.

- Peça uma garrafa de água gasosa ou mineral na mesa num restaurante. Se o garçom vir que você tem uma garrafa de água, você se sentirá menos pressionado a pedir um drinque.

- Se possível, procure o garçom (no caminho para o banheiro, por exemplo) e peça-lhe para não completar a sua taça de vinho ou lhe oferecer mais drinques.

- Nunca perca de vista o quanto você está bebendo. Às vezes um garçom prestativo corre para completar a sua taça de vinho a qualquer oportunidade que se apresente. Nestas situações, é fácil ficar confuso quanto ao que já se consumiu. Deixe claro ao garçom que você não quer mais, ou simplesmente deixe que a sua taça seja enchida uma última vez e afaste-a para você não se sentir tentado a continuar bebericando. Alternativamente, pedir algo como vodca pode ser uma boa escolha porque o garçom jamais completará o seu copo automaticamente; *você* precisa pedir.

> *Ver Folhas de Artifícios Wall Street (páginas 235-40) para uma lista acessível de drinques alcoólicos e seus teores calóricos.*

## Terceira etapa: Vá devagar

Você está acostumado a correr. Velocidade é o nome do seu jogo. Você quer as coisas feitas para ontem. Mas embora você possa efetivamente ultrapassar os limites de velocidade no trabalho, impulsos semelhantes à mesa podem transformá-lo num comedor acelerado e essa é a via expressa para a morte da dieta. Muitos dos meus clientes ficam chocados quando reconhecem que o seu hábito de engolir as suas refeições encomendadas na delicatéssen sentados às suas mesas no escritório migrou para as suas refeições de negócios. Se você é o primeiro a terminar de comer num restaurante, provavelmente está comendo mais do que todo mundo. Se o prato fica vazio rapidamente, você se sentirá tentado a estender a mão para a cesta de pães ou pedir uma sobremesa. É hora de puxar o freio na mastigação enlouquecida. Aqui estão algumas dicas que ajudaram meus clientes a atingirem suas metas pessoais de serem os que comem mais devagar à mesa:

- ♦ Seja aquele que fala e escuta – não o que come. O principal propósito de uma refeição de negócios é construir relacionamentos e conduzir negócios. Você vai comer muito menos, e lucrar mais do ponto de vista dos negócios, se se concentrar na conversa e não na comida.
- ♦ Beba goles de água com frequência entre uma mordida e outra. Isto ajuda a encher o seu estômago, e também cria uma pausa natural na

refeição. Tente fazer com que o garçom complete o seu copo pelo menos umas três vezes.

- Descanse os seus talheres pelo menos três vezes durante a refeição. Pare. Sorria. Converse. Volte a comer. Esta é a situação de negócios em que a sua meta é ser o último!

- Interrompa para ir ao banheiro numa hora adequada durante a refeição. Fazer uma pausa dá ao cérebro uma chance de processar o fato de que talvez já esteja satisfeito. Será mais fácil parar de comer quando você retornar à mesa.

*"Eu soube que estava com problema de peso quando precisei sair e comprar novos terninhos para trabalhar. Eu literalmente me senti desconfortável na minha própria pele. Estava cansada o tempo todo. Tenho vinte e poucos anos e estava começando a me sentir velha. Eu sabia exatamente qual era o meu problema: trabalho. Ou, para ser mais específica, os quatro a cinco jantares de negócios de que tinha de participar todas as semanas. Não adiantava eu me comportar bem o dia inteiro. Estragava tudo quando saía para comer. Uma noite era numa churrascaria, na noite seguinte era um novo restaurante francês. Muitas vezes os jantares duravam horas. Os clientes em geral eram de outra cidade e estavam dispostos para uma grande noitada. Eu chegava em casa empanturrada e exausta. Acho que o meu maior problema era o vinho. É tão fácil beber mais do que o usual quando você está recebendo alguém. Não estou falando de uma ressaca, mas com coquetéis, uma garrafa de vinho compartilhada com o jantar, e um drinque depois, as calorias aumentam. Eu tento não beber, mas depois me vejo substituindo o vinho por mais comida.*

*"Uma das coisas mais importantes que aprendi com a Dieta de Wall Street é que um drinque não vai fazer mal algum. É o segundo que começa a vencer a minha resistência a comer mais um pão, pratos principais gordurosos e sobremesas. Só saber que posso beber uma taça de vinho dá uma sensação de liberdade, e eu adoro as estratégias de Heather para não fugir às minhas metas. Mantendo sob controle a minha ingestão de álcool, tenho conseguido manter as minhas outras resoluções para quando janto fora de casa, e não me sinto nem um pouco privada das coisas que gosto.*

*"Perdi os meus 9 quilos a mais em três meses e corri na New York City Marathon. Três anos depois, ainda corro e recebo clientes quase todas as noites*

*da semana, mas não engordei mais. A Dieta de Wall Street tornou-se o meu estilo de vida alimentar."*

– NICOLE B., MERGERS AND ACQUISITIONS

## RECEPÇÕES DE NEGÓCIOS FORA DO ESTILO USUAL

Uma recepção de negócios nem sempre significa sentar-se para um jantar cinco estrelas. Existem outras situações de almoços e jantares que exigem estratégias inteligentes para ajudá-lo a não perder de vista os seus objetivos, tanto de negócios como de dieta.

### Café da manhã

Quem faz a Dieta de Wall Street adora reuniões para o café da manhã. Você está animado e cheio de energia logo de manhã. A sua capacidade de decisão está forte. Escolhas alimentares saudáveis estão em geral muito disponíveis. E o tempo da reunião costuma ser breve, porque todos estão ansiosos para ir para o escritório. Muitos dos meus clientes me dizem que sempre escolhem uma reunião para um café da manhã quando lhe dão chance, por todos os motivos acima. Considere estas dicas de reunião para o café da manhã:

- Omeletes – claras de ovos, feitos com ovos pasteurizados Egg Beaters, ou mesmo com ovos inteiros, mais vegetais – são uma boa escolha para um café da manhã, mas cuidado para evitar omeletes comuns, que podem ser feitos até com seis ovos. Se você gosta de queijo no seu omelete, peça apenas uma fatia, senão eles podem acrescentar vários pedaços. Sempre peça um mínimo de manteiga ou azeite na preparação.

- Dois ovos quentes com alface, tomate e salada de frutas é uma boa escolha para um café da manhã leve.

- Iogurte com baixos teores de gordura ou desnatado com frutas vermelhas faz um bom café da manhã.

- Ovos Benedict (sem molho holandês, muffins ingleses = Carboidrato simples) é uma opção.

- Ovos Florentine (sem muffin, sem molho, porção extra de espinafre) é outra boa escolha.

- Pule a granola com o iogurte ou como um cereal. Em geral tem calorias demais.

- Pule o suco de frutas. Em geral têm muitas calorias e certamente menos substância do que a fruta inteira. Beba água pura ou com gás em vez disso. Coma uma laranja em fatias ou meia toranja no lugar do suco.

- Bacon canadense tem teores calóricos surpreendentemente baixos e faz um bom acompanhamento de proteína.

- Se você usa leite no café ou no chá, peça sempre desnatado ou semidesnatado. Aquelas jarrinhas lindas cheias de creme acrescentam muita gordura a sua bebida matinal.

- Pule as massas folhadas, os croissants, as panquecas e os waffles.

- Aveia com fruta é uma boa escolha que satisfaz de manhã. Mas cuidado com o tamanho da porção: você deve comer cerca de uma xícara cozida ou a quantidade correspondente a um punho fechado. Tenha certeza de que é feita com água, não com leite ou creme.

- Cereal pode ser uma boa escolha. Deguste-o com leite desnatado e fruta se gosta. Veja as melhores marcas na Lista de Compras (páginas 307-8). Claro que as suas escolhas num restaurante serão limitadas, mas como regra geral, fique com os flocos – qualquer tipo de cereal em flocos sem açúcar ou frutas secas. Você pode contar que vai encontrar os cereais matinais Special K e Cheerios, que são ambos boas escolhas.

## Bufês

Os bufês podem ser um perigo, sem dúvida. Não há nada como uma bancada repleta de infindáveis opções para enfraquecer as boas intenções de alguém que está de dieta. Há três fatores formidáveis em todos os bufês que a pesquisa (assim como a experiência de inúmeras pessoas de dieta) tem mostrado serem capazes de fazer uma pessoa comer em excesso: variedade demais, comer com um grupo e pratos rapidamente retirados que removem evidências da comida já consumida. É um verdadeiro assalto para quem faz dieta. Mas você pode conquistar um bufê com estas estratégias:

- Não corra para ser o primeiro da fila do bufê. Esta é uma daquelas situações em que ser o último pode ser uma boa coisa. Caminhe por toda a extensão do bufê para ver o que tem disponível. É uma tolice encher o prato com más escolhas e descobrir no final da fila que tem excelentes opções que se harmonizam com a sua dieta.

- Examine o seu prato, ele deve conter 50% de vegetais, 25% de carboidratos e 25% de proteínas. Se você está tomando mais de um drinque, deve mudar para 75% de vegetais e 25% de proteína e pular totalmente os carboidratos.

- Reserve-se para o melhor. Muitas vezes as comidas menos interessantes e mais baratas estão no *início* da fila do bufê. Pule o pão, a salada de macarrão e qualquer uma das ofertas de rotina. Guarde o seu apetite e calorias para as escolhas melhores perto do final: a carne fresca, magra ou o peixe grelhado. Uma pequena porção de alimento sofisticado é uma opção muito melhor do que uma montanha de salada de macarrão.

- Concentre-se nos vegetais. Escolha saladas e vegetais para encher o seu prato. Respingue uma quantidade pequena de molho – molho light, se disponível. Selecione uma proteína magra como peixe, frango ou carne grelhada.

- Considere usar um prato pequeno se houver. Mas tenha em mente que às vezes um prato maior é necessário se houver disponíveis boas escolhas de saladas verdes, porque costumam ocupar muito espaço.

- Pule a sobremesa. A maioria dos bufês tem uma mesa separada para as sobremesas e às vezes ela nem é posta até que a maioria das pessoas tenha terminado o bufê. Quem está fazendo a dieta de Wall Street evita a mesa de sobremesas. Ela é um terreno de areia movediça para a dieta. Uma prova disto, um pedacinho daquilo, algumas trufas pequeninas... Antes mesmo que você perceba, você já comeu demais! Se você souber que tem frutas disponíveis, a melhor estratégia é pedir a alguém para pegar um prato para você quando os outros estiverem se servindo das suas sobremesas. Você sempre pode substituir a sobremesa por uma xícara de café ou de chá se quiser.

> Adote a regra "Distância de um Braço". Onde quer que você estiver – na casa de um amigo, numa festa no escritório, num bar – sempre tenha certeza de estar a distância de um braço de qualquer comida. Isto impede o ato de pegar e enfiar na boca e economizará muitas calorias.

## Jantares coquetéis

Jantares coquetéis são coquetéis que incluem jantar – ou pelo menos tanta quantidade de comida que conta como um jantar. Às vezes é comida oferecida por garçons que vão passando: às vezes são postos com várias comidas. Você pode lidar com um jantar coquetel de dois modos: Você pode planejar para transformá-lo no seu jantar fazendo escolhas criteriosas. Ou você pode tratá-lo como uma oportunidade para encontrar-e-cumprimentar, e planejar jantar depois do evento. Em ambos os casos, controlar a sua ingestão tanto de comida como de álcool quando os garçons parecem muito dispostos a encher a sua taça e o seu prato pode exigir muita habilidade. Algumas estratégias?

- ◆ Decida antes se a reunião vai servir como o seu jantar. Se for assim, escolha de três a quatro guardanapos para comer.

- ◆ A Regra Um de Três pode ser difícil de seguir num jantar que é servido por garçons. Em geral, é mais fácil simplesmente decidir que será uma noite de dois carboidratos e ficar satisfeito com isso. Mas tente escolher as comidas oferecidas mais saudáveis, como frutos do mar, carnes grelhadas e qualquer tipo de vegetais.

- Fique com as mãos ocupadas. Se você tem um copo numa das mãos e um guardanapo ou lenço, ou qualquer outra coisa na outra mão, é difícil pegar mais um bolinho de siri ou de carne da bandeja que está passando.
- Prepare as suas recusas com antecedência: "Não, obrigado. Já experimentei este e é delicioso." "Ótimo, obrigado, mas não aguento comer mais nada."
- Concentre-se em estabelecer contatos e conversar. Na verdade você não está ali para comer. Você quer lembrar-se do evento como uma ocasião na qual conheceu novas pessoas, e não que experimentou novos tira-gostos.
- As mulheres devem usar algo bem justo e os homens devem apertar bem os cintos. É surpreendente como este pequeno truque pode ajudá-lo a se controlar.

---

*Algumas dicas sobre tapas e jantares asiáticos em grupo.* Nestas ocasiões você não pode fazer pedidos especiais, portanto aqui estão algumas orientações:

- A noite conta como o seu carboidrato (não contando o álcool) porque estas comidas tendem a ter molhos açucarados e cheios de amido.
- Pegue apenas opções de proteína e vegetais.
- Se a comida vier em levas, pegue apenas uma opção de cada vez que ela for servida. Não coma duas vezes a mesma coisa.
- Se você quer fazer a sua dieta furtivamente, escolha algo que você não gosta para colocar no seu prato e deixe lá.
- Coma devagar e beba muita água, porque estas refeições costumam ser muito salgadas.

# Folha de artifícios para um Plano de Ação no Restaurante

- ♦ Planeje antes
    - Lanche estrategicamente
    - Escolha dois de três: drinques, pão, sobremesa
    - Domine o cardápio
    - Adote um chefe
    - Lembre-se da Regra ¾
    - Considere a entrada
    - Conheça os pedidos genéricos Wall Street
    - Faça sozinho
- ♦ Administre o álcool
    - Beba álcool somente *com* a refeição
    - Escolha drinque com pouco teor calórico
    - Evite sucos diet
    - Administre as festas no escritório
- ♦ Vá devagar
    - Concentre-se na conversa, não na comida
    - Beba água, pelo menos três copos
    - Descanse o garfo regularmente
    - Faça uma pausa para ir ao banheiro

# O itinerário de viagem Wall Street: Eliminando a gordura das suas viagens de negócios

Não tem nada como uma mudança na rotina diária para nos fazer sentir indispostos e inclinados a comer demais. E o que falar de mudar a rotina e acrescentar muito mais estresse – como aumento de segurança nos aeroportos, voos atrasados, pressão para desempenhar o seu trabalho num novo ambiente, cidades desconhecidas, más escolhas alimentares e um controle remoto da TV com os botões nos lugares errados? Desde esses primeiros momentos correndo pelo aeroporto cedíssimo, procurando alguma coisa, qualquer coisa, que se possa chamar de café da manhã, até a última frustrante e aparentemente interminável pausa à espera de um portão aberto para entrar no avião, a viagem pode ser um surto de energia indutora de uma orgia alimentar prestes a acontecer. É o que basta para levar a maioria de nós ao desespero e ao minibar. Porque o que tem lá, a final de contas, para nos confortar quando estamos longe dos amigos e da família e do nosso próprio mundo familiar? Bem, que tal uma tortinha de nozes pecan Cinnabon e um mocha frappacino? Sim, para muitos de nós, a comida é um grande conforto. Se, no passado, você deixou que os efeitos secundários comuns de uma viagem de negócios como o tédio, a fadiga, a frustração e o estresse em geral se traduzissem em fome e excesso de autoindulgência, eu vou lhe mostrar como administrá-los e chegar em casa magro e leve.

Os estresses físicos da viagem podem certamente levá-lo a comer. Mas às vezes tem um outro problema, mais sutil, a superar: uma corrente submarina de ressentimento que os viajantes a negócios colocam na mala junto com seus laptops. Afinal de contas, quando você viaja a trabalho, está trabalhando vinte e quatro horas por dia. Está longe das coisas de que gosta, e está suportando grande dificuldades. Sim, um assento na primeira classe, hotel de luxo, papéis de carta de graça e um bufê de café da manhã podem ser agradáveis, mas, como Dorothy disse a Tia Em, "Nada como o nosso lar". Então o que você faz com este ressentimento mal enterrado? Você o alimenta. Afinal de contas, você merece uma recompensa. Você é um guerreiro da estrada. Um faminto, solitário, entediado e cansado guerreiro da estrada.

Mas você conhece a triste verdade das viagens de negócios: o que acontece no hotel *não fica* no hotel. Acompanha você até em casa e aparece na sua balança. Se viagens de negócios regulares ou até ocasionais fazem parte do seu estilo de vida, você precisa de um plano – um conjunto de estratégias que lhe garantirão comer de forma tão saudável na estrada como em casa. Você precisa considerar tanto os estresses físicos quanto os psicológicos que denotam o comer em excesso. O ponto principal da viagem de negócios é o desempenho, e aqui você precisa aprender a administrar a sua dieta de modo que os seus níveis de energia e o seu desempenho total sejam ótimos – esteja você voando de primeira classe ou entrando e saindo da sua minivan.

*"Só quando comecei a viajar a negócios é que comecei a ganhar peso. Eu não dormia direito de noite na véspera de ir a algum lugar. Depois me sentia cansado e excitado – em geral ainda de madrugada – a caminho do aeroporto. Eu tomava um café gigante com talvez um folheado ou bagel com cream cheese antes do voo. E aí comia tudo que serviam dentro do avião, mesmo que não gostasse. Eu sentia que 'precisava' e 'merecia'. A partir daí, eu comia mal até chegar em casa. Quando eu viajava, a minha programação sempre ficava desordenada. Eu me sentia cansado o tempo todo. Não fazia exercícios e, por alguma razão, sempre achava que a comida ia me fazer sentir melhor. Claro que isso nunca acontecia, e invariavelmente eu chegava em casa exausto, aos farrapos, e com uma ressaca alimentar assim como alguns quilos a mais. Mas a Dieta de Wall Street transformou totalmente as minhas viagens de negócios. Acho difícil acreditar que só de pensar diferente sobre a viagem e usar certas dicas a respeito do que comer e como lanchar pode fazer tanta diferença. Não é só que eu coma melhor e tenha emagrecido. O principal é que eu me sinto uma pessoa totalmente diferente. Não importa onde estou no mundo, meu nível de energia é alto e eu me sinto no controle. Para ser honesto, isso significa tanto para mim quanto a perda de peso. Minha família notou a diferença, também. Costumava levar um dia ou dois para eu me recuperar de uma viagem de negócios. Agora eu vejo, mesmo se estiver um pouco cansado, que estou em forma assim que chego de uma viagem. Às vezes faço um Dia de*

*Proteína; outras vezes volto logo à minha rotina diária. De um modo ou de outro, perdi os quilos que precisava perder, e em três anos não os recuperei."*

– DAN S., PARTNER, MAJOR MANHATTAN LAW FIRM

O principal tema das viagens de negócios bem-sucedidas de Wall Street é o controle – de suas escolhas, da sua rotina saudável e, o mais importante, do que você come. Muita gente se vê pensando em tudo menos em comida quando se prepara para uma viagem, e isto pode deixá-las vulneráveis a perdas de energia e escolhas ruins enquanto abrem caminho num labirinto de aeroportos, taxis e hotéis.

O truque é *conhecer a si mesmo* e comer o menos possível do que você precisa para se sentir satisfeito e com energia.

Planeje a sua viagem para satisfazer as suas metas de saúde. Vou lhe explicar como conseguir isto transformando a sua viagem de negócios numa viagem de spa. Vou lhe mostrar como escolher o seu hotel, as suas comidas nos aeroportos, e as suas refeições na estrada como uma parte inseparável da sua dieta, não uma interrupção do seu estilo de vida saudável. Para você, isto poderia significar um café da manhã que consiste de um simples leite desnatado no aeroporto seguido de um lanche saudável três ou quatro horas depois. Para outros, poderia ser um café mais fruta e iogurte desnatado com meia barrinha de granola (que esfarele bem) misturado nele. Talvez um hotel com uma trilha para jogging fará toda a diferença para você. Talvez uma piscina no hotel lhe permitirá recarregar as energias, livrar-se do estresse, e queimar calorias. Quando você sabe do que o seu corpo precisa, e planeja com antecedência, viaja bem e com sucesso e a sua viagem vai realçar, não arruinar, a sua dieta.

Vejamos algumas das armadilhas da viagem de negócios e as estratégias à prova de acidentes que as colocarão no seu espelho retrovisor.

## PLANO DE VOO WALL STREET

Antes mesmo de sair de casa para uma viagem de negócios, é uma boa ideia examinar os seus planos de viagem e avaliar como eles afetarão as suas refeições e lanches. Considere as seguintes questões:

**O QUE VOCÊ VAI COMER NO CAMINHO?** Você está voando, que comida lhe servirão durante o voo e como você planeja comê-la? Isto determinará se você precisa ou não providenciar a sua própria refeição e os seus lanches de viagem. A maioria das pessoas pode rapidamente conferir on-line a situação das refeições antes de sair de casa – em geral quando elas imprimem o cartão de embarque. Se você está voando de primeira classe, provavelmente vão lhe servir comida. Algumas pessoas não comem comida de avião e precisam estar preparadas com seus próprios lanches e refeições. Outras – em geral a Turma do Prato Raspado – comem o que colocarem na sua frente, e precisam de estratégias para limitar o seu consumo.

> *Tenho uma cliente que usa seus voos como uma "purificação". Ela diz aos comissários que quer apenas água quente e limão durante o voo, nada de comida. Ela relata que se sente leve e fantástica quando desembarca.*

Se você está viajando de carro ou de trem, é mais fácil administrar as suas refeições e lanches. Você pode embalar refeições e lanches numa caixa térmica no carro ou, se está indo de trem, pode levar quase todas as comidas que puder carregar. Viagens pelas estradas em geral significam paradas intermediárias para comer, e estas podem ser interlúdios surpreendentemente saudáveis. O meu conselho aqui é evitar paradas para descansar nas autoestradas, que podem muitas vezes ser demoradas e oferecem escolhas limitadas. Procure o garfo na estrada (aqueles cartazes que indicam que tem comida na próxima saída). Saia e procure uma lanchonete de sanduíches naturais como um Subway. São fáceis de encontrar e agora oferecem uma linha de refeições saudáveis chamadas Subway Fresh Fit Meals, que incluem um sanduíche de pouca gordura, uma fruta e uma garrafa de água. Você pode conseguir um vegetal ou sanduíche de peru nesta refeição com algo entre 200 a 300 calorias. Se você vir uma parada para descanso numa autoestrada, não se desespere. Você pode fazer uma refeição saudável em inúmeros lugares de fast-food hoje em dia. Para uma lista completa, ver "Escolhas de Altos Dividendos em Restaurantes de Cadeia", página 254; mas só por exemplo, no McDonald's você pode escolher Salada Asiática e Frango Grelhado com Vinagre Balsâmico de Baixas Calorias, com 340 calorias, ou no

Taco Bell, um taco de frango Ranchero Chicken Soft Taco ("Fresco Style") com 170 calorias.

**QUANTO TEMPO VOCÊ VAI FICAR LONGE DE CASA?** Se é uma viagem de um dia, você vai precisar de um plano só para o café da manhã e/ou lanche no aeroporto. Mas, se você vai passar uma noite ou várias noites fora, é melhor estar totalmente preparado. Ao considerar a sua viagem aérea, tenha em mente que tempo de voo não é a mesma coisa que tempo de viagem: às vezes um voo de duas horas pode na verdade significar cinco horas de viagem se você contar o transporte do aeroporto, a espera pela bagagem etc. Eu sempre aconselho aos clientes que uma viagem mais longa requer um pacote de comida de viagem. Este deve incluir o número adequado de barrinhas energéticas assim como outros lanches de sua escolha.

**QUAL A SUA PROGRAMAÇÃO DIÁRIA ENQUANTO ESTÁ FORA?** Você tem uma ou duas reuniões por dia? Ou praticamente cada minuto do seu tempo fora será dedicado a reuniões e recepções de negócios? Isto irá determinar quantos lanches você vai precisar embalar e também quantas pesquisas com antecedência terá de fazer em restaurantes locais assim como potenciais opções de exercícios.

Depois de avaliar o que terá pela frente numa viagem em particular, você terá vencido metade da batalha. Mas também é útil considerar alguns dos desafios que terá de enfrentar ao escolher refeições e lanches na estrada. E eu tenho algumas sugestões extremamente úteis para reservar hotéis, trabalhar na estrada e conquistar aquele vacilante período de reentrada quando você acabou de chegar de viagem.

## CAFÉ DA MANHÃ NO TERMINAL

Parece terminal, não é mesmo? Você está com tanta fome que até já esqueceu três vezes o número do portão de embarque. Você saiu de casa numa correria, com nada mais do que o gosto da pasta de dentes na boca. E agora, quase duas horas depois, você percebe que não irão servir refeição no seu voo e talvez só bem no final da tarde você terá acesso a alguma coisa para comer. O que fazer? À primeira vista, as ofertas de café da manhã no aeroporto parecem desanimadoras. Tem as rodelas gigantes de carboidratos com glacê e sem glacê ou... bem, acho que é só. Não se desespere. Tem opções fantásticas para o café da manhã disponíveis em qualquer aeroporto – refeições para o início da manhã realmente rápidas e saudáveis – e elas surgirão como Wallys dos quiosques e das vitrines do aeroporto, se você souber onde procurar.

## Cafés da manhã instantâneos no aeroporto

Você tem dez minutos antes de embarcar e antes que se torne vítima do ataque do borrachudo ovo com salsicha. Mas você só vê a sua volta grandes bagels gordos com cream cheese e tortinhas Cinnabons do tamanho de pneus. A confusão é a inimiga do controle, portanto eis aqui como ser simples e escolher um café da manhã leve, saudável e satisfatório que não levará mais de dez minutos para conseguir. Inúmeros clientes me contaram que este café da manhã parada única salvou a vida de suas dietas. Tem também o café da manhã parada dupla para aqueles que têm um pouco mais de tempo e/ou querem um pouco mais de comida.

**CAFÉ DA MANHÃ DE PARADA ÚNICA.** Corra para o Starbucks ou qualquer cafeteria para um leite desnatado. Sim, é realmente metade de um café da manhã saudável. É uma dose de café expresso junto com mais ou menos 250ml de leite que lhe custarão cerca de 200 calorias. Você pode tomar com leite desnatado ou de soja. O leite de soja tem um pouquinho mais de açúcar, mas ainda é uma boa escolha. A segunda metade do café da manhã de parada única é um pedaço de fruta. Eles terão banana ou alguma outra fruta em qualquer Starbucks ou cafeteria. Algumas pessoas contam com isto como seu café da manhã padrão no aeroporto mesmo que tenham mais tempo, principalmente se estiverem levando na bagagem um lanche saudável para a viagem de avião. Eu não costumava recomendar um café da manhã tamanho grande para os outros, mesmo se eu mesmo contasse com isso, porque não pareciam saudáveis o suficiente. Afinal de contas, café no café da manhã não é o sonho do nutricionista. Mas se você está tentando emagrecer, e se está com uma pressa louca, um bom copo de leite e um pedaço de fruta, que o deixará satisfeito e o sustentará por algumas horas, é um início perfeito para o seu dia. Outra vantagem de um copo de meio litro de leite desnatado se você é mulher é que ele lhe dá mais ou menos 60% da quantidade recomendada de cálcio.

**CAFÉ DA MANHÃ DE PARADA DUPLA.** Tem mais alguns minutos? Procurando um café da manhã mais substancial? Vá até o seu Starbucks para um chá ou café. Enquanto está lá, pegue um iogurte desnatado ou com baixo teor de gordura (por exemplo, Dannon Light & Fit, Stonyfield Farm) e/ou um pedaço de fruta, depende se você é homem ou mulher. (Ver orientações de Cardápio abaixo). A sua segunda parada é na Hudson News. A Hudson News, esse familiar misto de banca de jornal e loja de miudezas que você encontrará em quase todos os aeroportos dos Estados Unidos, está aberto mal rompe o dia e às vezes até antes. Ali você vai encontrar uma seleção de barrinhas de cereal que, acrescentadas ao seu meio litro de leite ou chá, iogurte e fruta, proporcionará proteína e fibra e o deixará satisfeito.

**CARDÁPIO DE CAFÉ DA MANHÃ EM DUAS PARADAS.** As mulheres devem escolher um ou dois dos seguintes; os homens dois ou três.

- Iogurte desnatado ou com baixo teor de gordura (por exemplo Dannon Light & Fit, Stonyfield Farm)
- Fruta como uma banana ou uma laranja*
- Barrinha energética

Por falar nisso, se você está escolhendo uma barrinha energética de manhã, sugiro que evite as com chocolate porque ela envia a mensagem alimentar errada para o seu cérebro: fique com as barrinhas mais simples para o café da manhã. As minhas escolhas principais de barrinhas para o café da manhã (encontradas na Hudson News) são:

- Barrinha de granola Nature Valley
- Barrinha Balance

---

* Fruta com casca que você não precisa lavar é melhor.

- Barrinha South Beach
- Barrinha Soy Joy
- PowerBar Harvest (um pouco alta em calorias com 250, mas aceitável)

> *A maioria dos viajantes sabe que a Transportation Security Administration (TSA) instituiu regulamentos rígidos para as quantidades de pasta de dentes, água engarrafada e outros líquidos e gels permitidos na bagagem de mão. Os regulamentos mais recentes proíbem líquidos e gels em quantidade superior a 85ml, mas lanches como bananas, maçãs, vegetais, barrinhas energéticas etc., são atualmente aceitáveis. Quando você passou pela segurança, pode comprar garrafa d'água para o voo. Confira com a sua linha aérea on-line antes do voo para ter certeza de estar atualizado com relação aos regulamentos mais recentes. Em geral, é mais seguro comprar alimentos para carregar na mão como saladas e sanduíches depois de ter sido liberado pela segurança.*

Este Café da Manhã em Duas Paradas é uma refeição leve, saudável, que lhe proporciona algumas proteínas e fibras ao mesmo tempo que o deixa satisfeito. Claro que você terá de usar o seu bom senso. Se sabe que vai ser alimentado durante o voo e sabe que vai comer o café da manhã que lhe servirem e sabe que fará esta refeição dentro de mais ou menos uma hora, é melhor tomar só um chá ou café no aeroporto.

Se, entretanto, você está procurando algo mais para comer além de um Café da Manhã de Parada Única ou de Duas Paradas, existem opções. Eu dei algumas boas opções nas Folhas de Artifícios no Aeroporto (página 276), mas algumas ideias rápidas incluem um Egg McMuffin no McDonald's sem o pão, o Burger King Egg, misto quente sem o pão, ou a fritada de rúcula, tomate, presunto e cheddar do café Au Bon Pain.

*"Isto é o que eu gosto nas sugestões para comer no aeroporto da Dieta de Wall Street: Não preciso mais me preocupar com a comida quando estou viajando. Tomo o Café da Manhã em Duas Paradas quando viajo cedo. Sempre tenho a minha comida na bagagem de mão. Posso comprar em qualquer um dos meus fast-foods saudáveis em qualquer lugar quando preciso. Tudo é automático.*

*É relaxante e eficiente e tenho mantido o meu peso mesmo quando estou viajando constantemente."*

– THOMAS K., GALLERY OWNER

## LANCHES DURANTE O VOO

Então você está a velocidade de cruzeiro a nove mil metros de altura. Você tomou o seu leite desnatado duas horas atrás no aeroporto, mas aí o avião ficou parado no portão para sempre, e vai levar horas para você fazer uma refeição de verdade. E você está com fome! Mas espere... aqui vem um pacote de lanche da companhia aérea. E seria tão bem-vindo se fosse outra coisa que não uma bomba gorda, salgada, cheia de calorias. Porque uma companhia aérea pensa que um festival de carboidratos com 900 calorias que inclui um pacote de pretzels, uma caixinha de queijo com bolachas salgadas e um brownie é um lanche? O pior desta situação é que a sua resistência está extremamente baixa: você está com fome, provavelmente cansado, e está reduzido a esse estado mental infantil de alimente-me que a maioria de nós adota assim que apertamos os cintos.

A solução para isto é nunca, jamais, entrar num avião sem um ou dois lanches. (Passaporte? Conferido. Laptop? Conferido. Lanche saudável? Conferido.) Muitos dos meus clientes gostam de tomar um leite desnatado antes de entrarem no avião, mas eles também querem alguma coisa para comer mais tarde. Em alguns casos, eles não comem nenhuma comida de avião e portanto recusarão o café da manhã que for servido. Em outros casos, eles estão num voo que não serve comida. Algumas pessoas gostam de levar comida com elas como garantia contra atrasos de voo, conexões perdidas ou mesmo para colocarem na geladeira no quarto do hotel quando chegam e ter à mão para o voo de volta. Eu descobri que alguns homens, em particular, gostam de ter uma opção de *shake* na maleta.

> Bolachas Fiber Rich cabem perfeitamente em saboneteiras de viagem de plástico, e muitos dos meus clientes têm sempre uma guardada na sua maleta.

Antes de jogar uma porção de lanches na sua maleta, você precisa reconhecer o que poderá comer a bordo. Meus clientes sempre podem responder a esta pergunta: eles sabem que podem fazer lanches extras a bordo ou, principalmente se forem Raspadores de Prato, não podem porque simplesmente comerão tudo que carregarem. Os melhores lanches para os Raspadores de Prato são queijos Babybel Light (um dos meus clientes os chama de "o queijo indestrutível") e bolachas Fiber Rich. Se você é um Raspador de Prato numa viagem longa, é mais seguro colocar os seus lanches extras na bagagem despachada ou na que vai guardada; você só deve ter à mão a quantidade de comida suficiente para aquele voo. Se você é um Comedor Controlado, pode colocar na mala qualquer um dos lanches que goste da lista sugerida abaixo. As barrinhas e lanches de bolacha com queijo serão práticos nos quartos de hotel, reuniões prolongadas, antes de jantares de negócios e coquetéis, e quando os voos atrasam. Pense em levar alguns tubos de manteiga de amendoim para comer com as suas bolachas. Além disso, você pode levar saquinhos de chá, visto que a maioria dos hotéis têm instalações para esquentar água. Uma xícara de chá à tardinha pode subverter desejos e relaxar ao mesmo tempo. Se você está correndo para pegar seu voo, pode pelo menos pegar uma barrinha energética na Hudson News ou em qualquer loja do aeroporto. (Ver escolhas de barrinhas Wall Street, página 165-66). Lembre-se de que às vezes durante um voo você não está realmente com fome; você está com sede. Então beba água ou club refrigerante, ou chá sempre que puder.

> **O PACOTE DE LANCHE DE EMERGÊNCIA WALL STREET.** *Eu sugiro aos clientes que viajam a trabalho para levarem sempre um Pacote de Lanche de Emergência. O seu Pacote de Lanche de Emergência deve incluir: uma barrinha ou shake, 2-4 bolachas Fiber Rich, e um tubo de manteiga de amendoim ou 2 queijos Babybel Light. (A vantagem da manteiga de amendoim é que ela não exige refrigeração e pode ficar na mala indefinidamente; o queijo deve ser fresco para cada viagem.)*

Aqui estão os Lanches de Voo Wall Street recomendados que o acalmarão não importa o que a companhia aérea ou o tempo lhe servirem:

- ♦ **ÁGUA.** Sempre pegue uma garrafa de um litro antes de entrar no avião.

- **FRUTA/VEGETAL.** Vegetais cortados ou um pedaço de fruta. Frutas ou salgadinhos de vegetais desidratados Crispy Delite, e frutas desidratadas Nature Valley Fruit Crisps.

- **DOCES.** Qualquer barrinha energética (sem cobertura de chocolate para não derreter) como nozes e uvas-do-monte da Luna; iogurte com mel da Balance, barrinha de granola Kushi, TLC, Lärabar, barrinha Gnu Foods.

- **TORRADOS/SALGADOS.** Glenny's Soy Crisps, pipoca natural Boston's Lite (pacote de 60 calorias), tortilhas Glenny's Zen.

- **PACOTE DE PROTEÍNAS.** Manteiga de nozes Justin e 2 Fiber Rich Crackers; e mini Babybel Light ou Laughing Cow Light e 2 Fiber Rich; peito de peru charqueado Shelton's (pacote de 50 calorias) e 2 Fiber Rich; biscoitos palito com queijo Laughing Cow Cheese & Baguettes (60 calorias).

- **SOLUÇÃO RÁPIDA.** *Shakes* não refrigerados prontos para beber (peça um copo com gelo quando estiver no avião). *Shake* nutritivo Myoplex Lite (190 calorias), *shake* Myoplex Carb Sense (150 calorias).

Ver a Lista de Compras, páginas 306-16, para alguns detalhes sobre os produtos acima.

> DICA PARA VIAGEM DE AVIÃO. *Sempre reserve a comida que tiver levado para dentro do avião até que sirvam a refeição ou lanche da companhia aérea. Sirva-se quando os comissários de bordo servirem os outros. De outra forma, é muito fácil você comer a sua própria refeição ou lanche e também os que a companhia oferece.*

**AS VERDADEIRAS REFEIÇÕES DAS COMPANHIAS AÉREAS.** As refeições servidas durante os voos sempre foram motivo de piadas por causa da má qualidade em geral do que era oferecido. Hoje, são piadas porque, em muitos voos, elas desapareceram. De fato, a história da comida no avião resume-se na velha piada: "A comida era terrível. E as porções pequenas demais." O que um viajante vai fazer? Existem passos a dar para melhorar a sua sorte quando se trata de comer voando. Primeiro, você deve conferir com as companhias aéreas o que vão servir no seu voo, se forem servir alguma coisa. Se servirem comida a bordo e você for comer, eis como transformá-la numa Refeição Wall Street: coma os vegetais, a proteína, a salada e a fruta, e deixe de lado os Carboidratos simples, incluindo o pão, a batata, o arroz, o macarrão e a sobremesa. Como as porções nos aviões são muito pequenas, se você seguir esse conselho estará comendo uma refeição relativamente saudável e de poucas calorias. Se não vão servir nada, veja nas páginas 168-69 as sugestões para comidas para levar. E por falar nisso, se você quiser pular a refeição totalmente, informe à comissária com antecedência que não quer ser perturbado durante o voo. Eu tenho clientes que fazem isto regularmente, assim não se sentem nunca tentados por nada que a companhia aérea servir.

> **HIDRATE-SE!** *Você certamente não vai carregar uma caixa de garrafas de água num voo, mas não deixe de ter pelo menos uma com você sempre. Viagens, particularmente as de avião, são desidratantes e o seu acesso a água pura pode ser limitado. O objetivo da Wall Street é consumir 900ml de água durante o voo (a não ser que seja uma ponte aérea).*

**LÍQUIDOS VOADORES.** Você sabe que precisa se hidratar quando está voando. O ar seco da cabine e as distrações da viagem podem deixar você ressecado. E a desidratação pode fazer você se sentir atordoado e menos capaz de fazer escolhas alimentares inteligentes. É também saudável beber líquidos suficientes, pois uma boa ingestão de líquidos garante idas frequentes ao banheiro para esticar as pernas. A melhor escolha básica de líquidos é, claro, a água. Se puder, pegue uma garrafa no terminal (depois de passar pela segurança) para ir bebendo assim que se sentar. Às vezes demora um pouco para lhe oferecerem alguma coisa para beber, se oferecerem, no voo. Se você gosta, leve também pacotes de suco em pó Crystal Light (muitas bancas de jornal vendem bem ao lado das garrafas de água) para dar um sabor a sua água engarrafada. Se você puder escolher a sua bebida durante o voo, escolha água, chá, água com gás ou água com gás com um pouco de suco de fruta. Evite totalmente o álcool quando estiver voando. Ele pode favorecer a desidratação e também ser o primeiro passo para desmontar todas as suas boas intenções. Evite também um Virgin Mary. Muitos clientes me dizem que esta era uma boa escolha de bebida, mas tem um teor de sódio muito alto (um Mr. & Mrs. T Bloody Mary Mix de 315ml tem 2.100mg de sódio!) e pode promover a desidratação e também tornar aqueles lanches altamente calóricos, salgados, da companhia aérea mais atraentes.

> *Se você tende a ficar enjoado durante o voo, evite bebidas como café, álcool e suco de laranja, que são conhecidos por irritar o estômago. Em vez disso, peça drinques como club refrigerante ou chá de ervas, que parecem aclamar o trato gastrointestinal. Lembre-se de que o álcool pode golpeá-lo com muito mais força a 900 metros de altura do que no seu bar local. É melhor evitar totalmente as bebidas alcoólicas quando estiver viajando.*

## ALMOÇOS E JANTARES EM VIAGEM

Qual é o seu plano de almoço? Você vai estar viajando na hora do almoço? Vão lhe servir um almoço saudável durante o voo? Você vai pegar uma estrada e parar para almoçar? Ou vai viajar no final do dia, quando pode precisar jantar na estrada ou no aeroporto?

Aqui estão algumas soluções para almoços e jantares:

**EMBRULHE O SEU.** Se você tem tempo e suprimentos, esta é uma ótima solução. Você saberá o que vai comer e pode se adaptar em termos de escolhas e calorias. Embora esta abordagem possa muitas vezes ser uma excelente estratégia nutricional, a verdade é que meus clientes raramente têm tempo para fazer isso. Mas se você tem, principalmente se está pegando a estrada e pode usar uma caixa térmica, embrulhe um sanduíche de peru num wrap La Tortilla ou pão de trigo integral light, com mostarda e muita alface picada. Este é um sanduíche fantástico, saboroso, e favorável à dieta. Jogue algumas minicenouras num saco Ziploc e pegue alguns queijos Babybel Lights ou Laughing Cow Light e bolachas Fiber Rich e estará pronto para partir. Essa seleção de comidas o sustentará até a hora do jantar.

**ESCOLHAS DE ALMOÇO E JANTAR NO AEROPORTO.** Você pode realmente fazer uma refeição decente no aeroporto. Só precisa escolher com prudência. A sua melhor escolha em geral se estiver querendo uma refeição é uma salada. Você encontra uma salada caesar com frango grelhado em quase todos os lugares. A maioria das vezes ela será servida sem molho, mas, caso contrário, você sempre pode pedir o molho à parte. Escolha um molho light italiano ou vinagrete, ou sem gordura, ou então se não tiver nenhum disponível, tempere-a você mesmo com alguns pingos de azeite e vinagre do balcão de saladas. Peça para não acrescentarem croutons na salada se possível; se não for possível, cate-os e deixe-os de lado. Sanduíches também podem ser ótimas escolhas para o almoço. Muita gente, especialmente os Veteranos nas dietas, estão atentos aos carboidratos num sanduíche, mas de fato outras escolhas, como frutas e misturas de nozes, com os quais as pessoas tentam substituir uma refeição são na verdade más escolhas se comparadas com um sanduíche, porque não satisfazem tanto e podem contribuir para oscilações nos níveis de açúcar no sangue e, portanto, promover a fadiga. A Starbucks e outras lanchonetes oferecem sanduíches já prontos que têm a quantidade de calorias relacionadas na embalagem. Procure os que têm menos de 350 calorias, tais como o sanduíche suíço de peito de peru sem condimentos com 280 calorias ou o wrap vegetariano do Starbucks Very Veggie Crunch Wrap com 310 calorias. O sanduíche ideal Wall Street é o de peru, alface e tomate no pão integral com mostarda. É delicioso, enche o estômago e se encontra em quase todos os lugares. Não hesite em pedir em qualquer restaurante de aeroporto, mesmo num restaurante de cadeia, para fazê-lo especialmente para você. Alternativamente, você sempre pode pedir vegetais no vapor e algum tipo de proteína grelhada e solicitar que não acrescentem Carboidratos simples (batatas fritas, macarrão, arroz, batata cozida).

---

VOO ATRASADO? CANCELADO? *Se você vai ter algumas horas para matar antes de entrar no avião, considere consultar o airportgyms.com para ver que instalações para fazer ginástica existem no terminal ou nas proximidades dos aeroportos americanos. Este site prático relaciona academias e suas comodidades nos principais grandes aeroportos dos Estados Unidos e do Canadá*

> assim como instalações próximas, taxas se houver e o custo do transporte até lá (que às vezes é uma condução que vai e vem de graça). Um atraso de cinco horas pode significar uma excelente oportunidade de fazer ginástica, uma sauna a vapor ou tomar um banho de chuveiro, em vez de uma frustrante forma de matar o tempo.

Para muitos dos meus clientes, tem sido uma grande conquista saber que restaurantes de fast-food assim como os restaurantes de cadeia oferecem algumas excelentes opções de refeições hoje em dia. Muita gente me disse que andava pelos terminais dos aeroportos, morrendo de fome, procurando refeições saudáveis, e desistia porque só conseguia encontrar um McDonald's e um fast-food mexicano Chili's, que acreditava serem armadilhas mortais para a dieta. Embora seja verdade que muitas cadeias de restaurantes e de fast-food são campos minados para a dieta, também é verdade que, quando você sabe onde procurar, consegue uma refeição satisfatória, saudável, em quase todos os aeroportos do país.

Aqui estão algumas das melhores escolhas Wall Street para almoçar ou jantar em restaurantes de cadeia nos terminais (conferir as Folhas de Artifícios, página 276, para uma lista completa de opções nos terminais de aeroportos):

| PEGUE E LARGUE NO CAFÉ AU BON PAIN | |
|---|---|
| PEGUE | CALORIAS |
| Sopa de vegetal *Southwest* (tamanho médio) | 100 |
| Salada tailandesa de frango | 190 |
| Com vinagrete de *raspberry* (80) sem gordura | 270 |
| *Salada Caesar* | 210 |
| Com vinagrete de *raspberry* (80) | 290 |
| LARGUE | CALORIAS |
| *Salada Shangai* (com molho de gergelim asiático) | 980 |
| *Sanduíche Turkey Melt*, feito com peito de peru, cheddar e bacon | 1.030 |

## PEGUE E LARGUE NO BURGER KING

| PEGUE | CALORIAS |
|---|---|
| Salada *Side Garden* | 15 |
| Com *Ken's fat-free ranch dressing* (60) | 75 |
| Hambúrguer (sem o pão) | 160 |
| Hambúrguer | 290 |
| Salada *Tender Grill chicken garden* (sem molho) | 240 |
| Com *Ken's fat-free ranch dressing* (60) | 300 |

| LARGUE | CALORIAS |
|---|---|
| Sanduíche *Tripple Whopper* – três hambúrgueres, bacon, queijo cheddar, cebola e tomate | 1.130 |
| Quarterão BK com bacon – *Quad Stacker* | 1.000 |

## PEGUE E LARGUE NO MCDONALD'S

| PEGUE | CALORIAS |
|---|---|
| *Salada Side Garden* | 20 |
| Com vinagrete balsâmico sem gordura (40) | 60 |
| Hambúrguer (sem o pão) | 90 |
| Fruta e salada de nozes (tamanho lanche) | 210 |
| Hambúrguer | 250 |
| Salada Caesar com frango grelhado | 220 |
| Com vinagrete de baixo teor de gordura (40) | 260 |
| *Honey Mustard Snack Wrap* (Wrap de frango grelhado com mostarda de mel) | 260 |
| Salada asiática com frango grelhado | 300 |
| Com vinagrete balsâmico de baixo teor de gordura (40) | 340 |

| LARGUE | CALORIAS |
|---|---|
| Quarterão duplo com queijo | 740 |
| Com batatas fritas médias (380) | 1.120 |
| *Chicken Club Bacon* | 660 |

Tem mais uma regra Wall Street rígida quando se trata de comer voando: jamais coma sozinho! Isso é, jamais coma a não ser que o carrinho tenha chegado até você e estejam servindo aos outros passageiros. Comece a sua refeição ou lanche quando o carro estiver no seu corredor; nunca antes. Muita gente descobre que come o seu lanche ou refeição na decolagem, pensando que depois vão trabalhar, dormir ou ler, e quando o carrinho chega perto deles, estão fazendo uma segunda refeição ou lanche. Portanto facilite para você; o carrinho é o seu sinal para começar a sua própria refeição saudável.

> QUE TAL BALAS E CHICLETES SEM AÇÚCAR COMO LANCHES NO AVIÃO?
> Eu não recomendo balas sem açúcar, porque podem resultar num estômago inchado, flatulento. Chicletes sem açúcar podem ter o mesmo efeito, portanto se você gostaria de mastigar um, limite-se a uma tirinha num voo curto e duas ou três num voo longo.

## VIAGEM DE SPA: UMA NOVA MANEIRA DE VIAJAR

A vida na estrada pode ser um desafio. Tem o horário irregular, a cama estranha, as refeições fora de hora. E, é claro, tem toda a questão da viagem a negócios: fazer negócios! Você precisa estar concentrado e deve ter um bom desempenho nas horas apropriadas. Sim, é uma situação exigente e muitas vezes cansativa e estressante. Mas vamos examinar as *oportunidades* das viagens a negócio. Você está livre das responsabilidades domésticas. Pode pular da cama, escovar os dentes e sair: não precisa fazer a cama, sair com o cachorro, não tem gato para alimentar. Não precisa fazer compras, cozinhar, não tem contas a pagar. Nenhum parceiro ou família para agradar.

A filosofia da Wall Street é que você tem duas vidas – a sua vida pessoal e a sua vida profissional – e todas as indulgências razoáveis devem ser reservadas para a sua vida pessoal. Isso significa nada de barras de chocolate porque você está entediado no quarto de hotel, nada de uma grande sobremesa depois de um jantar de negócios, nada de dormir mais meia hora quando você poderia estar no ginásio do hotel começando bem o seu dia. Curta um cachorro quente no jogo de bola com seu filho, um drinque sofisticado com seus amigos num jantar de comemoração, e um cochilo a mais de manhã no seu tempo pessoal. Mantenha o seu tempo de trabalho magro e limpo. Use esta mentalidade para transformar todas as viagens a negócios num interlúdio de spa. Termine o seu trabalho, exercite-se, coma light, e volte para casa revigorado. Depois que você mudar a sua mentalidade a respeito das viagens a negócio, pode esperar que uma viagem a negócios seja uma suspensão temporária da sua rotina diária.

Aqui estão algumas dicas para a Viagem Spa Wall Street:

**ESCOLHA O SEU HOTEL COM CUIDADO.** Clientes de negócios são importantes para os hotéis, e eles querem que vocês se sintam felizes. Hoje em dia, muitos hotéis que atendem pessoas que estão viajando a negócios oferecem comodidades que farão a sua estadia mais agradável e mais saudável. Procure sempre escolher um hotel que tenha um centro de ginástica e, se você nadar, uma piscina. Alguns sites de reserva de hotéis pela Internet, incluindo Travelocity e Orbitz, permitem que você personalize a sua busca para selecionar hotéis que ofereçam essas comodidades. Alguns hotéis também oferecem opções "light and fit" (leve e em boa forma) nos seus cardápios de serviço de quarto, e embora esta opção possa não ser motivo suficiente para escolher um determinado hotel, é sem dúvida algo a procurar depois que você já se registrou. Se você viaja regularmente para as mesmas cidades, descubra um hotel que satisfaça as suas necessidades e fique com ele. Clientes que voltam sempre com frequência gozam de benefícios extras, e isso torna todo o processo da viagem mais tranquilo e mais fácil.

**PERSONALIZE O SEU QUARTO.** É meia-noite e você acabou de voltar para o seu quarto no hotel depois de um interminável jantar de negócios que coroou uma interminável reunião de estratégia. Você nunca se sentiu tão exausto. Você folheia o jornal, tira os sapatos, e aí... que som é esse? É o doce canto da sereia de uma minúscula geladeira cheia de chocolates Toblerone, gigantes barras Twix e misturas de nozes e amendoins "gourmet". A canção da meia-noite do minibar colocou muitos viajantes no mau caminho. Para qualquer pessoa que faça a Dieta de Wall Street, mas particularmente para os Raspadores de Prato, um dos telefonemas mais importantes que você pode dar antes de sair de casa é para pedir ao hotel que esvazie o minibar do seu quarto. Os hotéis ficam felizes em fazer isso se avisados com antecedência. Às vezes cobram uma taxa nominal, mas de qualquer modo, a pequena taxa é sem dúvida menos do que você poderia gastar em chocolates Cadbury. Você pode usar o espaço extra na pequena geladeira para água, frutas ou outros lanches saudáveis.

> **APERTEM OS CINTOS DE SEGURANÇA...** *A fadiga muitas vezes se mascara de fome. Você pensa que está com fome, mas está na verdade cansado. Esta é uma coisa importante a considerar na viagem porque as suas rotinas normais de sono e alimentação são interrompidas. Ela ajuda você a se lembrar de que pode muito bem estar cansado, não com fome. Não combine os efeitos negativos da fadiga com o comer sem pensar.*

**COLOQUE NA MALA O SEU EQUIPAMENTO DE GINÁSTICA.** Embora eu duvide que você vá arrastar pesos de mão na sua bagagem, sugiro que *sempre* coloque ali os seus tênis e roupas de ginástica. Alguns clientes gostam de levar com eles uma tira elástica ou uma corda de pular. Estes dois tornam o exercício no seu quarto na hora que lhe convier um estalar de dedos. Outra opção prática é baixar um programa de exercícios no seu MP3. iTRAIN oferece programas de exercícios que podem ser baixados para o seu MP3 ou iPod, com opções que variam desde os exercícios para iniciantes até coleções de exercícios para treinamento de recrutas para o corpo todo. Você pode também usar o DVD do laptop para Pilates, yoga ou outros CDs de condicionamento físico. Se você caminha ou corre não deixe de conferir o tempo no seu destino antes de sair (*weather.com* dá as previsões) para colocar na mala a roupa de ginástica ao ar livre apropriada.

> *Saladas são sempre a principal opção de refeição Wall Street porque têm poucas calorias e são muito nutritivas. Mas se você está viajando para um país subdesenvolvido onde pode estar se arriscando a uma doença provocada por alimentos ou pela água, deixe de lado as saladas de vegetais crus e fique com os vegetais cozidos servidos fervendo. Escolha a sua água de beber com cuidado e pergunte ao seu hotel sobre a segurança com relação à água.*

**ACERTE O SEU RELÓGIO DA SAÚDE.** Você sai do avião, encontra a sua bagagem, se enfia num táxi, e antes mesmo de perceber está de pé com a vista turva no centro de uma sala de hotel estranha. Muitos clientes me contaram que este é um "ponto de pressão da dieta" para eles. O impulso é comer. A tentadora fantasia começa com uma passada rápida na loja de conveniência do hotel para comprar algumas balas ou um saco de batatas fritas, seguida de um relaxante surf pelos canais da televisão e quem sabe um cochilo no seu quarto. Esta não é a melhor maneira de começar a sua viagem, porque o açúcar e os carboidratos lhe darão uma fadiga de ricochete e você terá problemas com os seus níveis de energia daí para frente.

> *A variação de fusos horários pode ser um sério desafio para a dieta. Pode causar fadiga, dor de cabeça, desorientação e insônia e pode incentivá-lo a se exceder. Algumas estratégias para reduzir os efeitos da diferença de fusos horários incluem: manter-se hidratado o tempo todo durante a viagem, ajustar a sua hora de dormir com a hora local o mais rápido possível, passar algum tempo todos os dias ao ar livre (o sol ajudará a acertar o seu relógio biológico) e acertar a hora das suas refeições com a hora das refeições locais.*

Quando você está cansado e atordoado e acabou de sair de um avião, muitas vezes sente muita vontade de comer carboidratos e açúcar. Este é um problema particular para gente que viaja para o exterior e pode também estar lutando com a diferença de fusos horários. A mortal combinação de fadiga e desorientação pode resultar num grande, embora quase inconsciente, consumo excessivo de calorias. De fato, a pesquisa mostra que a falta de sono pode provocar fome. Portanto, resguarde-se com um acerto de relógio saudável. A simples fórmula para acertar? Suadouro seguido de um banho de chuveiro. Isto desfará a névoa da viagem, recuperará as suas energias, e afastará as ideias de lanchar. Você talvez ainda tenha que enfrentar a diferença de fuso horário, mas se sentirá muito melhor do que se fizesse um lanche, ou alguns lanches, e desse um cochilo.

Às vezes o tempo é curto depois que você chega ao seu destino. Talvez você tenha apenas uma hora entre o registro no hotel e uma reunião. Se for este o caso, simplesmente alongue-se (ou pule corda ou faça alguns agachamentos ou saltos) para se aquecer, e depois tome um longo e relaxante banho de chuveiro. Beba bastante água e saia. Se tiver mais tempo, faça de vinte a trinta minutos de exercícios cardiovasculares na academia do hotel (mesmo que seja numa velha bicicleta ergométrica) ou no seu quarto. Mais uma vez, tome em seguida um banho de chuveiro e você estará pronto para enfrentar o mundo, e a vontade de comer carboidratos e açúcar terá desaparecido.

> *Procurando uma refeição saudável numa nova cidade desconhecida? Consulte este website: http://healthydiningfinder.com/site/. Atualmente ele parece tender muito para restaurantes em cadeia, mas às vezes até isso ajuda. Ele tem listas mais completas para cidades.*

**COMENDO NO SEU HOTEL "SPA".** Você pode transformar qualquer sala de jantar de hotel no seu próprio spa pessoal. Muitos hotéis estão fazendo um esforço combinado para oferecerem opções mais saudáveis nos seus cardápios. Mesmo que o hotel não tenha uma opção saudável, você pode criar uma fazendo o seu pedido com critério. Use o cardápio do serviço de quarto como um mapa básico para refeições saudáveis. Se você sabe que vai haver um bufê de café da manhã com opções ruins, peça que mandem para o quarto um omelete de claras de ovos com vegetais, ou aveia (ou iogurte) com frutas. Se você é esperado no bufê do café da manhã mais tarde, pode simplesmente tomar um café ou chá, ou quem sabe comer mais uma fruta. A maioria dos hotéis hoje em dia tem uma boa seleção de jantares saudáveis no seu cardápio de serviço de quarto. Você pode quase sempre encontrar uma salada com frango grelhado ou peixe. Peça uma com molho à parte e uma fruta, e terá uma excelente e saudável refeição. Uma dica: Quando o serviço de quarto entrega a refeição, geralmente chega um balde de molho, servido junto de um monte de pão. Peça ao garçom para esperar um minuto e sirva-se apenas do molho que precisa e devolva o resto, junto com o pão. É muito tentador mergulhar o pão no molho depois que você já está de pijama e operando o controle remoto. Para mais sugestões sobre as melhores opções de cardápio Wall Street, veja o Guia de Sobrevivência aos Cardápios de Restaurantes de Wall Street (página 271).

> **GINÁSTICA EM TRÂNSITO.** *Se você pertence a uma academia de ginástica, verifique se ela está afiliada a alguma academia no seu destino. Muitas cadeias de academias participam do que se chama programa passaporte que lhe dá a opção de visitar academias em outras cidades de graça ou a um custo nominal. Você pode conferir isso em passport.com. Você pode também consultar a sua academia em casa para ver se tem filiais em outras cidades.*

**TRABALHE OS SEUS EXERCÍCIOS.** Você já fez questão de escolher um hotel com instalações para fazer ginástica. Agora certifique-se de usá-las! Tente montar o seu programa de exercícios mentalmente antes de sair de casa, e não saia dele. A sua prioridade máxima é exercitar-se logo de manhã, antes de tudo. É muito difícil deixar para mais tarde. O exercício de manhã cedo vai reanimar o seu dia e lhe dar uma sensação de controle que dura até de noite. Não pense que você pode tirar mais uma soneca; essa é uma indulgência pessoal e você está no modo spa! Se você acordar, fizer exercícios, tomar um banho de chuveiro e tomar um café da manhã saudável, vai se sentir dez vezes à frente de todo mundo. Assim que você chegar ao hotel, confira o horário de funcionamento do ginásio e pergunte ao porteiro ou à recepção se existe algum lugar para correr ou trilhas para caminhada. Muitos hotéis oferecem sob solicitação mapas que indicam rotas seguras, com marcas de distância, perto do hotel. Se você prefere o ginásio do hotel tente chegar lá cedo. Aproveite o serviço de despertador por telefone para tirá-lo da cama.

**PREPARE-SE PARA PARTIR.** Você vai enfrentar os mesmos problemas no aeroporto no dia da partida, mas não terá o apoio de casa: você não vai poder tirar da geladeira alguns lanches para colocar na maleta. Muitos dos meus clientes pensam com antecedência e levam lanches suficientes – particularmente bolachas Fiber Rich e queijos pequenos – para ajudá-los durante a viagem de volta. Mas se você não pôde fazer isso ou se os lanches já acabaram, pergunte ao porteiro onde fica o mercado mais próximo do hotel e faça um estoque de lanches para curti-los durante a sua estadia e na viagem de volta para casa. Guarde-os na geladeira do quarto do hotel se for necessário. Você também pode tentar uma tática que muitos clientes meus tentaram com muito sucesso: se o seu voo é bem cedo, peça que o café da manhã seja servido no quarto e que junto com ele lhe sirvam também um lanche saudável que você possa levar para o aeroporto. Portanto, na noite anterior, você pode fazer um pedido de omelete de vegetais feitos com claras de ovos ou aveia com frutas e também um sanduíche de peru no pão integral com mostarda, alface, tomate e um pedaço de fruta. Pergunte se eles podem embalar o lanche de forma adequada para você levar na viagem. Esta tática pode lhe economizar tempo e frustração no aeroporto e pode garantir que você tenha pelo menos uma refeição saudável para a sua viagem de volta para casa.

# RETORNO

Esses primeiros momentos em casa depois de uma viagem a negócios são muitas vezes ao mesmo tempo agradáveis e dolorosos. Você em geral está cansado e um tanto desorientado. É maravilhoso estar em casa, mas a verdade é que a sua cabeça pode ainda estar no assento 4B do voo 112. As pessoas em casa estão ansiosas para reconectar com você, mas você deve estar cansado e meio atordoado. Na verdade, a fadiga pode fazer você se sentir como se tivesse tomado uns três martinis: a sua resistência está baixa e é muito difícil evitar más escolhas alimentares e deixar de comer sem pensar, particularmente coisas cheias de carboidratos. É importante lembrar: você não está com fome, você está cansado. É hora de se mimar um pouco, mas não com comida. Eis aqui como:

- ♦ Tome um banho de chuveiro ou de banheira relaxante.

- ♦ Volte ao seu programa de refeições em casa. Se você perdeu uma refeição – digamos, jantar – durante a viagem, faça um jantar simples depois do banho. Um jantar congelado é uma boa opção (ver a Lista de Compras de Refeições Congeladas Wall Street, páginas 315-16, para as melhores escolhas de jantares congelados) porque é rápido e as porções são controladas e não precisa ser preparado. Se você não quer um jantar congelado, descubra que restaurante lhe dará uma refeição de proteína grelhada e vegetais cozidos no vapor para levar; ou se tem alguém em casa, veja se essa pessoa pode lhe deixar um prato com essa mesma opção na geladeira para você. Se você comeu durante a viagem, não lanche quando chegar em casa.

- Vá para cama na hora certa.
- Dê seguimento à viagem com um Dia de Proteína. Um Dia de Proteína pode lhe proteger de qualquer tendência a se fartar de carboidratos num esforço inconsciente de remediar o cansaço remanescente.

## Folha de artifícios de Wall Street
## para alimentos durante o voo

Lembre-se, coma apenas quando a comida for servida aos outros pelas comissárias de bordo.

**Para voos entre 1 e 3 horas,** escolha um dos seguintes:

- Opções crocantes:
  - Pacote de 40g de salgadinhos de soja Glenny's Soy Crisps
  - Barra de cereal Nature Valley Apple Fruit Crisps
  - Glenny's Zen Tortilla Chips
  - Opção de lanche com 100 calorias da Nabisco
  - Vegetais desidratados Crispy Delite Veggie Chips
- Opção doce:
  - Qualquer barrinha recomendada pela Dieta Wall Street (páginas 312-14)
- Opção de frutas:
  - Maçã, laranja ou uma banana pequena
- Opção de queijos:
  - 2 bolachas Fiber Rich mais dois queijos Babybel Light (ou Laughing Cow Light)

**Para voos de mais de 4 horas,** escolha uma refeição e um lanche (lanches relacionados acima):

- Café da manhã Wall Street:
  - Café da manhã em duas paradas no terminal: leite desnatado mais barrinha energética, iogurte, frutas (duas para mulheres, três para homens)
  - Café da manhã para levar: 1 tubo de manteiga de amendoim com 2 bolachas Fiber Rich ou uma xícara de cereal matinal embalado num Baggie (acrescente leite desnatado do carrinho da comissária de bordo) mais uma fruta
- Almoço ou jantar para levar:
  - Sanduíche de peito de peru no pão de trigo ou centeio com alface, tomate e mostarda ou salada pré-embalada com proteína (frango, atum) e fruta (quando o carrinho aparecer)

**Para voos longos, em geral de mais de 6 horas,** o mesmo que acima mas preparado com café da manhã, almoço e um lanche.

*"A Dieta de Wall Street oferece bons conselhos a respeito de nutrição combinados com um infalível instinto para saber como lidar com qualquer situação em que a comida esteja envolvida – vida. Ela tem me ajudado a superar agendas agitadas e viagens pelo mundo inteiro, momentos divertidos e não tão divertidos. Heather compreende a vida atarefada da Gente de Wall Street mesmo se essas pessoas não trabalhem em Wall Street. Ela dá informações que todos precisam e merecem."*

– JODY COTTFRIED ARNHOLD, CHAIRMAN, BOARD OF DIRECTORS, BALLET HISPANICO

# A viagem de ida e volta do trabalho de Wall Street

*"A minha viagem para o trabalho todos os dias me toma mais de uma hora de ida e outra de volta. Eu nunca me importei com o tempo que passo no trem, mas sei que tem cobrado o seu tributo. Eu quase não tenho tempo livre. Quando você acrescenta os jantares de negócios que tenho e as viagens ocasionais, fica bastante óbvio que não me sobra tempo para mim mesmo. E o meu peso estava começando a virar um problema mas francamente eu não conseguia imaginar o que poderia fazer a respeito. Eu sabia que não poderia seguir uma dieta. Minha vida não é regrada o suficiente e meus padrões alimentares certamente não são. Minha médica me mandou para Heather porque ela disse que se eu não fizesse alguma coisa com relação ao meu peso ele começaria a afetar a minha saúde. Também, as minhas roupas estavam todas apertadas e eu realmente não me sentia bem. Heather me ajudou a imaginar como superar os meus hábitos alimentares. Ela me fez perceber que eu estava usando as minhas horas extras de trabalho como uma desculpa para não ser saudável, o que é uma loucura se você pensar bem. Mas sou um novo homem agora. Os amigos me perguntam como eu consegui, e na minha última viagem a Hong Kong estava em forma para um lote de novos ternos. Nunca me senti tão bem. Ainda acho que não me exercito o suficiente, mas os seis quilos e oitocentos gramas que perdi até agora contam a história: pelo menos eu estou andando na direção certa."*

– JOHN H., SPORTS AGENT

Eis o cenário: é escuro, aconchegante, você está mergulhado no seu sono toscano – vagando sobre ensolaradas cidades montanhosas – quando de repente a sirene de um carro de bombeiros joga você de novo na terra. Mas não é um carro de bombeiros; é o seu despertador. São cinco e meia da manhã, e parece que a sua cabeça acabou de tocar o travesseiro e já é hora de levantar e começar tudo de novo. Você é o Fred Astaire da condução que leva você para o trabalho e estão tocando a sua canção.

Tenho clientes que suportam extenuantes viagens para o trabalho, semana após semana. Eles pulam da cama numa hora horrível. Comem qualquer coisa ao saírem pela porta – pedaço de torrada, alguns bocados de cereal – não porque estão com fome, mas é um ato inconsciente, um hábito enraizado profundamente no seu subconsciente que eles acreditam que os ajudará a despertar. Eles entram no trem ou no ônibus ou, se estão dirigindo, na janela de um drive-through ou delicatéssen, e comem mais alguma coisa. Talvez uma xícara grande de café e um folheado. Talvez um bagel. Algo para tornar uma longa viagem mais agradável. Quando eles chegam no escritório – às vezes quase três horas depois de levantarem da cama – estão realmente com fome. Agora estão prontos para um café da manhã. Então eles pensam num presunto com ovos e queijo num pãozinho da delicatéssen e outra xícara grande de café.

Antes que você perceba, são dez horas da manhã, e eles já consumiram mais de mil calorias – para muitas pessoas, mais da metade das suas necessidades diárias. Pior de tudo, a maior parte das calorias foram consumidas inconscientemente e sem muita satisfação. Além do mais, eles ainda vão enfrentar almoço e jantar e talvez um drinque de negócios depois do expediente. Estas mesmas pessoas enfrentam um problema semelhante ao inverso no final do dia. Não é de admirar que pessoas que viajam todos os dias para trabalhar lutem com problemas ímpares de controle de peso.

Aqui estão três fatos da vida dessas pessoas que podem tornar a perda de peso um desafio:

**O LANCHE SIMPATIA.** Enfrente: é difícil ir e vir todos os dias do trabalho. Você se sente frustrado porque passa muito tempo na estrada, longe de casa e da família e nem está trabalhando! Você sente pena de si mesmo porque não está onde gostaria e você trabalha muito, muito mesmo e... bem... como dizem em todos os comerciais hoje em dia, você merece. É uma compensação mínima pelo tempo que você gasta. Entra o lanche simpatia: um café com chantilly tamanho gigante, um bolinho, uma rosquinha amanteigada... Então você ganha um pouco de peso. E daí? Você não tem tempo mesmo para fazer ginástica e não tem nada com que ocupar o seu tempo na estrada e você vai resolver isso algum dia no futuro. Quando se trata do seu peso e da sua saúde, você se sente impotente e preso numa armadilha. Passe as rosquinhas.

Isso tudo lhe parece familiar? Se parece, é hora de mudar a sua maneira de pensar. É hora de descartar o lanche simpatia e assumir o controle da sua viagem. A breve satisfação que você tem mastigando uma rosquinha no trem realmente não compensa o desânimo com o seu cinto cada vez mais apertado. Não se preocupe com ginástica agora. Tire isso da sua cabeça. É verdade que você não tem tempo para isso. Mas você *tem* para armar uma estratégia para a sua viagem de todos os dias de modo que o tempo no trem se torne produtivo ou pelo menos não destrutivo. Vou lhe mostrar como conseguir transformar a sua viagem eliminando os lanches simpatia de modo que você nem sinta falta deles.

**A QUEDA BRUSCA DE QUEM FAZ UM LONGO PERCURSO TODOS OS DIAS PARA TRABALHAR.** Você provavelmente não reconhece, mas o seu nível de açúcar no sangue está passando por furiosas oscilações em consequência dos seus hábitos alimentares induzidos pela viagem de ida e volta do trabalho. Os carboidratos altamente refinados (pense nas massas, rosquinhas, sonhos) combinados com a cafeína que o mantém ativo de manhã lhe dão elevações de açúcar no sangue. Mas elas são inevitavelmente acompanhadas daquelas quedas bruscas desagradáveis que deixam você se sentindo exausto e desesperado por mais uma xícara de café e um lanche simpatia. Você está preso num padrão que afeta não apenas o seu peso mas também os seus níveis gerais de energia, para não falar do seu humor. Não é de surpreender que estes níveis oscilantes de energia possam afetar a sua produtividade no trabalho assim como a sua capacidade de resistir aos alimentos altamente calóricos.

Muitos dos meus clientes que fazem esse percurso para o trabalho queixam-se de se sentirem cansados o tempo todo. Eles atribuem isto ao tributo que o seu tempo de viagem lhes cobra, mas eles estão quase sempre, de fato, sofrendo de "ressacas de açúcar": eles têm dificuldade para dormir, acordam cansados e dependem de lanches doces e de cafeína para mantê-los ativos. *Estas pessoas raramente fazem qualquer relação entre o que comem e seus níveis inconstantes de energia.* Elas se espantam ao descobrirem que depois de começarem a fazer a Dieta de Wall Street seus humores se estabilizam e seus níveis de energia permanecem constantes. Tive muitos clientes que me disseram que podiam passar com menos horas de sono depois que refinaram seus hábitos alimentares de acordo com a Dieta de Wall Street. De fato, eu *não* acho que eles precisem dormir menos – e não recomendo que eles tentem dormir menos do que as saudáveis sete ou oito horas de sono – mas acho significativo que muitas pessoas relatem que um padrão alimentar saudável possa elevar os níveis de energia durante o dia inteiro.

Comer os tipos certos de alimentos – alimentos que aumentem o seu desempenho – é uma pedra fundamental da Dieta de Wall Street. O objetivo de manhã é aumentar a síntese de neurotransmissores do seu corpo. Neurotransmissores são as substâncias químicas que o cérebro usa para enviar mensagens entre as células nervosas. Certos neurotransmissores excitam e outros acalmam. Estudos têm mostrado que quando o seu cérebro está produzindo os neurotransmissores dopamina e norepinefrina você se sente mais alerta e focado. Como você estimula a produção destas substâncias químicas? Você come proteínas. Por isso é importante que você coma proteínas de manhã quando começa o dia. Embora carboidratos refinados – lanches de simpatia – possam deixar você mais lento (e oscilações do açúcar no sangue exacerbam este efeito), a proteína que eu recomendo para o café da manhã terá o efeito contrário. Quando você substitui lanches simpatia por lanches saudáveis e um verdadeiro café da manhã, você começa a gozar de uma sensação de serenidade e controle – assim como a perda de peso – que lhe servirá no seu trabalho assim como no seu esforço para perder peso.

**SÍNDROME DO EXERCÍCIO "X-OUT"**. É verdade. Você realmente não pode fazer ginástica. Você não tem um minuto a desperdiçar no seu dia. Eu sou uma entusiasta da ginástica – assim como uma profissional da saúde – portanto eu sei como é importante o exercício físico, mas tenho trabalhado com inúmeros clientes exaustos que viajam todos os dias para o trabalho e lutam com seu peso e eu compreendo o seu sofrimento. Para a maioria deles, tentar espremer quarenta e cinco minutos ou mesmo vinte minutos de exercícios diários em suas rotinas seria o bastante para deixá-los irritados. Eu posso ver isso nos seus olhos quando os encontro e conversamos sobre as suas rotinas diárias: "Eu estou avisando – se me pedir para fazer exercícios, vou para casa e como um bolinho recheado

Twinkie." Portanto, respire fundo. Relaxe, não vou forçá-lo a fazer isso agora. Mas por favor pare um pouco e pense, porque isto poderia lhe dar uma nova perspectiva sobre a sua luta contra o excesso de peso: para muitas pessoas que levam um tempo para ir e voltar do trabalho, o fato de não poderem se exercitar lhes permite adotar a posição de que eles não podem fazer *nada* a respeito do seu peso e da sua saúde. O mantra é: "Não tenho tempo para comer bem, não tenho tempo para me exercitar, não tenho tempo para perder peso. Talvez um dia, mas não hoje." Estas pessoas são inteligentes e motivadas, e elas tendem a ter uma atitude de "tudo ou nada". Portanto a sua justificativa é: se não podem se exercitar – se não podem adotar um estilo de vida totalmente saudável – não faz sentido fazer as coisas pela metade. As exigências do trabalho e da família os fazem se sentir presos numa armadilha e impotentes. Eles desistem.

Vou discutir os exercícios físicos em detalhes em "O fim de semana Wall Street" (página 204), mas por enquanto quero dizer uma coisa importante para vocês que viajam todos os dias para o trabalho. Vocês não precisam de mais tempo para comer bem segundo a Dieta de Wall Street. Não precisam mesmo. Vocês não precisam se repreender por faltarem à academia de ginástica. Vocês podem e vão perder peso e se sentir melhores. Portanto não deixem que a sua agenda apertada e a sua incapacidade de passar algum tempo se exercitando excluam a possibilidade de vocês serem mais magros, mais saudáveis.

---

**DURMA PARA EMAGRECER** *Pesquisas recentes mostram que existe uma associação íntima entre hábitos de dormir e controle de peso. Um estudo na Universidade de Columbia descobriu uma associação clara entre o risco de ser obeso e o número de horas que você dorme todas as noites, mesmo depois de controlar a depressão, a atividade física, o consumo de álcool, a etnicidade, o nível de educação, a idade e o gênero. Neste estudo, quem dormia quatro horas ou menos por noite tinha 73% mais tendência de ser obeso do que quem dormia de sete a oito horas por noite. Quem dormia cinco horas por noite tinha um risco 50% maior e quem dormia seis horas – um período de sono comum entre os meus clientes – era ainda 23% mais propenso a terem um excesso de peso. Uma chave importante para esta associação parece ser*

> o papel representado pelo hormônio leptina, que age como um supressor do apetite.\* Um estudo sobre sono e leptina descobriu que pessoas que dormiam menos de cinco horas por noite tinham uma significativa diminuição de leptina assim como um significativo aumento de gherlin, um hormônio que detona a fome. Portanto a baixa de leptina e o aumento de gherlin parecem agir em conjunto para aumentar intensamente o apetite. Embora eu reconheça que muita gente que viaja todos os dias para o trabalho e de volta para casa e recebe para negócios descobre que o seu tempo de sono sofre, eu continuo insistindo para que as pessoas façam o possível para estabelecer e manter bons hábitos de sono.

O Lanche Simpatia, a Queda Brusca das pessoas que demoram para chegar ao trabalho, e o Exercício X-Out funcionam lado a lado para empurrar você numa espiral descendente que resulta num ganho de peso e numa sensação geral de impotência com relação a sua saúde e seus quilos em excesso. Mas não se desespere! Você pode se reerguer. Você pode ter sucesso. Vi isso acontecer inúmeras vezes. Você só precisa de alguma inspiração e algumas técnicas específicas para ajudá-lo a administrar os consideráveis estresses e falta de tempo que tornam a alimentação saudável um desafio.

## COMO ADMINISTRAR A SUA MANHÃ

Você provavelmente já ouviu falar que a refeição mais importante do dia é o café da manhã. Você imagina a sua família sentada ao redor da mesa, Papai lendo o jornal, Mamãe servindo o suco, e todos curtindo o seu cereal mergulhado no leite quente e frutas frescas. Você sacode os ombros e pensa, "Muito interessante, mas não tem nada a ver comigo". Claro que não é o *seu* café da manhã, e jamais será na maioria das manhãs da semana, mas não há motivos para jogar a toalha e comer um bolinho e tomar um café na estação de trem. Você pode criar a sua própria versão nutritiva de um café da manhã saudável, de baixas calorias e satisfatório se planejar antes e se livrar da sua rotina com

---

\* Gangwisch, J. E., Malaspina, D., Boden-Albala, B., Heymsfield, S. B. "Inadequate sleep as a risk factor for obesity: analyses of the NHANES I." *Sleep* 28(10) (1º de outubro de 2005): 1289-96.

altos teores de cafeína e carboidratos. Café da manhã não é uma cirurgia de cérebro: é simples. Uma proteína e algumas fibras. Vou lhe mostrar como.

Tenha em mente que o café da manhã pode ser um banquete móvel. Você não precisa tomar um café da manhã completo às seis ou sete horas da manhã, ou a qualquer hora em particular. A melhor hora para se tomar o café da manhã é quando você está com *fome* para isso. Por quê? *Porque as calorias consumidas por hábito são força de vontade desperdiçada.* Muita gente não tem fome de manhã cedo, mas come por hábito ou compulsão. Muita gente que engole alguma coisa quando está saindo porta afora não curte o que está comendo. Se você não está com fome para as calorias, não as coma. Isto não significa que você deva pular o café da manhã. Ele é *realmente* a refeição mais importante do dia. Para as pessoas de Wall Street, isso significa duas coisas:

- O café da manhã é a refeição que a pesquisa mostrou ser a mais importante para a perda de peso. Quem toma um café da manhã tem mais sucesso em perder peso e manter um peso saudável.

- O café da manhã é a refeição que você pode controlar melhor. Em geral você come sozinho portanto não tem a pressão social. Em geral você está num estado de espírito bom e otimista de manhã (Um novo dia!, Eu posso fazer isso!) e mais capaz de fazer boas escolhas.

## O momento certo do seu café da manhã

Portanto, você não pode pular o café da manhã. É a sua primeira oportunidade de ter um bom dia de dieta. Mas você precisa tomar uma decisão a respeito de quando comer. Para a maioria das pessoas eu sugiro que deixem o café da manhã para quando chegarem no trabalho e então o tomem no escritório. A maioria das pessoas não sente fome quando acorda e nem começa a sentir até lá por volta das nove ou nove e meia da manhã. Portanto, tome um caneca de chá ou café, preto ou com leite desnatado, antes de sair de casa se a sua programação o permitir. Se você sentir fome, faça um lanche rápido com menos de 60 calorias. Este lanche pode ser

- um pedaço de fruta

- uma bolacha Fiber Rich e uma fatia de Laughing Cow Light (Laughing Cow Bite) ou
- um iogurte desnatado Light & Fit ou iogurte batido smoothie Light & Fit de 60 calorias da Dannon

Tome outro chá ou café no trem se quiser. Lembre-se de que mesmo o leite desnatado tem cerca de 200 calorias, portanto é melhor você ficar com o chá simples se possível. Só essa simples mudança de um café com altas calorias para chá pode economizar muitas calorias.

> **PENSE ANTES** *Você tem uma reunião para o café da manhã no escritório ou num restaurante? Se tem, é melhor tomar apenas um chá ou café antes de sair de casa ou a caminho do escritório.*

Depois de sair de casa, você deve procurar mudar o foco da sua viagem matinal da comida para outra coisa – algo positivo. Algumas pessoas gostam de trabalhar nos seus BlackBerrys. Outras leem o jornal, fazem anotações para o trabalho, zapeiam pelas fotos da família nos seus iPhones, ou escutam seus iPods. Você pode aprender um idioma ou ouvir livros gravados em fita ou até colocar o seu sono em dia. Eu tenho uma cliente que faz alguns exercícios isométricos no trem enquanto lê o jornal.

Se você não pode tomar o seu café da manhã no escritório por motivos logísticos ou porque realmente não sente fome de manhã, então você precisa comer alguma coisa antes de sair de casa. Isto pode significar que você tenha de acordar um pouco mais cedo, mas não deve ser uma coisa muito difícil. Você pode preparar várias coisas de véspera e comer de manhã antes de ir para o trabalho seja em casa ou no trem. A chave para aquelas pessoas que comem antes de chegarem ao trabalho – em casa ou no trem – é se limitar a *um* café da manhã saudável. Depois de ter terminado o seu café da manhã, você acabou. Nada de vagão cafeteria às dez horas. Nada de rosquinhas no saguão de entrada. Nada de docinhos da geladeira do escritório.

Se você deixou para tomar o café da manhã no trabalho, tente comer assim que chegar. Você não vai querer que a sua manhã seja engolida por reuniões e telefonemas, de modo que você se veja, tendo pulado o café da manhã, enfrentando a hora do almoço num estado de total e irracional inanição.

## Receitas poderosas de cafés da manhã Wall Street

Pense no café da manhã como uma receita: você calcula o que precisa comer e faz isso todos os dias. É como escovar os dentes. Não precisa pensar muito nem fazer ginásticas mentais. Enquanto almoço e jantar exigem uma certa habilidade estratégica, o café da manhã não deve esquentar a sua cabeça. Conforme mencionei em O Plano, muita gente – Comedores Fásicos – tomam o mesmo café da manhã todos os dias semanas a fio (e às vezes almoçam a mesma coisa) antes de mudarem para outra fase durante semanas. Embora eu pense que seja melhor variar o seu café da manhã um pouco, se você se sente mais confortável com uma rotina simples, fique com ela.

A pedra fundamental de uma receita poderosa de café da manhã é proteína combinada com muitas fibras para sustentá-lo durante toda a manhã. A proteína o ajudará a se concentrar no trabalho e lhe dará a energia que você precisa para vencer uma manhã exigente.

**CEREAIS.** Escolha um com mais de 5 gramas de fibras, tais como Kashi Go Lean, Heart to Heart, Fiber One etc. Você deve se servir da porção relacionada na caixa – em geral metade a três quartos de xícara (ver Lista de Compras, páginas 307-8) com metade de uma xícara de leite semidesnatado ou leite de soja. (Raspadores de Prato devem escolher cereais apenas se conseguirem resistir a usá-lo como lanche mais tarde se puderem se limitar a *uma* porção no café da manhã.)

**IOGURTE.** Iogurte desnatado ou semidesnatado com meia xícara de qualquer cereal aprovado e uma fruta. Você pode usar qualquer um da Lista de Compras (página 309). Se o iogurte é com sabor de frutas, ele conta como uma fruta, portanto não deve ser acrescentada mais nenhuma fruta. Para os Raspadores de Prato que não podem comer uma tigela de cereal por causa de problemas com o controle das porções, acrescentá-lo a um iogurte funciona perfeitamente porque a adição de cereal é finita. (Quando estiver viajando, você pode esfarelar uma barrinha de granola Nature

Valley – metade para as mulheres e inteira para os homens – no lugar do cereal.)

**OVOS.** Omelete com quatro claras de ovos ou clara pasteurizada Egg Beater, com queijo Laughing Cow Light ou vegetais, mais duas bolachas Fiber Rich ou envoltos num wrap La Tortilla para criar um enroladinho de café da manhã; ou dois ovos cozidos com duas bolachas Fiber Rich e uma fruta.

**AVEIA.** Uma xícara de aveia cozida. Escolha McCann's, Arrowhead Mills (com sabor de frutas ou natural), Kashi Go Lean, ou Quaker (natural ou para controle de peso). Muitas dessas aveias vêm em embalagens instantâneas, que são excelentes para os Raspadores de Prato e também para cafés da manhã no escritório. Eles podem ser feitos rapidamente numa caneca de café com água fervendo. Você pode acrescentar uma fruta (não fruta seca) à aveia, mais, se desejar, uma colher de sopa de semente de linhaça moída ou amêndoas em fatias ou um ovo cozido.

**QUEIJO COTTAGE.** Meia xícara de queijo cottage com duas bolachas Fiber Rich e uma fruta. Alguns homens podem achar que precisam de uma xícara inteira de queijo cottage. Para os Raspadores de Prato é melhor a embalagem individual com 110g de queijo cottage.

**MAIS QUEIJO COTTAGE DIFERENTE.** Alguns dos meus clientes têm problemas com a textura do queijo cottage. Estas pessoas gostam do queijo cottage cremoso da Friendship, que parece cream cheese. Tente espalhado sobre uma bolacha Fiber Rich com um pouco de pimenta moída e um tomate, com geleia sem açúcar; ou com cebolinhas picadas.

**MANTEIGA DE AMENDOIM.** Uma colher e meia de sopa de manteiga de amendoim com duas bolachas Fiber Rich e uma colher de chá de geleia ou meia banana ou qualquer outra fruta. (A maioria dos Raspadores de Prato não pode usar a manteiga de amendoim diretamente do pote: devem ficar com as embalagens Justin's, que têm as porções muito bem controladas.)

**OPÇÕES RÁPIDAS.** *Barrinhas*: Lärabar, Kashi TLC, barrinhas de granola Nature Valley, Luna Sunrise, ou qualquer barrinha da Lista de Compras (página 312-13) que não for revestida de chocolate. *Shakes*: Myoplex Light ou Myoplex Carb Sense prontos para beber.

## A LONGA E FAMINTA ESTRADA DE VOLTA PARA CASA

Para muitas pessoas, a viagem de volta para casa no final do dia é um grande desafio para a dieta. Enquanto o café da manhã, depois que você o calculou, pode ser uma receita, a longa e tortuosa estrada de volta para casa tem obstáculos físicos e emocionais que tornam especialmente difícil manter as suas metas. Já vimos o infeliz madrugador, sonolento, comendo carboidratos refinados e cafeína em todas as estações no meio do caminho. As mesmas tentações o desafiam na volta para casa, mas agora você está cansado. A sua resistência está baixa. Talvez o dia não tenha sido tão bom como você esperava. De fato, talvez tenha sido um dia terrível. Mas se o trabalho foi realmente bom, você ainda está sentindo os efeitos daquelas horas exaustivas de trabalho e está cansado. Para algumas pessoas, a fadiga no final do dia pode ter o efeito de um coquetel: elas perdem o seu foco e parte da sua capacidade de tomar boas decisões. E estão passando por um corredor da morte alimentar com lanchonetes tentadoras assim que deixam o estacionamento. Ou então tem o pretzel quente na estação, a bala que lhe ofereceram quando você comprou o bilhete... Você provavelmente está com fome e está pensado na longa estirada entre a sua mesa de trabalho e a sua casa. E então talvez mais uma estirada entre tirar os sapatos e finalmente jantar.

- Tome um chá quente às três ou quatro horas da tarde. Vai lhe dar uma certa sensação de satisfação, acalmá-lo e ajudá-lo a enfrentar os desafios do final do dia. Se você é particularmente sensível à cafeína, tome um chá de ervas. Celestial Seasonings Sleepy Time é saboroso, e eu prometo que não fará você dormir sobre a sua mesa.

- Guarde o seu Lanche Divertido – a sua barrinha ou seus salgadinhos de soja, por exemplo – para a viagem de volta para casa. Isto lhe tirará a irritação provocada pela fome e o ajudará a aguentar até a hora do jantar. Se sentir fome de tarde, coma duas bolachas Fiber Rich com chá.

- Alguns dos meus clientes que trabalham longe de casa jantam no caminho se a viagem for longa. Este jantar pode ser um sanduíche de peru, por exemplo. Quando eles chegam em casa, fazem apenas um lanche leve antes de ir para a cama. Isto exige uma certa preparação: a maioria das pessoas compra o sanduíche na hora do almoço para não se atrasar no caminho de casa. Se esta abordagem servir para você, ótimo. O lado negativo desta técnica é que ela lhe rouba o prazer de uma refeição verdadeiramente relaxada em casa – algo que a maioria de nós aprecia.

- Não se esqueça de beber a sua água da tarde. Permanecer hidratado ajuda a manter você com o estômago cheio e também a combater a fadiga.

- Você pode usar uma parte do tempo da viagem para ligar para casa, se alguém estiver lá, e planejar uma estratégia para o seu jantar. Você precisa comprar um jantar congelado no caminho de casa: Tem alguém em casa para encomendá-lo? Se tiver, você pode pedir o seu prato light favorito.

## EM CASA FINALMENTE

Você respira fundo e fecha a porta atrás de você. Está exausto. Talvez ainda tenham pratos espalhados com comida do jantar que a sua família já comeu. Talvez a cozinha esteja limpa e silenciosa. Em qualquer um dos casos, você tem de administrar a sua refeição da noite para não cair naquela armadilha de quem faz a Dieta de Wall Street, o temível Jantar Miscelânea.

O Jantar Miscelânea é famoso entre os meus clientes, muitos dos quais especialistas nisso. Eis como você se encontra nessa ladeira escorregadia. Você chega em casa, exausto e morto de fome. Pega dois nuggets de frango do prato que está sobre a mesa e mergulha num lago de ketchup. Depois você decide que, como não tem nada saudável à mão, e/ou porque você não tem tempo ou interesse para cozinhar nada, você vai simplesmente comer uma tigela de cereal nutritivo com um pouco de leite desnatado ou de soja.

E você come. E depois come mais uma porque é saudável, afinal de contas, e quantas calorias ela pode ter? Em seguida só mais um *shake* de cereal para acabar com o leite. E aí você troca de roupa e se acomoda para ver um pouco de televisão, mas ainda está com fome porque não jantou direito, e isso não é justo, então você come mais um punhado de cereal e uns dois palitos de queijo e algumas bolachas. Aí você percebe que sobraram alguns biscoitos naquela caixa ali e pega uns dois. E agora você começa a sentir que a noite é uma causa perdida, e que amanhã você tenta de novo, portanto joga tudo para o alto e come algumas colheradas de sorvete cremoso. A letra da canção tema do Miscelânea segue mais ou menos assim: "Tenho certeza de que vou emagrecer porque não jantei. Não vou contar este pouquinho..." Quando você cair na cama, terá consumido calorias suficientes para um dia inteiro em poucas horas que esteve em casa, e terá se preparado para acordar com uma ressaca de açúcar/carboidratos.

Como evitar o Jantar Miscelânea? Você sabe a resposta. Você provavelmente a escutou da sua mãe há alguns anos: jante como uma pessoa normal! Aqui estão algumas estratégias para colocá-lo de volta na linha com um jantar saudável depois de uma longa viagem para casa.

- **TROQUE DE ROUPA ANTES DE ENTRAR NA COZINHA.** Não entre pela porta e corra direto para a cozinha. Você está cansado e com fome e é muito provável que escorregue para dentro de um Jantar Miscelânea. Tire as suas roupas. Lave o rosto e as mãos. O simples ato de despir as suas roupas de trabalho e criar uma transição do trabalho para a vida doméstica monta o cenário para um jantar de verdade, um jantar que seja um ritual satisfatório.

- **ESTOQUE ALGUNS JANTARES CONGELADOS SAUDÁVEIS.** Tenho muitos clientes que me dizem que, bem, eles pensaram em jantares congelados, mas o seu teor de sódio não é muito alto? E não têm muitas calorias? Estas são com frequência as mesmas pessoas que habitualmente consomem Jantares Miscelânea com contagens de sódio e calorias lá na estratosfera! Você pode encontrar jantares congelados que são excelentes alternativas para uma refeição preparada na hora em casa. Embora eu não recomende que você as coma todas as noites, elas são uma opção saborosa e satisfatória para aquelas noites em que o máximo que você consegue fazer é levantar uma tampa e digitar alguns números no micro-ondas. Eis o grande benefício de um jantar congelado: é finito. Uma vez acabado, está acabado. Você não pode se servir uma segunda vez. Comer um jantar congelado de vez em quando – um jantar congelado com poucas calorias, saudável – pode ajudar a reforçar a ideia do controle de porções. Ele lhe mostra como são realmente 300 ou 350 calorias. Ele também lhe mostra como você deve se sentir depois de uma refeição: não empanturrado, mas apenas agradavelmente satisfeito. Você vai para a cama com o estômago cheio, mas acorda com uma fome boa porque comeu um jantar apropriado na véspera. Veja a Lista de Compras Wall Street (páginas 315-16) para as melhores opções de jantares congelados.

♦ Sem tempo para fazer compras: Pense em usar o serviço de entregas de um supermercado para manter jantares preparados, saudáveis, na sua geladeira. (Ver página 48 para algumas opções de serviço de entrega).

♦ Se tem alguém em casa – um companheiro ou um filho mais velho – peça a essa pessoa que prepare um prato para você. A maioria das pessoas fica feliz em ajudá-lo a manter as metas de perda de peso. Tirar um lindo prato de frango com salada, digamos, da geladeira é emocional e fisicamente satisfatório.

> ENFRENTEM A MASSA CONGELADA! *Tenho muitos clientes que fizeram dietas com poucos carboidratos e morrem de medo de massa. Mas às vezes uma lasanha congelada com poucas calorias pode ser uma excelente e satisfatória opção. Se você sente desejo de comer macarrão, regale-se com uma opção saudável. Isso pode impedir que você perca o controle com uma barcaça de fettucine Alfredo num restaurante italiano sofisticado.*

## COMO PARAR DE COMER DE NOITE

Você mudou de roupa. Você comeu. Tem um pouco de tempo ainda antes de ir para a cama. Então você pensa, ora, quem sabe umas bolachas ou uma colherada de sorvete de chocolate Rocky Road enquanto assiste ao noticiário... Comer de noite é um sério desafio para inúmeras pessoas, especialmente os Raspadores de Prato. É confortante, cria hábito. Muitos dos meus clientes lutam contra o hábito de comer tarde da noite, e é fácil ver por quê. Como o álcool, comer sem se preocupar pode ser reconfortante. Você passou o dia inteiro agitado correndo de uma reunião para outra e de um telefonema para outro, sempre estressado e sempre executando tarefas. Você come durante o dia, mas às vezes está tão distraído que nem sente o sabor da comida. Você se mantém tão controlado durante o dia que quando chega em casa, a sua psique está gritando para se libertar. Você quer colocar uma calça de moleton, pegar uma tigela de pipocas e descarregar tudo. Esta rotina de comer de noite pode ser um hábito difícil de abandonar. Mas você precisa abandoná-la ou vai destruir todos os passos positivos que deu durante o dia para fazer refeições saudáveis, leves, e se aproximar mais das suas metas para perder peso. O truque é encontrar atividades alternativas – um jeito de redirecionar as suas energias – que satisfarão a sua necessidade de relaxar e se sentir confortado.

Considere estas dicas para ajudá-lo a não ficar mastigando tarde da noite:

- Se você é um Comedor Controlado, pode comer alguma gulodice doce no jantar. Mas deve ter menos de 80 calorias. Pode ser um pedaço de fruta, um iogurte desnatado Danno Light & Fit Iogurte (congelado, para levar mais tempo para comer!), um pudim de chocolate sem açúcar etc. (Ver Lista de Compras Wall Street, páginas 313-14, para sugestões de lanches para Comedores Controlados.) Coma o seu doce imediatamente depois do jantar, como uma sobremesa. Isto satisfaz o seu desejo de doce, mas elimina ideias como "Ora, vou deixar para depois e quem sabe comer dois e talvez alguma coisa mais enquanto estiver na cozinha."

- Conheça a si mesmo. Se comer tarde da noite é um problema para você, tente eliminar as comidas que você tende a beliscar. Se você é um Raspador de Prato (e supondo que outras pessoas na sua casa não precisem delas), você pode se livrar de comidas fáceis de colocar na boca e difíceis de parar de comer como cereais, batatas fritas, pretzels, biscoitos etc. Se você não pode eliminá-los, guarde-os num armário ao qual não tenha acesso.

- Você está comendo sem pensar ou está mesmo com fome? Se está realmente com fome e sente que precisa comer alguma coisa, use a Solução Peru. É para isso que você tem aqueles pacotes de 100 gramas de peru na geladeira. Coma um deles. Isto vai satisfazer qualquer fome real que estiver sentindo, mas é muito pouco provável que detone uma orgia alimentar. Por falar nisso, não coloque o peru num pedaço de pão ou numa bolacha Fiber Rich, ou encharque-o de maionese ou mostarda: este lanche é para ser comido simples e sem acompanhamentos.

- A cozinha está fechada! Quando você acabar de jantar, não tem mais nada para fazer na cozinha. Faça questão de evitar retornar à cozinha depois da sua refeição da noite. Isto é muito importante para os Raspadores de Prato.

- Tome um banho de chuveiro. É relaxante e purificador. Purifica todos os estresses do dia. Quando você se sente limpo e renovado, tende menos a beliscar. A maioria das pessoas descobre que depois de um banho de chuveiro elas se sentem reforçadas e menos propensas a fazer lanchinhos sem pensar.

- Faça manutenção pessoal. Faça as unhas, veja como está o seu guarda-roupa. Pague suas contas. Estas atividades rotineiras o mantêm longe da cozinha e podem acabar com o hábito de lanchar assistindo à televisão.

- Escove os dentes. (E use o fio dental, para variar!) A maioria das pessoas não fica ansiosa para comer depois que já escovou os dentes.

- Use tiras de embranquecimento nos dentes. Elas o impedem de comer por cerca de trinta minutos.

- Ache uma distração. Leia. Jogue Sudoku. Aprenda a tricotar ou bordar. Baixe algumas músicas no iTunes. DVDs de ginástica são uma boa maneira de se acalmar (ver sugestões na página 216).

- Comedores Controlados podem beber alguma coisa de noite: tente um chá de ervas. Chá de camomila é uma opção para a hora de dormir. Ou tente um chocolate sem açúcar misturado a uma colher de chá de mistura de baixas calorias de cacau Ghirardelli no leite desnatado quente. São só quarenta calorias e dá sensação de saciedade e de calma. Swiss Miss tem um chocolate quente sem açúcar com apenas vinte calorias por porção.

- Crie um ritual. Uma das minhas clientes senta-se no quarto de dormir com o marido de noite e os dois tomam uma taça de vinho. Colocam em dia as novidades e relaxam. Isto é o oposto de comer sem pensar: é um ritual agradável. Você não vai trabalhar para ninguém, mas se tiver um parceiro e procurando um jeito de relaxar de noite, é uma boa opção.

## Folhas de artifícios de Wall Street para quem demora para chegar ao trabalho

**Algumas opções de café da manhã na delicatéssen**

- Uma xícara de queijo cottage, uma salada de frutas pequena (opcional: acrescente duas bolachas Fiber Rich)
- 4 claras de ovos com uma fatia de queijo num prato, salada de frutas pequena (peça os ovos sem óleo ou cozidos no óleo com baixo teor calórico)
- 4 claras de ovos em 2 pedaços de torrada de trigo, 1 fatia de queijo, 1 pedaço de fruta (conta como Carboidrato complexo)
- 2 ovos cozidos, salada pequena de frutas (opcional: acrescente 2 bolachas Fiber Rich)
- Iogurte desnatado, salada pequena de frutas (ou um smoothie light – Danno/Stonyfield Farm)
- Manteiga de amendoim na torrada de trigo com ½ banana (diga para passarem pouca manteiga de amendoim) (conta como Carboidrato complexo)

**Alguns cafés da manhã em casa:**
(Pode ser qualquer um dos acima mais estes)

- Opção de cereal da Lista de Compras, páginas 307-8. Fique com a porção da caixa e coma-o com ½ xícara de leite com baixo teor de gordura ou de soja mais uma fruta cortada

- 1,5 de colher de chá de manteiga de amendoim com muffin integral Thomas's Light Wheat English Muffin com uma colher de chá de geleia ou ½ banana ou com 2 bolachas Fiber Rich
- Iogurte tipo grego, desnatado ou semidesnatado, com ½ xícara de cereal e 1 xícara de frutas vermelhas
- ½ xícara de mingau de aveia (feita na véspera e requentada), dá cerca de 1 xícara cozida; acrescente 1 xícara de fruta (pode acrescentar 1 colher de sopa de sementes de linhaça moídas, amêndoas fatiadas, ou um ovo cozido para dar mais sensação de saciedade)
- 2 salsichas vegetais MorningStar Veggie Links, 2 bolachas salgadas, e 1 fruta ou 2 salsichas de frango Al Fresco/Casual Gourmet com 2 bolachas e/ou fruta
- Smoothie/shake: mais fácil é o pacote para mistura Myoplex Light com 10 cubos de gelo, e você pode acrescentar 1 colher de sopa de café instantâneo ou 1 pacote de mistura de cacau sem açúcar Swiss Miss, e/ou ½ xícara de leite desnatado. Ou pode apenas comer 1 xícara de frutas vermelhas congeladas com 225ml de leite ou iogurte desnatado e gelo e adicionar 1 colher de sopa de sementes de linhaça moídas e/ou 1 colher de sopa de manteiga de amendoim ou 1 concha de nutriente de proteína em pó Designer Whey Protein

**Algumas opções de café da manhã em restaurantes sofisticados:**

- 2 ovos quentes com tomates fatiados e 1 fatia de torrada de trigo
- Omelete de claras de ovos com vegetais (recheie com cogumelos, espinafre, pimentões, cebolas, tomates) com 1 fatia de queijo, alface, tomate e 1 fatia de torrada opcional (os Virgens em dietas acrescentam 2 fatias de bacon canadense se ainda estiverem com fome e pulam a torrada)
- Ovos Florentine, espinafre extra, sem muffin, sem molho
- Ovos Benedict, muffin do tamanho da palma da mão, sem molho holandês

- Aveia (peça para ser feita com água ou leite desnatado), sem açúcar, canela OK e fruta OK

- Alguns restaurantes, até os sofisticados, terão cereal com fibras: você pode comer uma tigela com leite desnatado e uma salada pequena de frutas para acompanhar.

**Alguns cafés da manhã para ter no escritório:**

- Pacote de manteiga de amendoim Justin's (amendoim clássico), mais 2 bolachas Fiber Rich e fruta (½ banana)

- 1 pacote de aveia (Arrowhead Mills é uma boa aveia orgânica com sabor de frutas) mais fruta

- Tenha uma caixa de cereal no escritório e adicione ½ xícara de iogurte light/desnatado. Saboreie com pedaço de fruta (para Comedores Controlados apenas)

- Queijo cottage tamanho lanche Breakstone; coma-o com 2 bolachas e uma fruta

- Coloque cereal numa caneca e acrescente leite desnatado

- Myoplex Light pronto para beber

- Barra de café da manhã: Lärabar, barra crocante Kashi TLC, Luna Sunrise (procure barrinha com menos de 200 calorias que não tenha cobertura de chocolate) e acrescente uma fruta se necessário

**Alguns cafés da manhã que são pesadelos (com calorias):**

**NA DELICATÉSSEN**

- Muffin (400-600)

- *Patisseries* (490-650)

- *Parfait* de iogurte (500-600), feito com iogurte natural, granola e frutas vermelhas

- Bagel (400 sem cobertura)

**NOS RESTAURANTES**

- Sanduíche recheado com omelete, peito de peru em Bagel com gergelim da Einstein Brothers (720)

- Omelete com bacon, presunto e queijo cheddar IHOP Colorado Omelet (1.220/83 gramas de gordura)

- Café da manhã especial da Carl's Jr, servido com salsichas, bacon e queijo cheddar (900)

- Bife grelhado acompanhado de três ovos e três panquecas IHOP Classic Combo Country-Fried Steak/Eggs (1.531)

- Milk-shake sabor manteiga de amendoim Jamba Juice Peanut Butter Moo'd (840)

# O fim de semana Wall Street: Comendo bem em casa e dicas de exercícios com altos dividendos

"Não tenho mais dificuldade para comer com cuidado durante a semana. Trabalho o tempo todo e minha agenda é bastante regular. Aprendi a fazer boas escolhas nos almoços e jantares de negócios. Mas o fim de semana era outra história. Eu costumava perder o controle. Era como se me soltassem do curral para pastar solta na natureza. Em geral começava na sexta-feira de noite, quando eu sentia um prazer tão grande porque a semana de trabalho tinha chegado ao fim que parecia realmente como se eu merecesse comemorar. Quando chegava em casa, achava que tinha o direito de colocar uma calça de moleton e relaxar. O maior problema era que eu nunca conseguia descobrir como lidar com o fato de estar cercada de comida o dia todo em casa. Heather mudou tudo isso. Agora, ficar em casa não é sinal para perder o controle. Meus fins de semana exigem um pouco mais de atenção do que os dias de semana, mas estou administrando-os bem e descobrindo que segunda-feira de manhã não significa mais uma 'ressaca alimentar'. Perdi dez quilos e meio até agora e continuo emagrecendo."

– LAURA Z., ANALYST INTERNATIONAL, BANK

Ah, sim... Fins de semana, férias, aposentadoria. É tempo para ficar em manutenção, para relaxar, para ficar à vontade... E esse é o problema! Não tem nada que uma pessoa que trabalhe muito aprecie mais do que uma bem merecida pausa, mesmo se uma parte dela é gasta no BlackBerry. Pelo menos você está em casa, curtindo a família e os amigos, dormindo tarde e recarregando as baterias. O truque, para aqueles que estão tentando perder peso, é abraçar a atmosfera relaxada longe do escritório ao mesmo tempo mantendo algum controle sobre a quantidade de comida que você ingere. O objetivo que apresento aos meus clientes é este: tente ser mais magro na segunda-feira do que você era na sexta. Se você não pode apertar o cinto na segunda-feira de manhã pelo menos prometa a si mesmo na sexta de manhã que não o afrouxará quando a nova semana de trabalho estiver se aproximando daqui a alguns dias. É mais fácil manter o controle sobre o consumo de comida quando você tem uma estrutura. As ideias sugeridas neste capítulo são todas a respeito de criar a sua própria estrutura pessoal alimentar nos fins de semana (e nas férias e outras ocasiões passadas em casa) para que você possa atingir o seu objetivo de estar mais magro na segunda-feira.

## O DESAFIO DA SEXTA-FEIRA

A sua sexta-feira define o tom para o fim de semana, e o seu objetivo para o dia é mantê-lo livre de culpas! A sexta-feira pode ser um dia difícil. É o fim da semana. Você está exausto. O estresse se acumulou e a sua resistência está baixa. E a maioria das pessoas no escritório está no modo festa. A ladeira escorregadia pode começar com a pizza no escritório e desce rapidamente morro abaixo a partir daí. Você encontra os amigos para uns drinques que se tornam mais drinques e uma orgia alimentar no fim da noite, ou você vai para casa, onde a família encomendou uma comida chinesa gordurosa. Você termina a semana de trabalho de pé na frente da geladeira à meia-noite, acabando com um pote de sorvete. É muito difícil acordar no sábado de manhã e se sentir renovado e positivo quando você está sofrendo com uma ressaca de açúcar e/ou álcool. Neste estado de espírito, o fim de semana já pode parecer um fracasso.

A solução: Controlar as coisas na sexta-feira. Comece o dia forte com um bom e saudável café da manhã. Mantenha a alimentação sem culpa o dia inteiro de modo que os seus recursos de força de vontade estejam ali quando você precisar deles de noite. Passe por cima de qualquer tipo de pizza no escritório. Escolha um almoço honesto – uma combinação de salada e proteína é uma ótima opção. Retarde o lanche da tarde até o fim do dia para achar os drinques depois do trabalho ou o jantar em família menos tentadores. Se você vai se encontrar com amigos para tomar uns drinques, decida pedir alguma coisa para comer também. Assim você evita a orgia pouco saudável no fim da noite. Peça uma Salada Caesar com frango e um molho light, ou um hambúrguer e deixe de lado o pão. Se você vai para casa jantar com a família, ligue antes para conferir o menu. Se forem mandar vir o jantar, peça o seu prato no vapor favorito. Quando você controla as suas sextas-feiras, consegue apertar o cinto na segunda de manhã.

## COMECE O SEU SÁBADO FORTE

Para a maioria das pessoas, o café da manhã define o tom do dia. E num sábado de manhã, isso pode significar o dia seguinte também. Muitos clientes relatam que uma orgia de panquecas com as crianças no sábado de manhã costumava arruinar todo o fim de semana em termos de opções alimentares. A montanha de panquecas, nadando em xarope, parece facilitar as derrapagens para um almoço gorduroso, lanches intermináveis e um jantar em que reinam as calorias. A chave é começar com o pé direito. Você não sabe o que o dia trará, mas se você toma um café da manhã saudável, está no caminho para um fim de semana bem-sucedido. E sei que isto nem sempre é fácil se você está acostumado a grandes cafés da manhã com a família ou ociosos brunches na vizinhança, mas você consegue! Tome a decisão de começar o seu fim de semana com um saudável e leve café da manhã Wall Street. Você pode continuar fazendo as panquecas para as crianças; só tome cuidado para ter o seu próprio café da manhã – cereal, iogurte, um omelete com claras de ovos – à mão para curtir enquanto as crianças comem. Claro que isto significa planejar com antecedência para garantir que os ingredientes para o seu café da manhã estejam disponíveis, mas a maioria das pessoas acaba vendo que está comendo o mesmo café da manhã que come nos dias de semana, portanto a cozinha já tem de estar com o estoque adequado. Se você vai comer fora, confira nas Folhas de Artifícios Wall Street para opções saudáveis de cafés da manhã em restaurantes (página 271).

**CONFIRA AS SUAS PREVISÕES DE CALORIAS.** É sempre importante examinar antes como vai ser o seu dia e avaliar o que você vai comer e quando, mas é especialmente crítico nos fins de semana. Uma vez livre da sua rotina dos dias de semana, as horas das refeições podem mudar. Restaurantes de fast-food podem tornar-se parte da paisagem da função paterna, e gulodices como brunches e jantares em restaurantes podem surgir de repente. Claro que você deve curtir estes eventos na hora das refeições – eles fazem parte do prazer da pausa no trabalho –, mas você deve calculá-los dentro do seu consumo diário de calorias. Por exemplo, se você sabe que vai ter um jantar sossegado com os amigos num novo restaurante que você está ansioso para experimentar, então planeje um almoço leve e um lanche da tarde satisfatório. Se, por outro lado, o jantar vai ser uma refeição com os restos que estão na geladeira e um filme em casa, você pode aproveitar a oportunidade para almoçar algo mais substancial.

**ACERTE O RELÓGIO COM A SUA PRIMEIRA REFEIÇÃO.** Quando você está acostumado a pular da cama às cinco e meia da manhã, pode ser uma total felicidade cochilar até às onze. Se esse é o seu prazer, então curta! Mas não pule da cama às onze, tome um café da manhã e siga logo para o almoço uma ou duas horas depois. Comece o seu dia com a refeição para a qual se levantou da cama, que para a maioria dos que acordam tarde significa que eles começarão o dia com o almoço. Portanto, se você se levanta às onze horas, almoce ao meio-dia e continue a partir daí. (Eu lhe prometo que você não vai sentir uma fome angustiante por ter pulado uma refeição!) Se você notar que está com muita fome no fim da tarde, faça um lanche saudável.

**PRIMEIRO, CONSIDERE O SEU JANTAR.** Muita gente curte jantares especiais nos fins de semana – seja em casa, na casa dos amigos ou em restaurantes. Eu aconselho aos clientes que planejem o seu dia com o jantar em mente. Se você vai sair para um jantar especial de noite, planeje desde o início do dia com um café da manhã e um almoço leves, e alguns lanches bem planejados. Assim você chega no seu jantar com um bom equilíbrio de baixas calorias para o dia, mas os seus lanches impedirão uma refeição farta voraz. Você será capaz de apreciar a sua refeição sem se desviar para a zona perigosa da dieta. Se você é um Raspador de Prato, em geral é melhor planejar para um jantar mais tarde.

**CALCULE O SEU FAST-FOOD.** Se você tem filhos, os seus fins de semana podem ser uma confusão de prática de hóquei, aulas de dança, jogos de futebol e viver dentro do carro. E sim, a fast-food acontece. Portanto, esteja preparado. Você *pode* comer fast-food: só precisa fazer isso com critério. Veja as Folhas de Artifícios Wall Street, Escolhas de Altos Dividendos em Restaurantes de Cadeia (página 254) para sugestões para as melhores escolhas de fast-food em vários restaurantes. Às vezes as refeições do tipo fast-food o surpreenderão. No McDonald's, por exemplo, o hambúrguer simples tem 250 calorias, enquanto a Asian Salad Crispy Chicken e molho tem 460 calorias. No Burger King, o hambúrguer tem 290 calorias e um envelope de molho de mostarda com mel tem 270 calorias! Obviamente, é melhor você comer um hambúrguer simples do que uma salada com esse molho altamente calórico. Um pouco de educação o ajudará a evitar as armadilhas das fast-foods e lhe permitirá curtir uma refeição com as crianças e não sentir fome. Você talvez se surpreenda ao ver as opções saudáveis de baixas calorias que a maioria dos restaurantes fast-food e de cadeia acrescentaram aos seus cardápios.

> **SEXTA-FEIRA À NOITE, NÃO TÃO LEVE.** *Alerto aos clientes que pode ser um erro pesar-se no sábado ou no domingo. Escutei muitas histórias tristes de clientes que se regalaram com alimentos salgados na sexta-feira (num restaurante japonês ou numa happy hour num bar) e ficaram horrorizados ao ver os números na balança no sábado de manhã, que refletiam toda a água que eles estavam retendo. Inchaços nunca são divertidos, mas quando eles se mostram num fim de semana, algumas pessoas são impelidas a uma "semana fracassada" de alimentação do tipo "o diabo que se dane" que cobra o seu tributo sobre o progresso da dieta. Se você se desanima com um ligeiro aumento na balança, guarde as suas pesagens para os dias de semana, quando você vai descobrir que a sua agenda cheia o ajudará melhor a controlar o que você come.*

**ADMINISTRAR OS LANCHES.** Os lanches constituem um claro e presente perigo quando você está em casa. Os Raspadores de Prato, em particular, com frequência lutam com o tempo que têm disponível e toda a comida à mão para eles nas suas próprias cozinhas. A solução? Você precisa de um plano para os lanches. Você pode inserir o seu Lanche Divertido da tarde, mas muita gente acha que nos fins de semana precisam de lanches mais satisfatórios. A estratégia chave é ter uma grande variedade de lanches saudáveis à mão e planejar comê-los quando eles lhe forem mais favoráveis. Portanto, digamos às duas horas da tarde, você pode comer uma fruta, e uma hora e meia depois, curta a sua barrinha de proteína. Às cinco horas, você pode comer um pimentão com pepino picados, e uma hora depois, mastigar seis amêndoas. Sim, isto são mais calorias do que você consome normalmente, mas ajudará a mantê-lo satisfeito, a deixar o seu nível de açúcar no sangue alto e é dez vezes melhor do que abrir um pacote de Doritos. Portanto, planeje os seus lanches para mantê-lo ocupado e com a barriga cheia. Os Raspadores de Prato devem sempre fazer questão de ter os seus pacotinhos de 100 gramas de peru fatiado à mão para os fins de semana. Se acharem que os vegetais cortados, bolachas Fiber Rich, fruta etc. não os satisfazem, podem se acalmar com um ou dois pacotinhos de peru fatiado.

Eis aqui um plano de lanches seguro tanto para os Controlados como para os Raspadores de Prato. Esta tabela reflete a quantidade máxima de lanches permitidos. É uma rede de segurança mental saber que você pode comer tanto. Mas se você quiser pular um item ou dois, tudo bem.*

## Plano de lanches

|  | PARA COMEDORES CONTROLADOS | PARA RASPADORES DE PRATO |
|---|---|---|
| 14h | 1 fruta | 1 fruta de mão |
| 15:30 | barrinha ou crisps de soja | Pimentão ou pepino cortado (ou ambos) |
| 17h | 6 amêndoas | 100g de peru |
| 18:30 | 1 Fiber Rich com Laughing Cow | 2 bolachas Fiber Rich |
| 19h | 2 latas de 160ml de suco de vegetais V8 com baixo teor de sódio com limão e gelo, ou 1 pacote de chocolate quente sem açúcar ou chá de ervas | 2 latas de 160ml de suco de vegetais V8 com baixo teor de sódio com limão e gelo, ou 1 pacote de chocolate quente sem açúcar ou chá de ervas |

> **UM EXCELENTE MOLHO PARA FINS DE SEMANA OU PARA RECEBER EM QUALQUER OCASIÃO** *Pegue um iogurte grego desnatado ou semidesnatado e adicione duas colheres de sopa de mistura para sopa Knorr de vegetais ou de cebola e deguste com aipo, pimentões ou pepinos cortados. Isto é bom tanto para os Raspadores de Prato como para os Controlados. O nível de sódio é um pouco alto, entretanto, portanto quem é sensível ao sal deve ter cuidado.*

---

* Se você come todos os lanches, isto soma apenas cerca de 300 ou 350 calorias, que é muito melhor do que um pacote de Doritos ou um fim de semana "Tanto faz".

**AFASTE-SE DA CROSTA DA PIZZA.** Se você tem filhos em casa nos fins de semana, provavelmente vai preparar muita comida. Crianças comem com mais frequência do que os adultos, e não estão interessados por comidas de "dieta", nem devemos esperar que estejam. Pode ser difícil para você jogar fora a quarta parte do sanduíche de uma das crianças, a metade de um biscoito, e a beirada de uma pizza de aparência tão inocente. Mas lembre-se de que estes pedacinhos de comida cobram um tributo real sobre o seu consumo diário de calorias. De fato, tive muitos clientes intrigados com o fato de não estarem perdendo mais peso embora as suas refeições fossem tão saudáveis e com poucas calorias. Mas quando registravam cuidadosamente o que comiam no fim de semana (e às vezes nas noites durante a semana) do prato dos filhos, incluindo as batatas fritas de suas Refeições Felizes e outras comidas que não suportam "desperdiçar", eles viam em preto e branco porque a balança não se movia. Se ajuda mastigar chicletes* ou beber um chá de ervas ou água quente com limão enquanto está cozinhando para os seus filhos ou limpando a mesa depois das refeições, faça isso. Alguns clientes me dizem que este truque lhes economiza muitas calorias. Às vezes é apenas uma questão de ser firme consigo mesmo e ficar na expectativa das suas próprias refeições: você quer realmente se encher de batatas fritas do McDonald's se vai ter um jantar encantador com o seu companheiro naquela noite? Não seria melhor se regalar mais tarde com mais uma taça de vinho ou uma colherada de sobremesa? Uma cliente achou uma solução fantástica para o seu mau hábito de beliscar as sobras dos pratos após as refeições: assim que as crianças foram capazes, ela as ensinou a limpar os seus próprios pratos, raspá-los e colocá-los na lavadora de louças.

**EVITE O "DOMINGO PERDIDO".** O domingo pode apresentar os seus próprios desafios especiais. Em geral é um dia relaxado. E clientes costumam me dizer que o "relaxado" pode às vezes descambar para "desleixado". Se você tem filhos, eles estão fazendo os deveres de casa ou estão à toa. Você está lendo o jornal e descansando. Ou quem sabe voltou para casa tarde ontem de noite com muitos martínis e depois se viu fazendo um brunch com amigos e um bloody mary ou mimose vem com a refeição,

---

* Se você é um Raspador de Prato, limite a quantidade de chicletes para cinco ao dia. Chiclete pode causar inchaço e desconfortáveis dores de barriga.

e a cesta de pães é tentadora demais e eles têm panquecas de mirtilos no cardápio! Pode ser tentador simplesmente "perder" o dia e se regalar com lanches e um jantar chinês para levar para casa. Tente planejar o seu dia para não cair nestas armadilhas. Uma grande solução se você acordar com uma ressaca de comida ou de bebida é dar uma corrida rápida ou suar na academia de ginástica, mesmo que você faça isso só por uma meia hora antes do seu encontro para um brunch. Você vai se sentir mais energizado e sob controle. Você sempre poderá voltar para a academia mais tarde se tiver tempo, ou fazer um passeio ativo com a família. Se você gosta de cozinhar, talvez goste de preparar uma sopa saudável para curtir durante a semana.

**MANTENHA-SE OCUPADO.** Talvez não exista desafio maior para quem faz dieta do que um dia chuvoso, tranquilo, em casa, seja num fim de semana, durante as férias ou mesmo no período entre um emprego e outro, ou na aposentadoria. A cozinha acena e o clima é perfeito para um festival de carboidratos. A solução é planejar com antecedência. Meus clientes são pessoas com metas, e têm sucesso quando fazem uma lista de coisas a fazer no fim de semana. Ela pode incluir itens como escrever bilhetes de agradecimento, comprar um presente, limpar o armário ou programar exercícios. Estes tipos de atividades construtivas, produtivas, dão satisfação e, mesmo que não tenham nada a ver com comida ou dietas, realizar algumas coisas a que você se dispôs reforça a determinação. A melhor de todas as diversões? Exercícios físicos. Uma sessão na academia pode fazer maravilhas para a sua determinação. Se isso não combina com você, caminhar com um amigo, jogar tênis ou andar de bicicleta pode ser exatamente o que você precisa para queimar algumas calorias, afastar a fome e reforçar a determinação. É muito gostoso se acomodar em casa na noite de domingo, depois de curtir um fim de semana ativo, ocupado e produtivo. Faz da segunda-feira um dia muito melhor.

---

ALGUMAS SUGESTÕES DE FIM DE SEMANA SEM COMIDA
- Baixe novos DVDs para o seu iPod para a sua próxima viagem
- Baixe fotos para o seu novo iPhone
- Use *www.Picasa.com* para organizar fotos digitais
- Limpe o desktop do seu computador

> Abra aquela enorme pilha de correspondências
> Compre e monte um novo produto tecnológico
> Pague suas contas
> Limpe o armário e dê as roupas para os pobres
> Visite um avô
> Mande lavar o carro, ou ainda melhor, decore o seu próprio carro
> Depois de fazer as compras de comida, prepare 1 ou 2 refeições para a semana que você possa congelar

## QUE TAL FAZER EXERCÍCIOS FÍSICOS? O GUIA WALL STREET PARA SE AGITAR

Eis a minha maneira de ver os exercícios físicos: quando eles me procuram, a maioria dos clientes está com a agenda tão cheia e estão tão ocupados que seria contraproducente insistir para que colocassem exercícios físicos na sua programação. Isso simplesmente causaria mais estresse e poderia no fim impedi-los de dar qualquer passo para perder peso e melhorar a sua saúde. Para muita gente, exigências não negociáveis de exercícios físicos podem ser a cláusula de revogação de contrato que as pessoas superocupadas buscam inconscientemente. É mais ou menos assim: você não pode imaginar que pode achar tempo para fazer ginástica, e não está muito disposto a isto agora, então você calcula que também não vale a pena fazer dieta. Passe o bolinho. É aqui, na minha experiência, que a rígida adesão a normas e horários de exercícios físicos, por mais válidos que sejam, podem nos tirar do bom caminho.

Então, o exercício é muito importante? E se você achar que não vai entrar logo na rotina não importa o que os especialistas lhe dizem? Bem, é uma das questões que tem deixado perplexa a humanidade desde tempos imemoriais. Junto com o que veio primeiro, o ovo ou a galinha, lutamos com o que é mais importante se você quer emagrecer, a dieta ou os exercícios físicos: Deixando a primeira questão para os criadores de aves, vamos atacar a segunda. A conclusão fim é que, para perder peso, você precisa queimar mais calorias do que consome. É simples matemática. Há duas maneiras de conseguir perder peso: comer menos calorias ou queimar as calorias extras acrescentando mais atividade física a sua rotina. Uma combinação de dieta *e* exercícios parece ser a melhor receita para uma perda de peso efetiva a longo prazo. Por outro lado, existem evidências convincentes de que se você tivesse de escolher um só caminho – dieta ou exercício – a dieta apenas é o caminho mais eficaz para a perda imediata de peso. Muitos estudos compararam resultados de redução de calorias versus aumento de exercícios em termos de perda de peso. Em geral, programas que se concentram na mudança de dieta produzem uma perda de peso maior do que programas que se baseiam nos exercícios. Provavelmente porque a pesquisa demonstre que estratégias simples como as da Dieta de Wall Street – eliminando Carboidratos simples, escolhendo cuidadosamente cardápios de restaurantes, e administrando o álcool e o tamanho das porções – podem eliminar rapidamente até, digamos, 500 calorias diárias, enquanto que queimar 500 calorias extras por dia pode ser um empreendimento muito mais difícil e demorado. Portanto a minha posição, particularmente para a minha cliente especial, ocupada, estressada é: *comece a sua dieta.*

Esta abordagem tem provado ser eficaz repetidas vezes. Muitas das pessoas que me procuram de fato têm evitado lidar com a perda de peso e a sua saúde geral porque tinham certeza de que seriam instruídas a fazer exercícios físicos e estavam convencidas de que não conseguiriam espremer mais nada nos seus dias já sobrecarregados de tarefas. Na verdade, muitos clientes me dizem que quando veem algumas das recomendações populares de "vida saudável" – nada de álcool, nada de café, uma hora de exercícios quase todos os dias – eles simplesmente sentem que é inútil. De fato, mais de um cliente já me disse que não se preocupava em tentar melhorar a sua dieta porque sabia que não iria poder se exercitar, então de que adiantava? Isto é uma desgraça e também irreal. Eu posso lhe garantir que tive inúmeros clientes que vieram me procurar insistindo que não podiam fazer exercícios, e que não obstante tiveram um sucesso muito grande ao alcançarem suas metas de perda de peso. A maioria dessas pessoas passaram a fazer exercícios; algumas não. Mas todas perderam peso e ganharam saúde.

Minhas razões testadas pelo tempo para fazer da dieta um foco principal são psicológicas. Você não se exercita porque lhe mandam fazer isso; você se exercita quando está pronto para se sentir bem e otimista com relação ao seu corpo. Quando você está com excesso de peso, tem um grande número de razões para não se exercitar. Uma delas: a maioria das pessoas na academia já está em ótima forma! Este é o fato desanimador que manda muita gente da aula de step para a padaria. Outra, quando você não está comendo bem, não se sente bem com relação ao seu corpo. Suas roupas estão apertadas e você não gosta do que vê no espelho. (As academias, claro, estão repletas de espelhos!) A última coisa que uma pessoa desanimada, cheia de tarefas e gorda quer fazer é colocar uma roupa justa e ficar diante de um espelho com um exército de ratos de academia esguios e tonificados.

O estresse é outro obstáculo significativo para o exercício físico entre a minha clientela. Quando você se sente trabalhando demais, exausto e pressionado em todas as direções por obrigações familiares, você perde uma parte de si mesmo. Você não só se sente desconfortável nas suas roupas, mas também um tanto mal-humorado, pressionado, tentando servir a todo mundo menos a você. Você não se sentiria um pouco fora de controle nestas circunstâncias e, até certo ponto, sem esperanças? Mas aqui está a boa notícia: tem uma coisa que você pode controlar e esta é o que você come. Esteja você na estrada, correndo para uma reunião, ou seguindo para casa para estar com a família, a única coisa a que você pode dizer sim ou não é aquilo que você vai comer. Tantos aspectos do seu dia fogem ao seu controle. Mas o que você escolhe comer, não. Quando você avalia este conceito, ele imediatamente reduz de um ponto o seu estresse. É ao mesmo tempo calmante e capacitante reconhecer que as escolhas alimentares dependem totalmente de você. O que mais acontecer no seu dia, se você puder dizer que pelo menos comeu direito, ou pelo menos se sente bem a respeito do que comeu, este é um passo de gigante na direção certa. Por todas estas razões, e porque para a maioria das pessoas comer bem é mais fácil de administrar do que fazer exercícios, eu me concentro na dieta antes de tudo.

No espírito da total sinceridade, devo mencionar que o exercício é uma parte importante da minha vida. Fui criada por pais que eram maratonistas e o exercício físico é tão rotineiro para mim como escovar os dentes. Algumas das pessoas que me procuram já são ávidos ginastas. Alguns têm personal trainers e malham regularmente. Outros são ginastas esporádicos. Se você já se exercita, fantástico! Vai perder peso e atingir suas metas mais rapidamente. Mas se você ainda não se exercita, não se preocupe. Vai chegar no seu próprio passo.

## Exercício 101

Se os exercícios físicos são algo que têm estado no fim da lista das suas prioridades há tanto tempo que não passam de uma crosta mofada de boas intenções, não se desespere. Você vai simplesmente começar com a comida.

Eu quero toda a sua energia e atenção focalizada para o que você vai comer. Você vai seguir a Dieta de Wall Street durante duas semanas, ou até o seu cinto estar um furo mais apertado. Eu lhe prometo que quando você chegar a esse ponto, estará pronto para se agitar.

Considere a história de Julie: Julie é uma gerente de riscos da Morgan Stanley. Ela foi promovida recentemente e veio me ver por recomendação de uma amiga porque a sua promoção significava uma visibilidade maior no trabalho e receber mais pessoas. Tinha uns 13 quilos para perder, e queria estar com uma ótima aparência quando se encontrasse com seus novos contatos de negócios. Ela também havia percebido que era hora de melhorar o seu guarda-roupa, e não queria dar esse passo antes de estar perto do seu peso ideal. Julie não fazia exercícios físicos desde os tempos de colégio e nitidamente não estava interessada em tentar começar um programa de exercícios. Quando eu lhe disse que não devia se preocupar com exercícios naquela altura, pude ver todo o seu corpo relaxar. Julie saiu-se extremamente bem na dieta. Na sua segunda visita ela me mostrou folhetos com cardápios de todos os restaurantes que agora eram os de sua preferência. Ela havia selecionado as melhores opções em cada um deles. Já havia perdido um quilo e oitocentos gramas. Depois de um mês, Julie havia perdido cinco quilos e meio. Quando veio me ver na sua quarta visita, estava fantástica. Não me surpreendi quando ela me disse que tinha acabado de começar a fazer exercícios. Tinha entrado para uma academia e estava tentando estar lá de manhã duas vezes por semana e uma vez nos fins de semana.

Julie é típica de incontáveis clientes que descobrem que depois que começam a perder peso, a sua visão dos exercícios muda. Conforme os níveis de energia aumentam e as roupas ficam frouxas e o entusiasmo e a autoconfiança crescem, o exercício se torna uma atividade bem-vinda e não uma carga. Não é que as pessoas achem espaços nas suas agendas que nunca existiram antes; é que elas se sentem tão bem com a sua aparência que querem ampliar os bons resultados que estão obtendo. Os exercícios físicos são definitivamente a melhor maneira de aumentar os benefícios de uma dieta saudável de poucas calorias. Se tenho dois clientes que estão perdendo peso, a perda é quase sempre mais evidente naqueles que se exercitam. O exercício cria mais músculos – mais massa corporal magra – e isto faz o corpo parecer mais magro. É porque o exercício ajuda a eliminar centímetros. Ele aumenta também a motivação, e este é um fator crítico no sucesso a longo prazo. Reservar um tempo para se exercitar – agendando-o no seu dia – reforça a ideia de que a sua saúde e o seu peso são prioridades. Você merece reservar o tempo necessário para fazer exercícios.

Se você não pode fazer isso imediatamente, tudo bem; relaxe. Vai chegar o dia em que você vai querer se exercitar. Eu prometo!

O meu tratamento de exercícios aqui não é para ser exaustivo. Eu simplesmente quero transmitir os dois pontos críticos: você não precisa começar a se exercitar quando começa a dieta (embora se você já estiver fazendo exercícios, continue e isso acelerará o seu progresso). Você pode adiá-lo até que o seu corpo lhe diga que chegou a hora. E segundo, quando você começar a se exercitar, verá e sentirá a diferença. Você pode encontrar uma fartura de boas informações sobre exercícios e diferentes formas de praticá-los. Você pode entrar para uma academia ou simplesmente caminhar com um amigo. Pode começar com um personal trainer ou pode pedir emprestado alguns livros bons, fitas ou CDs na biblioteca e começar. Qualquer passo que você der para ficar mais ativo dará dividendos tanto a curto como a longo prazo quando se trata do seu peso e da sua saúde.

Agora quero dividir com você algumas dicas que você achará úteis:

- Exercite-se de manhã. Vamos enfrentar a realidade: quase todos nós estamos cansados demais depois de um dia de trabalho e muito distraídos por outras atividades de família para fazer exercícios de noite. Os exercícios de manhã cedo reforçam o metabolismo o dia inteiro. E pense nisso: o que são vinte minutos do seu dia? Especialmente quando você passa esse tempo apertando a tecla soneca do despertador, mesmo. Levantar cedo e fazer exercícios antes que seus colegas abrirem os olhos faz você se sentir em mais vantagem. Não importa o que o dia lhe trará, você se sentirá bem por ter cuidado de você desde o início.

- Sim, pode ser uma luta levantar cedo, especialmente se faz frio e está escuro. Tente deixar as cortinas abertas para a luz entrar no seu quarto de manhã. Pense em comprar uma cafeteira elétrica com um relógio programável e assim acordar com o aroma do café quente (ou chá, é só colocar alguns saquinhos de chá no fundo da jarra e usar um filtro vazio).

- Registre o seu exercício no seu diário alimentar. Isso ajuda a ver o que você fez, mesmo que tenha sido apenas uma caminhada rápida ao redor do quarteirão na hora do almoço.

- Um bom regime básico de exercícios para iniciantes é começar com uma sessão de vinte minutos de atividade aceleradora cardiovascular duas ou três vezes por semana. Isso pode incluir caminhar, andar de bicicleta... qualquer atividade adequada para você e de que você goste. (Você definitivamente não vai conseguir continuar com uma atividade que não aprecie!) É de esperar que você sue, porque suar é importante. É agradável suar quando você está estressado. Relaxa e revigora ao mesmo tempo. Portanto, recomendo que os iniciantes se concentrem em exercícios cardiovasculares primeiro e só então pensem em musculação.

- Fitas e DVDs são ótimos para pessoas ocupadas que querem se exercitar em casa e quando elas viajam sem irem a uma academia. Leslie Sansone, por exemplo, tem alguns excelentes programas de caminhada em CDs que você pode fazer em casa ou na estrada. Tem também um DVD de Yoga Zone Power for Strength and Endurance que é uma boa opção para gente que viaja. É estruturado como uma sessão de 50 minutos que pode ser usada no seu laptop. É muito calmante fazer isto de noite, especialmente depois de um longo e duro dia de trabalho. Como é power yoga, ele aumenta o seu ritmo cardíaco ao mesmo tempo que lhe dá mais resistência e flexibilidade. Você também pode procurar um DVD chamado *Fluidity* (*www.fluidity.com*). Este mistura yoga, Pilates e balé e usa o peso do seu corpo como resistência e assim você exige de todos os seus músculos.

- Veja na sua TV a cabo o que eles oferecem em termos de exercícios. Muitos serviços a cabo oferecem sessões de exercícios por encomenda que podem ser bastante curtos se você tiver pouco tempo. A Time Warner Cable, em Nova York, oferece Exercise TV por encomenda, e seus exercícios são transmitidos de 5 a 38 minutos.

- Se você está viajando, aproveite a oportunidade para transformar a sua viagem de negócios numa viagem de spa. Já falei sobre isto no capítulo sobre viagens de negócios (páginas 175-81). É uma excelente técnica para acelerar a sua perda de peso durante uma viagem. Você vai voltar para casa renovado, cheio de energia, mais magro e mais próximo da sua meta. Mapeie todo o tempo que você possa ter para se exercitar antes de partir e programe-o no seu BlackBerry. Mesmo que a academia do seu hotel tenha apenas uma bicicleta ergométrica de 1965, monte nela e faça os seus vinte minutos.

- Use a Regra dos Vinte-Minutos. Eu sempre digo aos meus clientes, façam vinte minutos pelo menos. Seja caminhar, pedalar na bicicleta ergométrica ou fazer os exercícios básicos de um DVD de exercícios, se você estabelecer uma meta de vinte minutos, verá sempre que vai mais longe do que isso. Uma cliente me disse que ela sempre se dispunha a caminhar por vinte minutos no almoço e nunca caminhava menos de trinta. Metas menores são mais fáceis de alcançar. Metas fáceis de alcançar são alcançáveis.

- Caminhe. É o melhor conselho que se pode dar para uma pessoa que está sempre ocupada. Para a maioria dos meus clientes, caminhar torna-se a viga mestra do seu programa de exercícios. Muitos dos meus clientes que demoram para chegar ao trabalho descobrem que podem caminhar até o trem ou do trem até o escritório todos os dias quando vão para o trabalho. Você pode estacionar mais longe do seu destino (e economizar o tempo interminável que você leva procurando aquela vaga mais perto!) e se beneficiar de uma caminhada mais longa. Se você pega um ônibus ou metrô, pode descer um ou dois pontos antes e curtir o ar fresco e a caminhada.

- Suba escadas. Antes de existirem as escadas rolantes, havia escadas de verdade! Você subia os degraus! Você ainda pode fazer isso no seu escritório. Muita gente fica sentada quase o dia todo. Assim, a não ser que você esteja num prédio que desanime usar a escada, faça questão de subir dois ou quatro lances umas duas vezes por dia. Você vai se surpreender como isso pode acelerar de forma rápida e eficaz o seu ritmo cardíaco, aliviar o estresse e, é claro, queimar calorias.

- Traga para dentro. Se as estradas estão muito congeladas para correr e você já não aguenta mais tanta roupa, deixe que o inverno lhe dê uma oportunidade de tentar novas opções de fazer exercícios dentro de casa: power yoga, Pilates, aulas de spinning, DVDs de exercícios em casa, aulas de dança. Conclusão: manter-se em movimento. Qualquer exercício é melhor do que nada e você não pode comer enquanto faz ginástica!

- Mude as suas rotinas de exercícios. Uma nova rotina põe em funcionamento um novo conjunto de músculos. Você vai sentir dores nos primeiros dias, eu lhe garanto. Mudar a sua rotina de exercícios permite que seus músculos excessivamente trabalhados descansem e muitas vezes tira você de uma malhação rotineira.

- Se o seu orçamento permitir, pense em contratar um personal trainer. Gente muito ocupada com frequência descobre que um personal trainer inserido na sua agenda semanal garante que os exercícios físicos façam parte da sua rotina diária. Um treinador também pode aconselhar você na sua escolha de exercícios e vai ajudá-lo a se exercitar com eficácia de modo a obter os melhores resultados com a mínima possibilidade de lesões ou estiramentos. E tenha em mente que você não precisa usar um treinador pessoal por um longo período de tempo; se você prefere, pode simplesmente consultar-se com alguém algumas vezes para começar.

- Se você está pronto para ir além da Regra dos Vinte-Minutos, o spinning é um bom exercício para gente ocupada. Muitos dos meus clientes Wall Street curtem. Em geral é uma aula de quarenta e cinco minutos que requer uma enorme explosão de energia. Ela acelera o seu ritmo cardíaco e dá uma sessão de exercícios intensos num tempo relativamente curto.

- Emagreça com Wii. Nintendo Wii é um jogo interativo com opções que fazem você realmente se mexer e incluem tênis, boxe etc. Tenho uma cliente que dizia detestar fazer exercícios, mas recentemente relatou que ela e o marido agora jogam Wii todas as noites durante uma hora. Esta é uma opção excelente para pais que querem uma atividade que possam curtir com os filhos quando chegam em casa do trabalho.

- Tente iTrain. Programas iTrain são arquivos de áudio MP3 que combinam ginástica com um personal trainer de Hollywood e música. Fique sabendo mais em *www.itrain.com*

Espero que você tenha ficado inspirado a procurar mais informações sobre exercícios se você já não se exercitar regularmente. E se o exercício já faz parte da sua rotina, sei que a Dieta de Wall Street, combinada com a sua atividade física, irá fazer uma notável diferença no seu esforço para perder peso.

# Declaração final de Wall Street

Vejamos algumas das questões que podem surgir quando você está cuidando do seu peso. Claro, nem sempre você navega por águas plácidas e, com o passar do tempo, muitos dos meus clientes precisam de conselhos sobre como lidar com os platôs e problemas de manutenção. E todo mundo precisa de um incentivo moral de vez em quando, portanto é disto que este capítulo trata.

## PLATÔS

*"Heather refere-se a peso como décadas. Aos 77 eu era 'uma garota dos anos 70' desesperada para chegar aos anos 60. Mas nada acontecia. Heather me disse que segundo a sua experiência isto era em parte porque eu havia feito muitas dietas no passado. Parece que eu sou dessas pessoas que perdem peso devagar. O que me ajudou a continuar foi que eu estava parecendo e me sentindo melhor. Eu tinha apenas que cruzar os dedos, acreditar e continuar com a minha dieta. Sem dúvida, mais doze dias e de repente um quilo e quatrocentos tinham desaparecido. Heather tinha razão; estou feliz por ter tido paciência."*

– PAULA B. HEADMISTRESS, MANHATTAN PRIVATE SCHOOL

É quase inevitável. Você fez um grande trabalho com a sua dieta. Você realmente venceu uma dificuldade e suas roupas estão mais frouxas e você se sente ótimo. Você perdeu três quilos e meio. Então porque não pode chegar a quatro e meio? Mesmo depois de duas semanas de dieta cuidadosa? Os platôs são um fato que incomoda na vida de quem faz dieta. A simples verdade é que a perda de peso é sempre inconstante. Sempre. Dietas que prometem outra coisa não estão dizendo a verdade. Você pode perder rapidamente dois quilos e meio ou quatro quilos e meio e depois ficar parado uma semana sem resultado nenhum. Descobri que isto acontece com pessoas muito estressadas. Não tenho certeza se é devido a níveis elevados de cortisol – o hormônio do estresse – ou outros problemas hormonais ou de tiroide. Esse platô pode explicar porque as pessoas parecem perder peso nas férias, ou pelo menos não ganhar, mesmo se estão comendo mais do que o usual. Eu sei que tenho visto padrões muito inconstantes na perda de peso entre meus clientes ao longo dos anos. Você precisa respeitar o seu próprio metabolismo e o tempo que você leva para perder peso e estabilizar. Lembre-se de que você foi feito para responder a níveis diferentes de ingestão de calorias: o consumo reduzido de calorias vai mudar seu metabolismo e o ritmo em que você as queima e emagrece. Homens, em particular, parecem ficar parados por volta dos 90 quilos. De alguma forma esse número parece ser uma barreira. Não é raro um cliente me procurar dizendo: "Não está funcionando. Não perdi nem meio quilo durante a semana." Eu digo aos meus clientes: "Está funcionando. Suas roupas não estão mais folgadas do que na semana passada? Você não se sente como se estivesse emagrecendo? Prometa-me apenas que vai dar mais uma semana de chance." Sempre funciona. Às vezes as pessoas passam dez dias ou duas semanas sem perder um grama e depois me anunciam: "Heather, estou com menos um quilo e quatrocentos esta manhã!"

A balança às vezes pode ser uma inimiga. A coisa mais difícil para quem faz dieta, especialmente depois de algumas semanas de sucesso, é se manter firme durante uma fase de platô. Eis aqui algumas estratégias para ajudar você a vencê-la:

- ♦ **REGISTRE.** Esta é a única estratégia útil para quem ficou parado. É da natureza humana relaxar um pouco depois de ter conseguido perder peso. Mas se você quer continuar perdendo, tem que ser rígido. Registre o que está comendo e vai se surpreender. A maioria das pessoas sabe o que comer na frente dos outros. Nunca pedem fettucine a la Alfredo ou um sundae. Mas sucumbem a beliscar o dia inteiro e não contam. Às vezes os clientes se queixam de estarem bloqueados, mas seus diários contam a história: um biscoito da mesa da recepcionista, algumas asinhas de frango depois do trabalho. Tudo conta, mas você não pode contar se fingir que nada está acontecendo!

- Você sente fome na hora de ir para cama? Não uma fome feroz, só uma fominha. Você sente fome de manhã? Se quer continuar perdendo peso, você vai ter que sentir fome numa ou noutra dessas ocasiões.

- Diminua em uma ou duas porções a sua ingestão total de Carboidratos complexos por semana.

- Se você está seguindo a Regra dos ¾ – comer três quartos da comida que está no seu prato – mude para metade por uns dias.

- Adicione uma Noite de Vegetais. Se você não tem feito nenhuma, acrescente uma. Se estiver fazendo uma, acrescente outra. (Ver página 101).

- Faça um ou dois Dias de Proteína numa semana. (Ver páginas 99-100).

- Troque as suas opções de jantar congelado para aqueles com menos de 300 calorias. A maioria das pessoas não nota esta mudança em termos de satisfação depois de comer, mas a balança delas notará.

- Tente jantar um omelete. Um omelete com quatro claras de ovos e alguns vegetais será satisfatório e com muito poucas calorias.

- Beba mais água. Acrescente uma garrafa de meio litro diariamente.

- Vá devagarinho: você adoça o seu café ou chá? Se adoça, tente não usar o adoçante por uma semana (ou pelo menos use menos). Se você bebe refrigerante diet, tente não beber ou pelo menos reduzir a quantidade. Estas mudanças têm ajudado os clientes a saírem do platô.

- Você está fazendo um lanche divertido todos os dias? Se está, tente pular esta refeição três dias na semana. Se for muito difícil para você pular o lanche e o seu lanche é uma barrinha, escolha uma com menos calorias. Por exemplo, troque uma barra de cereal Lärabar de 190 calorias por uma barrinha Pria, com apenas 110 calorias. Alternativamente, tente mudar de uma barrinha para uma fruta. Essas poucas calorias podem ajudar a tirá-lo do platô em poucos dias.

- Acrescente dez a vinte minutos na sua rotina de exercícios se você tiver uma. Se não tiver, tente aumentar a sua atividade física do jeito que puder. Isto pode fazer uma grande diferença na sua perda de peso.

- Preste atenção ao volume. Se você está comendo cereal ou iogurte, tenha certeza de que as quantidades são as adequadas.

> **CUIDADO COM O EFEITO REPERCUSSÃO** *Assim como o peso pode desaparecer de forma irregular, ele também pode retornar sorrateiramente no seu próprio e inexplicável ritmo. Talvez você já tenha experimentado isto. Você emagreceu; está se sentindo ótimo. Então você lambisca aqui, belisca ali. Tudo bem; você ainda está no seu peso meta. Uma semana se passa, você sobe na balança e, aparentemente da noite para o dia – cabum – você está com mais um quilo e meio! Que inferno! Eu chamo isto de Repercussão. Seu corpo não é uma máquina simples. E você não pode enganá-lo. Seu corpo pode levar um tempo para retornar aos seus maus hábitos, mas ele vai retornar. O efeito Repercussão é como a maioria das pessoas ganham peso. Elas se mantêm magras por uns tempos e ficam atrevidas. Começam a comer besteira, esquecem-se de fazer exercícios e pensam que está tudo bem, continuam magras. E aí, um dia: bum – sete quilos! Portanto, cuidado com a Repercussão!*

# MANUTENÇÃO

Está tudo terminado quando a senhora gorda não é mais gorda! Mas chegar lá é uma coisa; permanecer lá é outra. Pessoas que fizeram dieta com sucesso reconhecem que estarão nisso por um longo tempo. Lembre que não é uma corridinha; é uma maratona. Conforme mencionei na Introdução deste livro, sinto-me orgulhosa de todos os meus clientes, mas aqueles que realmente conquistam o meu coração são aqueles que oscilam para cima e para baixo um pouquinho mas no todo se mantêm magros. Para mim, esse é o verdadeiro sucesso. Portanto, seja paciente consigo mesmo e você chegará aonde quer estar. E uma vez tendo conseguido...

Manutenção é o termo que a maioria das pessoas que fazem dieta usam para a fase em que chegaram à meta e querem permanecer ali, ou passar para outro nível. Antes de explorarmos as Orientações para Manutenção de Wall Street, gostaria que você considerasse uma ou duas coisas sobre a sua meta de peso. Por exemplo, muita gente tem uma fantasia a respeito do peso. A fantasia é que quando elas chegarem a esse número, terão alcançado o nirvana. Não se prenda demais ao "número". Claro que o seu peso é importante, e é bom medir o progresso, mas o seu peso "ideal" pessoal não está gravado na pedra. Alguns clientes propuseram uma meta de peso que depois perceberam ser irreal. Eles descobriram que se sentiam felizes e com uma aparência ótima com um número ligeiramente mais alto. Lembre-se, também, que o seu peso flutua. O peso da maioria das pessoas oscila alguns gramas dia a dia e isso é normal e nada para se preocupar. Desde que você fique nas vizinhanças de onde quer estar, você está indo muito bem.

Alcançou a sua meta de peso? Fantástico! Mas no meu livro você não alcançou realmente a sua meta até ter ficado nesse peso ou nos arredores dele durante um mês. Um mês? O que significa isso?, você talvez pergunte. Bem, já vi muitos clientes começarem a festejar no dia que alcançam a sua meta. É mais ou menos parecido com as dietas de que os clientes me falam nas quais você pode tirar "um dia de férias". Isto quase nunca funciona porque as pessoas têm simplesmente um dia "Tanto faz" que passa sorrateiramente para outro dia "Tanto faz" e, antes que você perceba, está tudo perdido. A Dieta de Wall Street é uma dieta de estilo de vida, e portanto não se trata de alcançar uma meta e enlouquecer! Uma vez alcançada a sua meta, você deve ter como meta manter o padrão. Continue com o que você vem fazendo e prove a si mesmo que realmente teve um enorme sucesso.

E agora aos detalhes da manutenção... Francamente, muitos dos meus clientes não se preocupam muito com a manutenção. Eles tomam muito cuidado com o que comem e, se veem que estão com alguns gramas a mais ou que suas roupas estão um pouquinho apertadas, eles voltam atrás. Outros querem regras muito rígidas e orientações sobre o que devem comer depois de terem alcançado o seu peso desejado. Minhas orientações sobre como continuar depois de ter chegado a sua meta são bastante simples. Elas incluem dois pontos:

1. Quando você já tiver permanecido na sua meta de perda de peso por um mês, pode aumentar o seu consumo total de Carboidratos complexos. Assim:

    - Se estiver comendo quatro Carboidratos complexos por semana, pode aumentar para sete, e estará comendo sete por semana ou um por dia.

    - Se você já come um Carboidrato complexo por dia, agora pode comer dois.

2. Você pode acrescentar dois Prazeres por semana se quiser. Cada Prazer conta como um Carboidrato complexo. Vou explicar abaixo o que é o Prazer. Algumas pessoas não têm nenhum durante uma semana ou duas e depois dois por semana. A escolha é sua.
3. Pense em mudar os seus lanches quando chegar à Manutenção. Confira na lista Lanches Divertidos (páginas 312-14) para novas ideias.
4. Tente uma sopa nova ou um outro sanduíche. Muita gente continua comendo as suas saladas ou proteína/vegetais até chegarem a sua meta, portanto acrescentar uma opção de sopa, um sanduíche de peru no pão de trigo ou centeio, ou um novo jantar congelado é um luxo.
5. Escolha um café da manhã diferente. Veja nas páginas 227-28 as sugestões de Café da Manhã de Manutenção.

> A ASSUSTADORA VERDADE SOBRE O SALMÃO DEFUMADO *Muitos clientes perguntam se podem escolher salmão defumado como uma opção de proteína no café da manhã. Como ele tem apenas 100 calorias por 85g, parece, à primeira vista, uma escolha razoável. Mas as calorias do salmão são apenas metade da história aqui. A maioria dos salmões defumados tem aproximadamente 1.700mg de sódio por 85g (calorias e sódio variam dependendo do tipo de salmão e de como ele foi defumado). Portanto, é quase certo haver um excesso de sódio. Mas as coisas pioram: a maioria das pessoas come mais de 85g de salmão de uma só vez. Também já vi lojas de bagels em Manhattan acrescentarem até 250g de salmão a um único pedido (isso seria 297 calorias e colossais 5.100mg de sódio). Quando você acrescenta um bagel de 350 calorias, você chega a 647 calorias! Portanto, aqui está a minha versão da Dieta de Wall Street para um café da manhã com salmão defumado: 1 fatia de salmão (do tamanho de um BlackBerry) sobre 2 bolachas Fiber Rich com 2 colheres de sopa de queijo cottage cremoso Friendship, pepino, tomate e cebola. Isto só é apropriado para um Café da Manhã de Manutenção.*

## Tudo sobre os Prazeres

Os Prazeres são os alimentos saborosos que você pode reintroduzir na sua dieta porque o seu peso agora é estável. Escolha o seu Prazer! Você pode comer dois Prazeres por semana. Um Prazer é uma indulgência que conta como um Carboidrato complexo. Pode ser qualquer coisa – uma sobremesa, uma taça a mais de vinho – a gulodice que lhe agradar. A única coisa importante que você precisa lembrar a respeito do Prazer é que ele deve ser uma porção normal: uma tigela de sorvete está bem; meio litro de sorvete, não. Um pãozinho da cesta de pães pode; metade de uma baguete, não. Algumas porções de restaurantes ou de alimentos comerciais (estou olhando para você, Cheesecake Factory!) não são porções normais, e tenho certeza de que você saberá reconhecê-las. Em geral um Prazer é mais bem apreciado com outras pessoas, e não deverá haver culpa associada a isso, curta! Alguns Prazeres que os clientes gostam incluem um bagel de manhã (se você for um Comedor Controlado), um bife de carne moída com fritas no almoço, talvez um saco de pipocas tamanho infantil no cinema, ou um pratinho de macarrão que você vem desejando.

Algumas orientações sobre os Prazeres incluem:

- Se você é do Clube do Prato Raspado, um Prazer pode ser um alimento detonador para você, portanto sugiro que você deixe os seus Prazeres para a noite – a sobremesa depois do jantar.

- Se você é um Comedor Controlado, pode curtir o seu Prazer a quase qualquer hora do dia, desde que ele não detone um excesso de comida. Se uma cerveja no almoço o faz perder o controle, então é melhor tomá-la de noite.

- O tamanho das porções realmente conta com os Prazeres. Não se iluda. Um saco gigante de pipoca não é um Prazer: é uma Má Ação!

- Quando o Prazer acabar, está acabado! Você volta à linha com as suas escolhas regulares Wall Street. Na verdade, os meus clientes na sua maioria me dizem que já se acostumaram tanto com seus alimentos de rotina que não têm dificuldade em continuar com eles.

- Prazeres são... bem, prazer! Curta-os. Não ouse se sentir culpado por causa deles. A comida é uma das alegrias da vida e você deve saboreá-la.

> **EVITE A ZONA VERMELHA** *Eu digo aos meus clientes para terem cuidado com a Zona Vermelha. Quando você atinge a sua meta de peso, ou um peso com o qual se sente feliz, se engordar 2.260g, você está na Zona Vermelha e precisa se controlar. Às vezes isto acontece quando você para de se pesar. Às vezes são apenas dois dias ruins seguidos, ou um fim de semana ruim. A melhor coisa a fazer se chegar à Zona Vermelha é um Dia de Proteína. Isso o colocará de novo na linha. Lembre-se, qualquer um pode escorregar para dentro da Zona Vermelha; ninguém deve permanecer ali!*

## Cafés da manhã de manutenção

Em geral, as suas refeições, exceto aquelas às quais você acrescentou Prazeres, continuam as mesmas na manutenção. A única diferença é no café da manhã quando há várias opções novas para você.

Alguns destes cafés da manhã contam como um Carboidrato complexo (CS); outros não.

As opções de Café da manhã de manutenção adicionais são (todas estão relacionadas na Lista de Compras, páginas 307-8):

- **WAFFLES**. 2 integrais da Kashi Go Lean ou waffles orgânicos originais Van's (simples ou blueberry) com ½ xícara de frutas vermelhas, ½ xícara de queijo cottage cremoso, e uma colher de chá de xarope sem açúcar. Isto é um bom café da manhã para o fim de semana. (CC)

- Escolhas de café da manhã congelado Amy's: Amy's Breakfast Burrito, Amy's Tofu Scramble Pocket; e Amy's Breakfast Patties mais 1 bolacha Fiber Rich e uma fruta; Amy's Toaster Pop mais 1 queijo Laughing Cow Light. (A Toaster Pop é como uma *pop tart*, mas é orgânica e obviamente mais saudável. Você pode escolher a contagem calórica que preferir destas. Apenas confira as embalagens: o Burrito tem quase 300 calorias e o Tofu Scramble Pocket tem 180 calorias: Você pode conferir todos os produtos em *www.amys.com*.) (CC)

- Salsichas vegetarianas: 2 MorningStar Veggie Links mais 2 bolachas Fiber Rich, mais 1 fruta. Ou 2 salsichas de frango com maçã e maple

Al Fresco. (Existem outras opções de marcas de salsicha na Lista de Compras, página 309, incluindo Casual Gourmet e Bilinski's, e sim, todas serão com mais 2 bolachas Fiber Rich e uma fruta.)

- Boca Meatless Breakfast Wrap mais uma fruta opcional. (CC)
- Troque qualquer Fiber Rich num café da manhã acima por Thomas' Light Multi-Grain English Muffin. (CC)
- Vitamuffin com 1 cunha de queijo Laughing Cow (tenha certeza de ser a parte de cima do muffin ou o muffin de 60g com 100 calorias. (CC)
- Burrito para café da manhã: wrap de baixos teores de carboidratos – pode ser La Tortilla, Mission Carb Balance Wrap, Trader Joe's Low-Carb Wrap ou Damascus Bakeries Whole Wheat Roll Up (conta como uma fibra no café da manhã) mais claras de ovos ou claras pasteurizadas da Egg Beaters com vegetais, queijo Laughing Cow, 1 colher de sopa de molho e ½ xícara de pedaços de abacate.
- Thomas's Light Multi-Grain English Muffin torrado com ½ xícara de queijo cottage cremoso Friendship e 1 colher de sopa de geleia sem açúcar Smucker. (CC)

## Férias

Férias são férias de tudo menos de comer bem. Eu insisto com meus clientes de Wall Street para saírem e realmente curtirem as suas férias. Não é ocasião para contar pedaços de queijo e deixar de tomar uma taça de vinho, mesmo no almoço! Mas não há motivo para exagerar e de fato quase todos os clientes me disseram que sentem falta das suas comidas regulares quando estão fora. Eles realmente têm problemas para comer bem e normalmente descobrem, quando voltam para casa, que permaneceram com o mesmo peso ou até emagreceram.

Aqui estão as Orientações de Wall Street para as Férias:

- **NÃO IMPORTA O QUE VOCÊ VINHA FAZENDO QUANDO PARTIU:** Você pode comer dois Carboidratos complexos por dia. Guarde-os para o almoço/jantar ou ambos para o jantar. Você pode comer um prazer por dia no jantar e ele conta como o Carboidrato complexo. Todas as proteínas, frutas, vegetais e gorduras estão liberadas nas férias; não se preocupe em controlar as porções ou a maneira como a comida é preparada. Álcool não contará como o seu Carboidrato complexo.

- **ANTES DA SUA VIAGEM:** Se você vai ficar fora muito tempo, pode levar a sua comida com você – bolachas Fiber Rich, manteiga de nozes Justin's Nut Butter e barrinhas sem cobertura de chocolate (Luna Toasted Nuts'n Cranberry). Ou você pode ir de mãos vazias e relaxar um pouco. Férias são uma boa pausa da vida e das suas atuais opções alimentares; você vai ficar querendo curtir o seu cereal, os Lanches Divertidos e bolachas quando chegar em casa. Se você ficar fora pouco tempo – uma semana ou menos – acho que não precisa se preocupar em levar comida. Apenas relaxe e curta as suas férias. Se você comer razoavelmente bem e se exercitar, conseguirá evitar quilos extras.

- **CAFÉ DA MANHÃ:** Quer esteja incluído na sua diária do hotel um café da manhã continental ou completo, ou você vá sair para comer, existem alguns alimentos básicos que podem ser encontrados em qualquer lugar. Ovos e omeletes (claras de ovos são ainda melhores) são sempre uma ótima escolha e o manterá saciado por um bom tempo. Cereal de grãos integrais com leite ou iogurte desnatado também é bom. Acrescente uma fruta com estas escolhas. Um regra fácil de café da manhã para quem está viajando e que facilita a sua dieta: sempre pule o Carboidrato simples no café da manhã. Você provavelmente não sabe ao certo como será o resto do dia, mas se você pode começar com uma boa manhã livre de Carboidratos simples, já está levando vantagem.

- **ALMOÇO:** Quando você está viajando as opções mais comuns para a hora do almoço são saladas, sopas e sanduíches. Não escolha automaticamente uma salada pouco apetitosa (digamos, num café no museu) só porque você acha que é mais saudável. Nesse caso, escolha o sanduíche de aparência mais deliciosa. Se o sanduíche estiver numa enorme baguete grande demais para caber na sua boca, tire a parte de cima do pão. Se você está almoçando sentado à mesa, peça uma salada como prato principal, mas esqueça do pão e do álcool porque é melhor reservá-los como seu carboidrato para o jantar. Um caldo e uma salada pequena são outra grande opção.

♦ **JANTAR:** Nas férias você vai querer se agradar um pouco, mas precisa ser seletivo. Você vai escolher o que você quer *mais*. Talvez o pão na França seja o que você mais deseje, ou talvez você queira dividir uma entrada de massa na Itália, ou uma sobremesa em qualquer outro lugar, ou tomar uma taça de vinho. Mas lembre-se, satisfazer um desejo está OK, mas tente dividir se puder e pedir pratos saudáveis para o resto da refeição. Se você quer dividir uma sobremesa, peça uma salada mista para começar, um primeiro prato com proteína magra com vegetais e, em seguida, coma a sobremesa. Se você está querendo muito um bife com fritas, então peça mas deixe de lado o pão e a sobremesa.

## Poder pessoal

Notei, ao longo desses anos que venho trabalhando com pessoas que lutam para perder peso, que um fator muitas vezes desprezado no sucesso de alguém que está fazendo dieta é o seu cuidado pessoal. Pode parecer fútil, mas invariavelmente descobri que é uma verdade: quando você gasta algum tempo consigo mesmo – melhorando a sua aparência – você se sente melhor com relação a si mesmo e mais poderoso. Esta sensação de poder ajuda você a não esquecer as suas metas alimentares e alcançar o sucesso. Acho que seria útil e animador para você se eu lhe desse algumas sugestões sobre certos jeitinhos que podem reforçar o modo positivo como você se sente quando começar a perder peso.

♦ **VESTIR-SE PARA O SUCESSO.** Às vezes as pessoas que foram gordas escondem-se em suas roupas. Quando você começa a emagrecer, mostrar o seu corpo só faz você se sentir melhor a respeito do que conseguiu fazer. Reserve um tempo para comprar um terno novo para trabalhar ou algumas roupas mais justas e elegantes para o fim de semana. Você vai se surpreender ao ver como as roupas largas podem ser um obstáculo para a perda de peso. Roupas mais justas = menos espaço para comer!

♦ **DESCUBRA A CONFIANÇA SECRETA.** Homens: livrem-se daquelas cuecas largas e velhas. Vocês vão se sentir mais completos com um conjunto novo. Mulheres: um pequeno investimento em lingerie sexy pode ser altamente motivante. Não há nada como um biquíni fio dental para ajudar a não pensar em doces. Você vai usar melhor as suas roupas e vai se sentir melhor.

- **UM APERTO DE MÃO BENFEITO.** Suas mãos trabalham muito e as pessoas as notam. Elas estão visíveis o tempo todo – nas reuniões, quando você está recebendo. Um bom tratamento na manicure faz você parecer alguém que tem tudo sob controle. Você pode *manicurar* a sua fome! E os homens não devem ter medo de fazer as unhas. Alguns dos meus clientes do sexo masculino fazem as unhas só para poder gozar de uma massagem nos ombros no final. Mãos nas alavancas do poder devem ter uma boa aparência.

- **CABELOS CUIDADOS, CORPO CUIDADO.** Você já notou que come melhor no dia que está com um novo corte de cabelos? Os homens devem reservar um tempo regularmente para um corte e barba no barbeiro. As mulheres devem fazer uma escova entre cortes. É relaxante e aumenta a autoconfiança saber que está com uma ótima aparência, e fica muito mais fácil rejeitar a sobremesa.

- **JOGUE FORA AS "FROUXONAS".** Homens: vocês provavelmente têm uma gaveta cheia de meias frouxas que, como uma pedrinha no sapato, distraem e incomodam. Invista num novo conjunto de meias resistentes. Vocês vão se sentir mais harmoniosos e no topo do mundo.

- **A DICA DA DIETA DE IMELDA MARCOS.** Sapatos novos! Mulheres, esqueçam que os saltos altos fazem as suas pernas parecerem finas e que vocês adoram isso. Tenham em mente que a altura extra que eles lhes dão faz vocês parecerem com mais autoridade e até, às vezes (quando você precisa ser), intimidante. Portanto, regalem-se com uns dois pares de sapatos sexy. Você pode caminhar com seus tênis; use os seus *saltinhos* como "sapatos para reuniões".

- **DÊ UM BRILHO NOS PÉS.** Homens: um brilho nos sapatos dá um polimento em toda a sua aparência e a vocês uma vida nova. Também lhes dá uma pausa nos seus dias ocupados e a oportunidade de sentarem num trono. Que tal?

- **TOME UM SUADOURO.** Não há nada como um bom suadouro para você se sentir renovado. É uma prática saudável e antiga. Encontre uma oportunidade para se regalar com um banho de vapor na sua academia de ginástica ou no hotel. Ou tente uma aula de Bikram Yoga (ou Power Yoga). Você vai se sentir outro.

*"Apenas umas quatro semanas depois de iniciar as minhas consultas com Heather Bauer, minhas amigas começaram a perguntar: 'O que aconteceu com VOCÊ?' Eu não sabia muito bem do que elas estavam falando, mas de repente estavam TODAS pedindo o cartão de Heather – até o meu cardiologista! Ela é famosa agora no meu círculo como 'a resposta' para a síndrome da dieta iô-iô. Sou muito grata porque a encontrei, e as minhas amigas também. Nunca sonhei que na minha idade, pós-menopausa, eu pudesse ser tão magra como sou agora. Ela é definitivamente a resposta, como meu médico confirma, para o desejo da mulher de meia-idade de ter o seu corpo como era no passado. Bem, com Heather, tudo é possível. Ela também conhece todos os restaurantes da cidade e ajuda seus clientes a planejarem suas refeições fora de casa. Ela é a nutricionista mais notável, até extraordinária, com quem já me consultei – e o mesmo dizem todas as minhas [magras mas saudáveis] amigas."*

– DRA. KRISTIN O. LAUER, PROFESSORA, FORDHAM UNIVERSITY

PARTE QUATRO

# As folhas de artifícios de Wall Street

Existem fartas informações sobre como comer na rua, esteja você almoçando ou tomando o café da manhã na delicatéssen da esquina, comendo com as crianças numa lanchonete, escolhendo uma entrada no bar de um hotel sofisticado, tomando um drinque num bar esportivo ou se preparando para uma sessão dupla no cinema. Nós também incluímos algumas sugestões sobre como operar no balcão de saladas, assim como algumas "receitas" originais de saladas que tirarão os seus verdes da depressão. Finalmente, tem a Lista de Compras de Wall Street. É uma lista completa, com websites quando apropriado, de todos os alimentos sugeridos na Dieta de Wall Street.

- Bebidas, página 235
- Refeições para pegar e largar em bufês, bares e delicatéssens, página 241
- Dicas e receitas de balcão de saladas, página 250
- Escolhas de altos dividendos em restaurantes de cadeia, página 254
- Guia de sobrevivência aos cardápios de restaurantes de Wall Street, página 271
- Pegar e largar no cinema, página 274
- Opções de comida em terminais de aeroportos nacionais e internacionais, página 276
- Lista de compras Wall Street, página 306
- Orientação sobre os produtos, página 317

# Bebidas

## BEBIDAS ALCOÓLICAS PARA PEGAR OU LARGAR

| PEGAR | CALORIAS |
|---|---|
| Taça de vinho tinto ou branco (114ml) | 80-85 |
| Cerveja light (340ml) | 99 |
| Vinho branco com refrigerante | 45 |
| Vodca e refrigerante (ou tônica diet) | 100 |
| Scotch on the rocks | 100 |

| LARGAR | CALORIAS |
|---|---|
| Margarita | 300 |
| Egg nog | 305 |
| Piña colada | 465 |

## Calorias em bebidas comuns

| | TAMANHO (ML) | CALORIAS |
|---|---|---|
| **CERVEJA** | | |
| Cerveja com baixo teor de carboidratos | 340 | 96 |
| Cerveja light | 340 | 99 |
| Cerveja (comum) | 340 | 146 |
| Cerveja preta (Guinness) | 453 | 170 |
| **VINHO** | | |
| Vinho branco | 113 | 80 |
| Vinho tinto | 113 | 85 |

|  | TAMANHO (ML) | CALORIAS |
|---|---|---|
| Vinho de sobremesa | 113 | 181 |
| Vinho branco com refrigerante ( ½ a ½ ) | 141 | 45 |
| Saquê | 113 | 160 |
| Champanhe | 113 | 85-90 |

### DESTILADOS

|  | TAMANHO (ML) | CALORIAS |
|---|---|---|
| Vodca (80) | 42 | 100 |
| Scotch | 42 | 100 |
| Gin (80) | 42 | 100 |
| Rum (80) | 42 | 100 |
| Tequila (80) | 42 | 100 |
| Uísque (80) | 42 | 100 |

### MISTURAS

|  | TAMANHO (ML) | CALORIAS |
|---|---|---|
| Club refrigerante | 170 | 0 |
| Refrigerante diet (tônica diet) | 226 | 0 |
| Refrigerante (Coca-Cola) | 226 | 105 |
| Red Bull | 226 | 113 |
| Suco de laranja | 226 | 120 |
| Suco de abacaxi | 226 | 150 |
| Tônica | 170 | 178 |
| Suco de uva-do-monte | 170 | 190 |

### BEBIDAS MISTURADAS POPULARES

|  | TAMANHO (ML) | CALORIAS |
|---|---|---|
| Rum e Coca diet | 226 | 100-110 |
| Vodca e Refrigerante (ou Tônica diet) | 226 | 100-110 |
| Uísque Sour | 85 | 122 |
| Bloody Mary | 141 | 125-140 |
| Mojito | 141 | 143 |
| Martíni (sem azeitonas) | 85 | 190 |
| Rum e Coca | 226 | 205-240 |
| Gin e Tônica | 141 | 210 |
| Manhattan | 99 | 210 |
| Martíni (com azeitonas) | 85 | 220 |
| Daiquiri | 113 | 222 |
| Vodca Cranberry | 226 | 250-290 |
| Margarita | 226 | 300 |
| Egg Nog | 141 | 305 |
| Piña Colada | 226 | 465 |

## PEGAR E LARGAR NO CAFÉ

De todas as escolhas de café/chá, a melhor opção é um chá quente ou frio ou um café com 0-5 calorias (sem adições). Se a bebida tiver mais de 60 calorias, você deve diminuir as calorias no seu café da manhã para compensar (ou acrescentar uma fruta e contá-la como um café da manhã se tiver mais de 150 calorias). Para um Lanche Divertido ocasional de tarde você pode escolher um drinque com menos de 200 calorias. *Nota*: Todas as escolhas recomendadas são tamanho grande (ou ml são especificados). Se você escolher um tamanho maior, preste atenção às calorias adicionais.

### Starbucks

DRINQUES QUENTES

| PEGAR (TODOS GRANDES) | CALORIAS |
|---|---|
| Chás Tazo | 0 |
| Café/Caffe Americano (antes do leite) | 5-10 |
| Expresso (puro) | 5 |
| Cappuccino desnatado (melhor pedir extrasseco) | 60 |
| Café com leite desnatado | 60 |

A receita de bebida quente de Heather: Venti Tea com 2 saquinhos de chá Chai, um pouco de espuma, e Splenda (calorias estimadas: 30)

| LARGAR (AMBOS VENTI = 566ml) | CALORIAS |
|---|---|
| Caffè Mocha (leite integral, com creme batido) | 450 |
| Caramel Macchiato (com leite integral) | 340 |

DRINQUES GELADOS

| PEGAR (TODOS GRANDES) | CALORIAS |
|---|---|
| Café gelado (recentemente passado sobre gelo, sem leite) | 5 |
| Iced Sugar-Free Vanilla Latte, com leite desnatado | 60 |
| Frappuccino Light Blended Coffee (vários sabores) | 110-140 |

Receita de bebida gelada de Heather: Tamanho Venti, ½ chá verde gelado, ½ limonada (peça sem xarope) e acrescente o seu próprio adoçante Splenda (calorias estimadas: 60)

| LARGAR (AMBOS VENTI) | CALORIAS |
|---|---|
| Java Chip Frappuccino Blended Crème (com creme batido) | 600 |
| Double Chocolate Chip Blended Crème (leite integral com creme batido) | 670 |

## The Coffee Beanery

BEBIDAS QUENTES

| PEGAR | CALORIAS |
|---|---|
| Chá | 0 |
| Beanery Blended Coffee (antes do leite ou açúcar) | 2 |
| Sugar-free Caffi Mocha Tall with Skim Milk (340ml) | 80 |
| Cappuccino (grande) | 130 |

| LARGAR | CALORIAS |
|---|---|
| Hot Cocoa (grande) | 340 |
| Caramelatte Tall (340ml) | 390 |
| Caramelatte grande (453ml) | 490 |

BEBIDAS GELADAS

| PEGAR | CALORIAS |
|---|---|
| Café gelado com espuma (grande) | 30 |
| Iced Café Latte (grande) | 130 |
| Iced Cappuccino (grande) | 130 |
| Tea-Wave Smoothie (226ml, vários sabores) | 136-169 |

| LARGAR | CALORIAS |
|---|---|
| Caramel Frappalatte (566ml) | 420 |
| White Mocha Frappalatte (566ml) | 460 |

# Dunkin' Donuts

**BEBIDAS QUENTES**

| PEGAR | CALORIAS |
|---|---|
| Chá | 0 |
| Café (puro, 283ml) | 15 |
| Qualquer café com sabor (avelã, baunilha francesa etc., antes do leite) | 20 |
| Café (com leite desnatado, 283ml) | 25 |
| Vanilla Latte Lite (283ml) | 80 |

| LARGAR | CALORIAS |
|---|---|
| Gingerbread Latte (283ml) | 400 |
| White Hot Chocolate (396ml) | 340 |
| Caramel Crème Hot Latte (283ml) | 260 |

**BEBIDAS GELADAS**

| PEGAR | CALORIAS |
|---|---|
| Café gelado com leite desnatado (463ml) | 25 |
| Iced Latte com leite desnatado (463ml) | 70 |
| Turbo Ice (453ml) | 120 |

| LARGAR | CALORIAS |
|---|---|
| Mango Passion Fruits Smoothie (680ml) | 550 |
| Tropical Fruit Smoothie Small (453ml) | 360 |
| Strawberry Fruit Coolatta (463ml) | 290 |

# Peet's Coffee & Tea

**BEBIDAS QUENTES**

| PEGAR | CALORIAS |
|---|---|
| Chá pequeno, sem leite | 0 |
| Café pequeno, sem leite | 5 |
| Cappuccino pequeno com leite desnatado (340ml) | 68 |
| Small Latte com leite desnatado (340ml) | 101 |
| Small Latte Macchiato com leite desnatado (340ml) | 101 |

| LARGAR | CALORIAS |
|---|---|
| Chocolate mocha branco pequeno com creme batido (340ml) | 398 |
| Large Latte com leite integral (566ml) | 263 |

## BEBIDAS GELADAS

| PEGAR | CALORIAS |
|---|---|
| Chá gelado | 0 |
| Café gelado | 5 |
| Iced Latte com leite desnatado (340ml) | 101 |

| PEGAR | CALORIAS |
|---|---|
| Medium Scharffen Berger Chocolate Mocha Freddo com creme batido (453ml) | 420 |
| Large Caffe Freddo sem creme batido (566ml) | 331 |

**EM GERAL, EVITE**

- Todas as bebidas tamanho venti-grande (680ml para bebidas geladas, 560ml para bebidas quentes)
- Bebidas feitas com leite integral

# Refeições para pegar e largar em bufês, bares e delicatéssens

É um verdadeiro desafio selecionar com sensatez quando você está diante de uma série relativamente ilimitada de comidas. Mas você pode fazer boas escolhas se souber as melhores opções. Aqui estão algumas regras para fazer as melhores escolhas em muitas situações do tipo tudo-que-você-pode-comer, assim como algumas orientações para almoços em delicatéssens.*

## BUFÊS DE CAFÉ DA MANHÃ

| PEGAR | CALORIAS |
|---|---|
| Salada de frutas (aprox. 1 xícara) | 75-150 |
| Ovo cozido | 75 |
| Omelete de clara de ovos (com óleo de canola Pam, 1-3 vegetais) (Acrescentar 50-100 calorias para omelete feito com óleo comum) | 100-175 |
| Cereal (Kellogg's, por exemplo) em caixinha com ½ xícara de leite desnatado | 120-150 |
| Aveia (1 xícara) | 100-150 |
| Bacon (2 tiras, fritos na frigideira) | 70-82 |
| Bacon Canadense (mais ou menos 2 fatias) | 70-90 |
| Iogurte (1 copo, de preferência light ou desnatado) | 60-150 |
| 2 ovos quentes | 150 |
| Ovos mexidos (mais ou menos 2 ovos) | 150-200 |
| Torrada de trigo com geleia | 100-150 |

---

* Receitas e tamanho de porções variam, portanto as quantidades de calorias são dadas em variações e estimativas para muitos dos itens nesta seção.

| LARGAR | CALORIAS |
|---|---|
| Biscoito (grande, sem manteiga) | 300 |
| Muffins (grandes, 113-141g) | 300-350 |
| Pão doce Scone | 450-500 |
| Bagel grande com cream cheese comum | 550 |
| Panquecas (4) com xarope (1/4 xícara) | 870 |
| Waffle belga com fruta e creme batido | 900 |

## ALMOÇO E REFEIÇÕES EM DELICATÉSSENS

| PEGAR | CALORIAS |
|---|---|
| ¼ de embalagem de salada de atum com baixo teor de gordura | 140 |
| ¼ de embalagem de salada de frango com baixo teor de gordura | 200 |
| 120g de peito de peru e uma salada de frutas pequena | 180-220 |
| Sanduíche vegetariano no pão integral (2 xícaras de vegetais) | 170-200 |
| Peito de peru no pão integral com alface e tomate (110g de peito de peru) | 240-280 |
| Peito de frango no pão integral com alface e tomate (110g de frango) | 240-300 |
| Presunto no pão integral com alface e tomate (110g de presunto) | 260-340 |

**NOTA:**

- Calorias estimadas não incluem condimentos: escolha sempre mostarda comum.
- Atum com baixo teor de grodura e salada de frango são feitos com maionese com baixo teor de gordura.

| | |
|---|---|
| Sopa de macarrão com frango (tigela) | 80 |
| Sopa Minestrone (tigela) | 80 |
| Vegetais com tomate (tigela) | 90 |

**NOTA:**

- Calorias estimadas para a sopa variam dependendo do tamanho. Minestrone e macarrão com frango contam tipicamente como um Carboidrato complexo para o dia. Se a sopa tem feijões ou lentilhas e essa é a proteína da refeição, não é usado nenhum Carboidrato complexo. Quem é sensível ao sal deve recusar a opção de sopa.

| LARGAR | CALORIAS |
|---|---|
| Salsichão num wrap simples (113g) | 610-670 |
| Salame num wrap simples (113g) | 570-650 |
| Queijo num wrap simples (113g) | 670-720+ |
| Salada de atum (com maionese comum) num wrap simples | 570-670 |

**NOTA:**

- Wrap simples estimado com 310 calorias.
- Calorias estimadas não incluem condimentos, vegetais ou queijo.

| | |
|---|---|
| Sopa de brócolis com queijo cheddar (1 xícara) | 350-400 |
| Ervilha com presunto (1 xícara) | 350 |
| Sopa de camarões (1 xícara) | 300 |

## HORS D'OEUVRES E COMIDA DE COQUETEL

| PEGAR | CALORIAS |
|---|---|
| Sushi (1 peça de rolinho Califórnia) | 30-40 |
| (1 peça de rolinho de pepino) | 20-25 |
| Coquetel de camarão (2 camarões fervidos + 2 colheres de sopa de molho de coquetel) | 50 |
| Vegetais com molho de pimenta | 50 |
| Caviar Osetra (30g) | 75 |
| Minicosteletas de cordeiro grelhadas (1) | 80 |
| Rolinho primavera de vegetais (cozidos no vapor, 2 peças) | 50-140 |
| Vegetais crus (10 fatias de vegetais + 1 colher de sopa de molho com gordura) | 100-125 |
| Satay de frango (2 palitos) | 100 |
| Brusqueta com tomate e manjericão (1 peça) | 110 |
| Bolinho de massa com camarões (no vapor, 3 bolinhos) | 130 |
| Crostini de cogumelos* (2-3 peças) | 140 |
| Cogumelo com cubos de *gruyère* (2 peças) | 140 |
| Ovos à la diable (2 metades) | 120-150 |
| Pot stickers com molho de soja e gengibre (2 peças, 2 colheres de sopa de molho) | 150 |

| LARGAR | CALORIAS |
|---|---|
| Rolinho primavera (frito, porco, rolinho primavera, tamanho médio) | 240 |
| Mexilhões recheados (3 pequenos) | 270 |
| Minipizza (5 pequenas) | 260-300 |
| Pigs in blankets – salsichas enroladas em tiras de bacon – (salsichas coquetel, 4 peças) | 270 |
| Figos enrolados no bacon (4 peças) | 280 |
| Almôndegas suecas (2 peças/85g) | 300 |
| Minirrolinhos primavera (fritos, 2 peças + 1 colher de sopa de molho) | 320 |

\* Crostini inclui cogumelos e azeite em fatias de pão francês.

*Refeições para pegar e largar em bufês, bares e delicatéssens*

# BARES ESPORTIVOS E BARES E RESTAURANTES ESPECIALIZADOS EM CARNES GRELHADAS

### DICAS WALL STREET PARA REFEIÇÕES EM QUALQUER BAR OU RESTAURANTE ESPECIALIZADO EM CARNES GRELHADAS

- Considere sopa e salada ou hambúrguer/sanduíche sem pão e um salada da casa.
- Opte por sopas feitas com caldo (tais como de vegetais ou frango com macarrão) em vez de cremes.
- Peça uma salada de acompanhamento ou vegetal em vez de batatas fritas ou anéis de cebola.
- Bares e restaurantes de carnes grelhadas em geral oferecem uma salada verde e estão dipostos a acrescentar frango grelhado se solicitados.
- Pergunte a respeito das opções de molhos para salada e escolha as light ou sem gordura. Se não tiver, escolha um molho vinagrete.
- Modifique as opções de sanduíche para torná-lo mais saudável omitindo queijo e bacon e escolhendo mostarda em vez de maionese.
- Evite pratos que tenham as palavras "crocante" no nome. Isto em geral significa frito. Procure em vez disso "assado", "grelhado", "passado na chapa" ou "torrado".

| PEGAR | CALORIAS |
|---|---|
| Sopa de frango com macarrão (tigela) | 100-200 |
| Chili (xícara) | 180 |
| Sopa de vegetais (tigela) | 220 |
| Salada verde/da casa com molho com baixos teores de gordura/sem gordura | 150-300 |
| Hambúrguer no pãozinho (sem queijo, sem acompanhamentos) | 350-600 |
| Hambúrguer sem pãozinho (sem queijo, sem acompanhamentos) | 200-450 |
| Sanduíche de frango grelhado (sem acompanhamentos, sem queijo) com mostarda | 300-450 |
| Peito de frango grelhado sem pãozinho (sem acompanhamentos, sem queijo) | 150-300 |

| LARGAR | CALORIAS |
|---|---|
| Batatas fritas com queijo derretido | 2.070 |
| Quesadilla de frango | 1.830 |
| Nachos clássicos com pico de gallo (molho mexicano apimentado) e creme azedo | 1.450 |
| Buffalo wings [asas de frango] com molho de queijo gorgonzola (10 asas) | 1.340 |
| Bastões de mozarela com molho marinara (9 palitos) | 1.210 |

# LANCHES EM BARES

Este é o espetáculo dos horrores para quem faz dieta. Respire fundo e dê só uma olhada na lista de "LARGAR" que relacionei aqui. Sim, é uma longa lista. É para assustar você. Você pode ver que umas duas horas mastigando lanches de bares pode colocá-lo de volta na sua meta de perda de peso. É por isso que muitas vezes eu sugiro que os clientes façam de uma ida ao bar o seu jantar: pule os lanches e coma um hambúrguer (sem fritas) e uma salada e se dê por satisfeito. Agora você não pode mais dizer que não sabia.

| PEGAR | CALORIAS |
|---|---|
| Salada de vegetais, sem molho (calorias variam dependendo da quantidade) | 25-75 |

| LARGAR | CALORIAS |
|---|---|
| 5 pretzels | 60 |
| 1 punhado de M&M's | 129 |
| 4 bolachas com 30g de queijo | 140 |
| 1 punhado de amendoins torrados (30g) | 160 |
| 5 peças de rolinho Califórnia | 180 |
| 12 amêndoas açucaradas | 230 |
| 4-5 punhados de ervilhas Wasabi (90g) | 260 |
| 2 punhados de Chex Mix (60g) | 246 |
| Tortilla chips (12-15 chips) | 140 |
| 1 xícara de guacamole | 367 |
| Nachos (porção pequena, queijo apenas) | 350-400 |
| 4 palitos de mozarela | 431 |
| 3 martínis | 480 |
| Asas de frango (5 asas com 3 colheres de sopa de molho gorgonzola) | 500-600 |
| 8 batatas fritas com molho | 600 |
| 6 nachos (com feijões, queijo e carne moída) | 569 |
| com creme azedo e guacamole têm mais 150 calorias | 719 |
| Nozes mistas (1 xícara, 5-6 punhados) | 875 |

*Refeições para pegar e largar em bufês, bares e delicatéssens* **245**

# Melhores escolhas em bares esportivos populares em Nova York

Cada cidade tem os seus bares populares. Eu quero lhe dar uma amostra das ofertas de uns dois lugares em Nova York para você ter uma ideia geral da variação de calorias em escolhas de comidas comuns.

### P. J. Clarke's

| PEGAR | CALORIAS |
|---|---|
| Sopa de cebolas à francesa (peça sem queijo ou croutons) | 80-120 |
| Mixed greens – salada verde | 100-150 |
| Irish beef barley soup – sopa de cevada com carne irlandesa | 150-200 |
| Coquetel de camarão | 200-300 |
| Mexilhões no vapor para dois (divida com outra pessoa) | 200-300 |
| Salada Clássica Caesar (peça o molho separado, use 2 colheres de sopa) | 250-350 |
| Andy Boy Broccoli Rabe – tipo de brócolis ligeiramente amargo | 100-150 |
| Cogumelos Paris sautés | 100-150 |

### Blondies Sports Bar and Restaurant

| PEGAR | CALORIAS |
|---|---|
| Sopa de frango e vegetais (deixe de lado o pão com alho e parmesão) | 100-150 |
| Italian Wedding Soup (deixe de lado o pão com alho e parmesão) | 100-150 |
| Frutas cortadas na hora (servidas com queijo cottage ou iogurte desnatado, ½ xícara de um ou de outro) | 150-250 |
| Brócolis, pimentões verdes, abobrinhas, cenouras e aipo com molho de espinafre (peça uma travessa pequena, use 2 colheres de sopa de molho) | 100-200 |
| Vegetais sautés | 100-150 |
| Camarão grelhado marinado (5) (use cerca de 2 colheres de sopa de molho de coquetel) | 200-250 |
| Blondies Chopped Salada com ou sem frango grelhado (peça sem queijo ou bacon e use 2 colheres de sopa de alho torrado com vinagre balsâmico sem gordura ou molho de manjericão e tomate seco) | 300-400 |

## Comidas para pegar ou largar em bar de hotel sofisticado

| PEGAR | CALORIAS |
|---|---|
| Coquetel de camarões (6 camarões fervidos + 2 colheres de sopa de molho de coquetel) | 150 |
| Opções de sushi atum/sashimi/tartar de atum | 50-200 |
| Saladas Caesar (com frango ou lagosta, sem molho) | 150-350 |

| LARGAR | CALORIAS |
|---|---|
| Bolinhos de carangueijo | 290 |
| Camarões empanados (uma porção) | 300-500 |
| Hambúrguer com 260g (carne moída magra a 90% na brasa tem 180 calorias/90g) | 540+ |
| Turkey club – sanduíche completo com bacon e maionese | 1.000 |
| BBQ baby back ribs [costelinhas] (por porções no Chilis) | 800-1.200 |

## Melhores escolhas em bares de hotéis populares em Manhattan

**Church Lounge no Tribeca Grand Hotel**
A cozinha está disposta a atender restrições dietéticas ou preferências, inclusive baixos teores de gordura/alergias.

| PEGAR | CALORIAS |
|---|---|
| Ceviche de camarão (azeitonas verdes, tomates, alcaparras e orégano) | 150-350 |
| Tartar de atum | 250-450 |
| Miso Chilean Sea Bass Skewers – Robalo temperado com missô e gengibre | 200-400 |

**Rise no Ritz-Carlton Hotel "Light Fare Menu"**

| PEGAR | CALORIAS |
|---|---|
| Seared Satés (travessa com 5, divida com um amigo, peça a galinha) | 100-200 |
| Coquetel jumbo de camarões, raiz forte e molho de tomate | 200-300 |

**King Cole Bar & Lounge no St. Regis Hotel**

| PEGAR | CALORIAS |
|---|---|
| Vidale Onion Soup – sopa de cebolas Vidalia | 80-120 |
| East Cost Oysters – ostras da costa leste | 50-150 |
| Chicken Saté | 100-150 |
| Colossal Shrimp Coquetel – coquetel de camarões colossal | 200-300 |

**Gilt no New York Palace Hotel**

| PEGAR | CALORIAS |
|---|---|
| Yellow Fin Tuna Tartar – Tartar de atum oledê | 250-450 |
| Molho de tomate e molho de azeitonas pretas | 100-300 |
| Ostras geladas na concha (18) | 50-150 |

**Pen-Top & Terrace no Peninsula Hotel**

| PEGAR | CALORIAS |
|---|---|
| Coquetel de camarões marinados | 200-300 |
| Travessa de sushi e sashimi | 200-400 |

## Eventos esportivos e quiosques de concessão

| PEGAR | CALORIAS |
|---|---|
| Xícara de frutas (170g) | 70 |
| Xícara de vegetais (230g) | 70 |
| Hambúrguer garden/hambúrgueres Boca (sem o pãozinho) | 90-150 |
| Hambúrguer vegetariano/peru (cozido, 110g) | 150 |
| Salada Garden/Salada Caesar (antes do molho) | 150-350 |
| Sanduíche de frango grelhado (170g) | 280 |
| Cachorro-quente de tamanho regular com mostarda e chucrute | 300 |

| LARGAR | CALORIAS |
|---|---|
| Nachos com queijo (muitos tamanhos oferecidos) | 300-600 |
| Tiras de frango (4, antes de mergulhar nos molhos) | 400-600 |
| Pipocas Cracker Jack (pacote inteiro, 980g) | 420 |
| Batatas fritas (grande) | 500-575 |
| Pizza de linguiça | 350-500+ |

## Serviço de bufê no camarote

Shea Stadium (New York Mets), Angel Stadium (Los Angeles Angels), Fenway Park (Boston Red Sox), Coors Field (Colorado Rockies) e McAfee Coliseum (Oakland Raider), todos têm serviço particular de bufê nos camarotes disponível por meio de Aramark.

Cardápios para todos os locais têm itens à la carte como os seguintes (cada item serve 6 pessoas):

| PEGAR | CALORIAS |
|---|---|
| Salada de vegetais Farmer's Market | 100-200 |
| As melhores frutas e vegetais da estação | 100-300 |
| Travessa de sushi fresco | 200-400 |
| Coquetel de camarões jumbo | 200-300 |
| Wraps de alface e frango | 300-500 |

## Yankee Stadium

Oferece opções saudáveis do Centerplace Catering para seus hóspedes da Hall of Fame Suite.

| PEGAR | CALORIAS |
|---|---|
| Salada Garden | 100-200 |
| Salada Caesar com frango grelhado | 200-400 |
| Salada de folhas e vegetais Garden | 100-200 |
| Travessa de frutas frescas e queijo | 200-300 |
| Fajitas grelhadas | 200-400 |
| Peito de frango marinado grelhado | 150-350 |
| Salmão assado | 250-400 |
| Travessa de shushi e sashimi | 200-400 |
| Filé de carne de boi fatiado grelhado | 200-400 |

# Dicas e receitas de balcão de saladas

Um balcão de saladas pode ser um oásis de comidas saudáveis ou uma armadilha gordurosa. Muitos escritórios (assim como delicatéssens e restaurantes locais, é claro) têm extensos balcões de saladas, e às vezes é confuso saber como encher o seu prato. Aqui estão alguns passos Wall Street para montar uma salada saudável e deliciosa:

- ♦ ESCOLHA OS VEGETAIS MAIS VERDES. São os mais nutritivos. Mas se isso vai impedir que você coma uma salada, pode pegar uma alface mais clarinha.

- ♦ PREFIRA OS VERDES DE TAMANHO MENOR. Isto vai impedi-lo de acrescentar muitos ingredientes.

- ♦ ESCOLHA UMA PROTEÍNA. Certifique-se de que seja grelhada e não empanada. As melhores escolhas são: frango grelhado, assado ou peru fresco, atum light (embalado em água), camarão, tofu (não marinado), carne grelhada (bom para uma mudança uma vez por semana), presunto. Os Virgens nas Dietas ou qualquer um que tenha mais de 13 quilos para perder podem pedir uma porção dupla de proteína.

- ♦ ESCOLHA OS SEUS VEGETAIS. Escolha três vegetais crus, não marinados, sem amido. Escolha da sua lista de vegetais do Gabarito Wall Street, (página 60)

- ♦ DESPREZE OS SEGUINTES: milho, feijão, grão-de-bico, pimentões torrados, cogumelos marinados, cebolas caramelizadas, croutons, macarrão frito, tiras de tortilha, sementes de girassol, frutas secas, nozes açucaradas, salada de batatas/macarrão, salada de atum/frango feita com maionese, molhos com gordura.

- ♦ VIRGENS ou aqueles que têm mais de 13 quilos para perder podem acrescentar uma pequena quantidade de gordura opcional tal como azeitonas, amêndoas cruas fatiadas, abacate em fatias, queijo/mozarela/feta ralado.

- ESCOLHA UM MOLHO. Prefira os balsâmicos light ou com baixo teor de gordura se disponíveis. Use apenas uma concha. Você pode sempre acrescentar mais vinagre balsâmico ou de vinho tinto ou branco. Se você não gosta de vinagre balsâmico, pode escolher outro molho light ou de baixo teor de gorduras, mas sem exagerar, metade de uma concha, porque as calorias podem aumentar. Você pode também misturar o seu próprio molho com vinagre balsâmico, azeite de oliva (não exagere) e mostarda de Dijon.
- ACRESCENTE ALGO CROCANTE SAUDÁVEL. Esfarele as suas duas bolachas Fiber Rich para um pouco de fibra e sabor crocante.
- CORTE, CORTE! As saladas sempre ficam mais saborosas quando você as corta, portanto se esta é uma opção, peça para cortarem as suas.

# RECEITAS DE BALCÃO DE SALADAS WALL STREET

Cansado de fazer sempre a mesma pilha de verduras numa tigela? Aqui estão algumas Receitas de Balcão de Saladas Wall Street que excitarão as suas papilas gustativas. E é claro que são saudáveis e com poucas calorias.

**NOTA:**
Em restaurantes, sempre peça a opção de molhos light ou com pouca gordura e certifique-se de usar apenas uma concha ou a metade dela. Você sempre pode acrescentar vinagre balsâmico ou de vinho tinto e branco para dar mais sabor e com um mínimo de calorias.

| Nova salada de frango Santa Fé | Calorias (279 no total) |
|---|---|
| 3 xícaras de alface romana | 25 |
| 85g de peito de frango grelhado | 95 |
| ½ xícara de tomates | 15 |
| ½ xícara de pimentões vermelhos | 12 |
| ½ xícara de cebolas | 20 |
| ½ xícara de feijões-vermelhos | 45 |
| ½ xícara de milho | 40 |
| 2 colheres de sopa de vinagre balsâmico light | 45 |

| Salada de frango grelhado asiática | Calorias (335 no total) |
|---|---|
| 3 xícaras de mistura de alface romana e espinafre | 25 |
| ½ xícara de cenouras em tirinhas | 22 |
| 15g de amêndoas fatiadas | 90 |
| ½ xícara de gomos de laranja | 40 |

| Salada de frango grelhado asiática *(continuação)* | Calorias (335 no total) |
|---|---|
| ½ xícara de ervilhas | 13 |
| 85g de peito de frango grelhado | 95 |
| 2 colheres de sopa de vinagrete com gengibre | 35 |
| e acrescente vinagre balsâmico (2 colheres de sopa) | 15 |

| Frango Caeser | Calorias (276 no total) |
|---|---|
| 3 xícaras de alface romana fresca | 25 |
| 85g de peito de frango grelhado | 95 |
| 2 colheres de sopa de parmesão ralado | 50 |
| 2 bolachas com alto teor de fibras (Fiber Rich) (quebradas para parecerem croutons) | 36 |
| 2 colheres de sopa de molho Caesar | 70 |

| Salada Beverly Hills do chefe | Calorias (368 no total com mozarela, 320 no total com pedacinhos de imitação de bacon) |
|---|---|
| 3 xícaras de alface romana e chinesa (iceberg), misturadas | 25 |
| 2 fatias de peito de peru | 40 |
| 2 fatias de presunto | 70 |
| ½ xícara de pepinos | 8 |
| ½ xícara de tomates | 15 |
| 30g de queijo mozarela | 90 |
| 2 colheres de sopa de imitação de bacon | 70 |
| 2 colheres de sopa de mostarda com mel Dijon sem gordura | 50 |

| Salada de camarões Miami | Calorias (293 no total) |
|---|---|
| 3 xícaras de alface romana | 25 |
| ½ xícara de pepino | 8 |
| ½ xícara de tomate | 15 |
| ¼ de abacate | 60 |
| ½ xícara de palmito | 20 |
| 85g de camarões grelhados | 85 |
| 2 colheres de molho de pepinos com baixo teor de gordura | 80 |

| Salada Steakhouse | Calorias (260 no total) |
|---|---|
| 3 xícaras de alface romana | 25 |
| 85g de carne grelhada | 155 |
| ½ xícara de cebolas | 20 |
| ½ xícara de tomates | 15 |
| 2 colheres de sopa de vinagre balsâmico | 45 |

| Salada com 10 vegetais | Calorias (285 no total) |
|---|---|
| 3 xícaras de rúcula | 25 |
| 85g de peru | 90 |
| ½ xícara de aspargos | 22 |
| ½ xícara de vagens | 15 |
| ½ xícara de pepinos | 8 |
| ½ xícara de aipo | 10 |
| ½ xícara de tomates | 15 |
| ½ xícara de brócolis | 15 |
| ½ xícara de cogumelos | 8 |
| ½ xícara de palmitos | 20 |
| ½ xícara de couve-flor | 12 |
| 2 colheres de sopa de vinagre balsâmico | 45 |

| Salada Niçoise de atum | Calorias (302 no total) |
|---|---|
| 3 xícaras de legumes verdes | 25 |
| 85g de atum light (embalado em água) | 100 |
| ½ xícara de tomates-cerejas | 15 |
| ½ xícara de cebola roxa | 30 |
| ½ xícara de vagens | 15 |
| ½ xícara de ovo picado | 52 |
| 2 colheres de sopa de azeitonas | 30 |
| 2 colheres de sopa de mostarda Dijon com baixo teor de gordura | 35 |

# Escolhas de altos dividendos em restaurantes de cadeia*

Restaurantes de cadeia são uma realidade. Muitos de nós os desprezamos por achar que não possuem nada no cardápio que seja ao mesmo tempo saboroso e saudável. (Claro que alguns de nós entramos furtivamente, mas isso é uma outra questão!) A boa notícia é que cada vez mais as cadeias estão oferecendo escolhas saudáveis. Se você sabe o que escolher, pode encontrar nelas uma boa refeição com poucas calorias. Isto é importante se você está viajando sem tempo para nada, ou transportando crianças. Aqui está uma boa seleção de cadeias nacionais com suas melhores e piores escolhas. Você precisa saber que todas as informações calóricas que fornecemos são das próprias cadeias. Esperamos que estejam corretas. (Será mesmo possível que o Kung Pao Shrimp do Panda's Garden tenha apenas 240 calorias? Eles dizem que sim.) Você pode sempre conferir nos seus websites as atualizações e outras informações que lhe interessem.

Algumas notas ao escolher refeições em restaurantes de cadeia: Fizemos uma lista com opções de sopa, mas indivíduos sensíveis ao sal devem estar atentos ao sódio e provavelmente não escolher uma sopa. Se você não é sensível ao sal, pode sempre escolher a sopa e um acompanhamento de vegetais e dizer que é uma refeição. Se a sopa tem um Carboidrato complexo (como feijões) e não existe nenhuma outra proteína na refeição, então você não precisa contá-la como um Carboidrato complexo naquele dia. Se você escolher a sopa e um prato principal com proteína, então a sopa se torna o seu Carboidrato complexo. Onde são oferecidos sanduíches ou hambúrgueres, você pode sempre deixar de lado o pão (economizando um Carboidrato complexo) e pedir uma salada da casa com molho separado (escolha o molho mais leve disponível).

---

* Favor notar que nem todas as escolhas estão disponíveis em todos os postos.

# Applebee's

| PEGAR | CALORIAS |
|---|---|
| Sopa de cebolas | 150 |
| Grilled shrimp skewer salad – Salada com espeto de camarão grelhado | 210 |
| Cajun lime tilapia – Tilápia com brócolis, feijão e milho | 310 |
| Steak and portobellos – Bife e cogumelos | 330 |
| Italian Chicken and portobello sandwich – Sanduíche italiano de frango e cogumelos | 360 |
| Teriyaki Steak'N Shrimp Skewers – Espetinhos de carne e camarão com molho teriyaki | 370 |
| Confetti chicken – Salada de frango e legumes | 370 |

*Nota:* Todos os itens estão no cardápio especial dos Vigilantes do Peso.

# Arby's

| PEGAR | CALORIAS |
|---|---|
| Arby's Junior Roast Beef Sandwich – Sanduíche de rosbife (cardápio infantil) | 272 |
| Arby's Melt | 302 |
| Chicken Naturals Sandwich – Sanduíche natural de filé de frango (grelhado, sem maionese) | 310 (414 com maionese) |
| Martha's Vineyard Salad with raspberry vinaigrette – Salada Martha's Vineyard com vinagrete de framboesa | 471 (277 sem molho) |

| LARGAR | CALORIAS |
|---|---|
| Classic Italian Toasted Sub | 828 |
| Ultimate BLT Sandwich – Sanduíche com bacon e maionese | 779 |

# Au Bon Pain

CAFÉ DA MANHÃ

| PEGAR | CALORIAS |
|---|---|
| Arugula and tomato frittata – Fritada de rúcula e tomate | 290 |
| Ham and cheddar frittata – Fritada de presunto e cheddar | 320 |

| LARGAR | CALORIAS |
|---|---|
| Muffin com pedacinhos de chocolate | 590 |
| Bagel simples com ovo, queijo e bacon | 560 |
| Breakfast Prosciutto Sandwich – Sanduíche de presunto parma | 660 |

ALMOÇO

| PEGAR | CALORIAS |
|---|---|
| Southwest Vegetable Soup – Sopa de legumes (média) | 100 |
| Thai Chicken Salada – Salada de frango tailandesa<br>Com vinagrete de framboesa sem gordura (80) | 190<br>270 |
| Caesar Salad<br>Com vinagrete de framboesa sem gordura (80) | 210<br>290 |

| LARGAR | CALORIAS |
|---|---|
| Shanghai Salad (com molho de gergelim asiático) | 980 |
| Turkey melt | 1.030 |

## Baja Fresh

| PEGAR | CALORIAS |
|---|---|
| Americano Soft Taco (frango ou camarão) | 230 |
| Tortilla soup (sem frango) | 270 |
| Baja Ensalada: Charbroiled Chicken – Salada Baja: frango na brasa<br>Com molho de pimenta verde (15) | 310<br>325 |

| LARGAR | CALORIAS |
|---|---|
| Charbroiled Steak Nachos – Nachos de carne na brasa | 2.120 |
| Chicken Fajitas with Flour Tortilla – Fajitas de frango com tortillas | 1.140 |

## Bob Evans Family Restaurant

| PEGAR | CALORIAS |
|---|---|
| Vegetable beef soup (xícara) – Sopa de carne e legumes | 138 |
| Plain salmon dinner – Salmão grelhado | 287 |
| Salmon with garlic butter – Salmão regado com manteiga de alho | 326 |

| LARGAR | CALORIAS |
|---|---|
| Cranberry pecan chicken salad – Salada de frango com nozes<br>pecan e uva-do-monte | 1.142 |
| Baby back ribs – Costelinhas de carneiro | 1.068 |

# Burger King

### CAFÉ DA MANHÃ/ALMOÇO/JANTAR

| PEGAR | CALORIAS |
|---|---|
| Side garden salad – Salada de guarnição com legumes e verduras<br>Com molho sem gordura Ken's Ranch (60) | 15<br>75 |
| Croissant'wich Egg & Cheese – Croissant com ovo e queijo<br>– (sem o croissant) | 150 |
| Hambúrguer (sem o pãozinho) | 160 |
| Hambúrguer | 290 |
| Tender Grill Chicken Salad – Salada de frango Tender Grill<br>(sem molho)<br>Com molho sem gordura Ken's Ranch (60) | 240<br>300 |

### KID'S MENU

| PEGAR | CALORIAS |
|---|---|
| Flame-broiled Chicken Tenders – Salsichas de frango assadas na chapa (4 peças por porção) | 145 |
| BK Fresh Apple Fries – Fritas de maçã | 35 |
| BK Kids Meal – Salsichas de frango, fritas de maçã e leite desnatado | 305 |

| LARGAR | CALORIAS |
|---|---|
| Double whopper com queijo – Hambúrguer duplo com queijo | 1.130 |
| BK Quad Stacker – Hambúrguer triplo com queijo e bacon | 1.000 |

# California Pizza Kitchen

Não existe uma lista de calorias no site da empresa. Estas são as melhores opções de saladas com modificações:

- ♦ Salada de vegetais grelhados (sem milho, sem abacate, acrescentar frango com alecrim grelhado ou camarão grelhado, e peça molho vinagrete balsâmico Dijon separado)
- ♦ Salada picada original (sem salame ou queijo, e peça molho vinagrete balsâmico separado)
- ♦ Salada de frango chinesa (deixe de lado os wontons crocantes, as sementes de gergelim e peça molho vinagrete balsâmico separado)
- ♦ Salada clássica Caesar (peça meia porção, acrescente peito de frango com alecrim ou camarão grelhado, deixe de lado os croutons e peça vinagrete balsâmico separado)

## The Cheesecake Factory

Uma nova linha de saladas, com o nome de Weight Management Salads (Saladas para o Controle de Peso) foi acrescentada ao cardápio em janeiro de 2007. Cada salada tem menos de 590 calorias. Disponíveis em quatro variedades:

- Asian chicken salad – Salada de frango asiática
- Spicy chicken salad – Salada de frango condimentada
- California salad – Salada Califórnia
- Seafood salad – Salada de frutos do mar

## Chick-fil-A

| PEGAR | CALORIAS |
|---|---|
| Hearthy Breast of Chicken Soup (pequeno) – Sopa com pedacinhos de frango | 140 |
| Chick-fil-A Chargrilled Chicken Garden Salad – Frango grelhado na brasa com salada verde | 180 |
| Com molho light italiano (15) | 195 |
| Chick-fil-A Southwest Chargrilled Chicken Salad – Salada de frango na brasa | 240 |
| Chick-fil-A Chargrilled Chicken Sandwich – Sanduíche de frango na brasa | 270 |

| LARGAR | CALORIAS |
|---|---|
| Chick-fil-A Chicken Caesar Coll Wrap – Wrap Caesar com frango | 480 |
| Chick-fil-A Chicken Deluxe Sandwich – Sanduíche de frango | 420 |

## Chili's/Chili's Too

Tem uma lista de opções de cardápios chamada Guiltless Grill (Grill sem culpa). As seleções disponíveis variam de acordo com o local.

| PEGAR (DA LISTA GUILTLESS GRILL) | CALORIAS |
|---|---|
| Vegetais cozidos no vapor com queijo parmesão | 60 |
| Black bean burger patty only – Hambúrguer de feijão-preto – (sem pãozinho ou guarnição) | 200 |
| Com pãozinho integral (90) | 290 |

| PEGAR (DA LISTA GUILTLESS GRILL) (continuação) | CALORIAS |
|---|---|
| Guiltless Salmon (siga a regra dos ¾, reduza as calorias) | 480 |
| Guiltless Chicken Sandwich – Sanduíche de frango Guiltless – (coma metade do pão e economize calorias) | 490 |
| Grilled chicken Caesar salad – Salada Caesar com frango grelhado – (sem croutons e molho vinagrete balsâmico, calorias não disponíveis) | — |

| LARGAR | CALORIAS |
|---|---|
| Smoked turkey sandwich – Sanduíche de peru defumado | 930 |
| Bacon burger – Hambúrguer de bacon | 1.080 |
| Chicken Ranch Sandwich – Sanduíche de frango | 1.150 |
| Awesome Blossom with Seasoned Sauce – Batatas fritas com molho | 2.710 |

# Così

## CAFÉ DA MANHÃ

| PEGAR | CALORIAS |
|---|---|
| Salada de frutas | 216 |

| LARGAR | CALORIAS |
|---|---|
| Granola cereal – granola | 564 |
| Apple crumb cake – Torta de maçã | 540 |

## ALMOÇO

| PEGAR | CALORIAS |
|---|---|
| Caesar salad | 182 |
| Com vinagrete balsâmico sem gordura (45) | 227 |
| Pollo e Pasta Soupa Bowl – Sopa de frango com macarrão | 183 |
| Shanghai Chicken Salad – Salada de frango Shangai | 221 |
| Com molho de soja e gengibre com poucas calorias | 295 |
| Brie e fruit plate – Prato de queijo brie com frutas | 277 |
| Monte a sua própria salada (folhas, 1 proteína, 3 vegetais sem amido/não marinados, vinagrete balsâmico sem gordura) | variável |

| LARGAR | CALORIAS |
|---|---|
| Roasted turkey and brie sandwich – Sanduíche de peru assado e queijo brie | 772 |
| Tuna cheddar melt – Atum com quejo cheddar derretido | 956 |

# Dairy Queen

**ALMOÇO/JANTAR**

| PEGAR | CALORIAS |
|---|---|
| DQ Chicken Salad – Salada de frango | 270 |
| Com molho italiano sem gordura (10) | 280 |
| Com molho francês sem gordura (40) | 310 |
| DQ Homestyle Burger – Hambúrguer da casa | 350 |
| DQ Grilled Chicken Sandwich – Sanduíche de frango grelhado | 350 |

| LARGAR | CALORIAS |
|---|---|
| DQ Ultimate Burguer | 780 |
| 225g Flame Thrower Grillburger – Hambúrguer duplo com maionese, bacon e dois tipos de queijo | 1.030 |

# Denny's

**CAFÉ DA MANHÃ**

| PEGAR | CALORIAS |
|---|---|
| Quaker Oatmeal – Mingau de aveia Quaker | 100 |
| Banana | 110 |
| Fit Fare: Veggie Egg Beater Omelet with English muffin – Menu saudável: Omelete vegetariano com muffin inglês | 330 |

| LARGAR | CALORIAS |
|---|---|
| Meat Lover's Breakfast – Café da manhã dos amantes de carne | 1.230 |

**ALMOÇO/JANTAR**

| PEGAR | CALORIAS |
|---|---|
| Chicken noodle soup – Sopa de frango com macarrãozinho | 180 |
| Fit Fare: Grilled Chicken Breast Dinner with sliced tomatoes, green beans – Menu saudável: Salada de peito de frango com tomates e vagens | 190 |
| Fit Fare: Turkey Breast Salad – Salada de peito de peru | 248 |
| Com molho italiano com poucas calorias (15) | 263 |
| Fit Fare: Chicken Breast Salad – Salada de peito de frango | 320 |
| Com molho italiano com poucas calorias (15) | 335 |

| LARGAR | CALORIAS |
|---|---|
| Jalapeño Burger with Fries – Hambúrguer com fritas | 1.480 |
| Grilled chicken Alfredo entrée – Frango grelhado Alfredo | 1.290 |

# KFC

| PEGAR | CALORIAS |
|---|---|
| KFC Original Recipe Chicken Breast – Peito de frango sem pele e sem ser empanado (360 com pele e empanado) | 140 |
| Corn on the cob – Espiga de milho, 7,50cm, 70 calorias | 210 |
| Honey BBQ Chicken Sandwich (sem molho) | 280 |
| Sanduíche de tender (sem molho) | 340 (430 com molho) |
| Oven Roasted Twister Sandwich (sem molho) | 330 (470 com molho) |

| LARGAR | CALORIAS |
|---|---|
| KFC Famous Bowls mashed potatoes with gravy – Frango empanado com purê de batatas e molho | 740 |
| Large Popcorn Chicken – Frango empanado | 550 |

# Max & Erma's

Localizado em muitos aeroportos dos Estados Unidos, o Max & Erma's só oferece informações sobre o cardápio "Sem culpa".

| PEGAR (MELHORES ESCOLHAS NO "SEM CULPA") | CALORIAS |
|---|---|
| Baby Green Salad – Salada de verduras (sem os palitinhos) | 119 |
| Com molho Tex Mex com pouca gordura (23) | 142 |
| Com mostarda de mel sem gordura (6) | 179 |
| Shrimp Stack Salad – Salada de camarões | 322 |
| Half Hula Bowl (com molho de mostarda, abacaxi e mel sem gordura) | 366 |
| Salada de frutas | 54 |

| LARGAR | CALORIAS |
|---|---|
| Black Beans Roll-Ups – Tortilla com recheio de feijões-pretos | 577 |
| Fulla Hula Bowl (sem pãozinho) | 576 |

# McDonald's

## CAFÉ DA MANHÃ

| PEGAR | CALORIAS |
|---|---|
| McDonald's Fruit'n Yogurt Parfait – Iogurte, frutas vermelhas e cereais (sem granola) | 130 |
| Egg McMuffin (sem o muffin) | 160 |

| LARGAR | CALORIAS |
|---|---|
| Deluxe Breakfast – Ovos, panquecas, bacon, muffins | 1.320 |
| Hotcakes and sausage – Panquecas e salsichas | 780 |

## ALMOÇO/JANTAR

| PEGAR | CALORIAS |
|---|---|
| Side salad – Salada de acompanhamento | 20 |
| Com vinagre balsâmico de baixo teor de gordura (40) | 60 |
| McDonald's Hambúrguer (sem o pão) | 90 |
| Fruit and walnut salad – Salada de frutas com nozes (tamanho lanche) | 210 |
| Caesar salad with grilled chicken – Salada Caesar com frango grelhado | 220 |
| Com vinagrete balsâmico com baixo teor de gordura | 260 |
| McDonald's Hambúrguer | 250 |
| Honey Mustard Snack Wrap – Wrap com molho de mostarda de mel | 260 |
| Asian Salad with Grilled Chicken – Salada asiática com frango grelhado | 300 |
| Com vinagre balsâmico (40) | 340 |

| LARGAR | CALORIAS |
|---|---|
| Double Quarter Pounder with Cheese – Quarterão com queijo | 740 |
| Com batatas fritas porção média (380) | 1.120 |
| Premium Crispy Chicken Club Sandwich – Peito de frango empanado, molho do chef, cream cheese e mix salada num pão caseiro | 660 |

## Olive Garden

O Olive Garden não dá informações nutricionais sobre os principais itens do cardápio mas oferece uma linha mais saudável chamada Garden Fare. Sempre se aproxime do balcão de saladas com as nossas escolhas recomendadas.

| PEGAR (DO GARDEN FARE) | CALORIAS |
|---|---|
| Minestrone soup – Sopa minestrone | 164 |
| Venetian Apricot Chicken – Frango com molho de damasco | 328 |

| LARGAR | CALORIAS |
|---|---|
| Capellini Pomodoro (prato principal para o jantar) | 644 |
| Shrimp Primavera – Camarão primavera | 706 |

## Panda Express

| PEGAR | CALORIAS |
|---|---|
| Mixed Veggies – Vegetais mistos | 70 |
| Veggie Spring Roll – Rolinho primavera de legumes (uma peça) | 80 |
| Hot and Sour Soup – Sopa agridoce | 110 |
| Mushroom Chicken – Galinha com cogumelos | 130 |
| Tangy Shrimp – Camarão com molho de abacaxi | 150 |
| Broccoli Beef – Carne fatiada com brócolis | 150 |
| Chicken Breast with String Beans – Peito de frango com vagem | 160 |
| Eggplant and Tofu em Garlic Sauce – Berinjela e tofu com molho de alho | 180 |
| Black Pepper Chicken – Frango com pimenta do reino | 200 |
| Kung Pao Shrimp – Camarão com legumes, amendoim ao molho agridoce | 240 |
| Mandarin Chicken – Frango mandarim | 250 |

| LARGAR | CALORIAS |
|---|---|
| Orange Chicken – Frango com molho de laranja | 500 |
| BBQ Pork | 440 |

*Nota:* Todos os pratos com galinha, carne de vaca e camarão são servidos em porções de 160g. Arroz no vapor (porção de 225g) tem 380 calorias. Deixe de lado o arroz, visto que o molho de todos os pratos contará como Carboidrato complexo.

# Panera Bread

| PEGAR | CALORIAS |
|---|---|
| French onion soup – Sopa francesa de cebola (sem queijo ou croutons, 225g) | 80 |
| Low-fat chicken noodle soup – Sopa de frango com macarrão, baixo teor de gordura (225g) | 100 |
| Low-fat vegetarian black bean soup – Sopa de feijão vegetariana com baixo teor de gordura (225g) | 160 |
| Grilled salmon salad – Salada de salmão grelhado (meia porção) | 170 |
| Asian sesame salad (meia proção) | 220 |
| Grilled chicken Caesar salad – Salada Caesar de frango grelhado (meia porção) | 280 |
| Strawberry poppyseed e chicken – Salada de frango com semente de papoulas e morango (inteira) | 310 |
| *Nota:* **Todas as saladas são estimadas sem molho.** | |
| Fat-free poppyseed dressing – Molho de semente de papoulas sem gordura (55ml) | 30 |
| Fat-free raspberry dressing – Molho de framboesa sem gordura (55ml) | 50 |
| Smoked turkey on sourdough sandwich (meia porção) – Peito de peru defumado em pão fermentado | 230 |
| Half Chicken Pomodoro hot panini on French – Panini com gorgonzola derretido, peito de frango grelhado e molho Pomodoro (meia porção) | 280 |
| Salada de frutas frescas (pequena) | 70 |

| LARGAR | CALORIAS |
|---|---|
| Italian Combo Sandwich – Pão ciabatta, com salame em fatias e queijo mozarela (porção inteira) | 1.100 |
| Tuna salad on whole grain – Salada de atum no pão integral | 840 |

# PF Chang's

| PEGAR | CALORIAS |
|---|---|
| Shanghai Cucumbers – Pepinos de Shanghai | 120 |
| Buddha's Feast – Legumes, shiitake e tofu no vapor com molho de soja | 200 |
| Cantonese Shrimp – Camarões do Cantão | 330 |
| Steamed shrimp dumpling appetizer – Camarão empanado no vapor como entrada | 330 |

| LARGAR | CALORIAS |
|---|---|
| Beef with broccoli dinner – Carne de vaca com brocólis | 1.120 |
| Lo Mein vegetable dinner – Jantar de vegetais, com tâmaras e peras Lo Mein | 1.340 |

## Pizza Hut

| PEGAR | CALORIAS |
|---|---|
| 1 fatia de Fit n' Delicious Pizza de 35cm (seis diferentes variedades) | 230 (ou menos, por fatia) |
| 2 fatias de Fit n' Delicious Pizza de 30cm | |
| Pimentão verde, cebola roxa, tomates vermelhos picados | 300 |
| Presunto e abacaxi | 320 |
| Frango em pedacinhos, cogumelo e jalapeño | 320 |

| LARGAR | CALORIAS |
|---|---|
| 2 fatias de Medium Pan Meat Lover's Pizza de 30cm | 740 |
| Personal Pan Pepperoni Pizza com 15cm | 640 |

## Popeyes Chicken & Biscuits

| ESCOLHA O PEITO MAIS A COXA, OU ASA OU SOBRECOXA E VAGENS PARA ACOMPANHAR | CALORIAS |
|---|---|
| Mild or spicy chicken breast – Peito de frango condimentado ou suave (sem pele e retirando o empanado) | 120 |
| Mild or spicy chicken thigh – Coxa de frango (sem pele e retirando o empanado) | 80 |
| Mild or spicy chicken wing – Asa de frango (sem pele e retirando o empanado) | 40 |
| Mild or spicy chicken leg – Sobrecoxa de frango (sem pele e retirando o empanado) | 50 |
| Green beans side – Acompanhamento de vagens | 70 |

| LARGAR | CALORIAS |
|---|---|
| Deluxe Sandwich with mayo – Sanduíche Deluxe com maionese | 630 |
| Chicken and Sausage Jambalaya – Arroz com frango e linguiça | 660 |

# Red Lobster

O Red Lobster apresenta uma linha de opções de comidas mais saudáveis chamada LightHouse. (A disponibilidade varia dependendo do local.)

| PEGAR | CALORIAS |
|---|---|
| Grilled jumbo shrimp dinner – Camarões grandes grelhados | 142 |
| Live Maine lobster (560g) – Lagosta viva do Maine | 145 (sem manteiga) |
| Broiled Flounder dinner – Linguado na brasa | 240 |
| Peito de frango grelhado | 315 |
| Tilápia (porção inteira) | 346 |

| LARGAR | CALORIAS |
|---|---|
| Atlantic salmon (porção inteira) – Salmão do Atlântico | 578 |
| Wild rice pilaf side dish – Pilaf de arroz selvagem como acompanhamento | 205 |

# Ruby Tuesday's

Todos os itens recomendados são da linha de opções Smart Eating.

| PEGAR | CALORIAS |
|---|---|
| Tossed Caesar Salad – Salada Caesar mista | 175 |
| Com molho ranch light (55) | 230 |
| 200g de bife de alcatra (sem acompanhamento) | 206 |
| White bean chicken chili – Frango com chili e feijões-brancos | 257 |
| Frango grelhado (sem acompanhamento) | 295 |
| Tilápia | 312 |
| Salada de frango grelhado | 380 |
| Premium baby green beans (acompanhamento com o mínimo de calorias para acrescentar) | 85 |

| LARGAR | CALORIAS |
|---|---|
| Ruby's Classic Burger | 1.013 |
| Penne com frango e brócolis | 1.646 |

# 7-Eleven

### CAFÉ DA MANHÃ

| PEGAR | CALORIAS |
|---|---|
| Instant oatmeal – Mingau de aveia instantâneo (com açúcar mascavo) | 210 |
| Eggs Anytime – Dois ovos cozidos | 140 |
| Crystal Light slurpee – Frozen de frutas (pedidos a qualquer hora) | 64 |

| LARGAR | CALORIAS |
|---|---|
| Salsicha, ovo, biscoito de queijo | 500 |
| Muffin de banana e nozes | 660 |

# Starbucks

(Disponíveis em lojas participantes, as ofertas variam regionalmente.)

### CAFÉ DA MANHÃ

| PEGAR | CALORIAS |
|---|---|
| Qualquer versão de iogurte desnatado ou semidesnatado | 60-160 |
| Qualquer wrap ou sanduíche para o café da manhã com menos de 300 calorias | 200-300 |
| Sanduíche de peito de peru com baixo teor de gordura, bacon, ovo e queijo cheddar branco com baixo teor de gordura | 350 |

| LARGAR | CALORIAS |
|---|---|
| Classic Sausage, Egg & Cheddar – Sanduíche com salsicha, ovos fritos e queijo cheddar | 470 |
| Scones – Pães doces (vários sabores) | 480-500 |
| Muffins comuns (com pouca gordura ou gordura reduzida) | 420-500 |

### ALMOÇO

| PEGAR | CALORIAS |
|---|---|
| Sanduíche de alcachofra e peru com baixo teor de gordura | 190 |
| Turkey and Swiss sandwich – Sanduíche com peito de peru e queijo tipo gorgonzola (sem condimentos) | 280 |
| Tomato Mozzarella Insalata – Salada com mozarela de búfalo e tomates | 280 |
| Very Veggie Crunch Wrap – Wrap vegetariano | 310 |

| PEGAR (continuação) | CALORIAS |
|---|---|
| Asian-style layered salad – Salada de alface com ervilha, couve-flor e maionese | 310 |
| Vegetable Vinaigrette – Vinagrete de vegetais | 310 |
| Fiesta Salad – Com frango grelhado, abacate, feijões-pretos e páprica | 320 |
| Fruit and cheese plate – Travessa de frutas e queijo | 370 |

| LARGAR | CALORIAS |
|---|---|
| Chicken cheddar club with bacon – Sanduíche de frango com cheddar e bacon | 550 |
| Egg salad on multigrain – Salada de ovo no pão multicereais | 470 |
| Garden tuna salad wrap – Wrap de salada de atum de folhas | 460 |

## Subway

Tendência: O Subway agora tem uma linha de refeições saudáveis chamada Subway Fresh Fit Meals, que inclui um acompanhamento de frutas (35 calorias num pacote de fatias de maçãs) e uma garrafa de água. As informações calóricas abaixo são apenas para saladas e sanduíches.

| PEGAR | CALORIAS |
|---|---|
| Jared Salads: presunto, rosbife, club, peito de peru ou Veggie Delite | 150 (ou menos) |
| Qualquer salada acima com molho italiano sem gordura (35) | 185 (ou menos) |
| Jared Sandwiches de 15cm (com pouca gordura): | |
| Veggie Delite | 230 |
| Turkey breast – Peito de peru | 280 |
| Presunto | 290 |
| Rosbife | 290 |
| Oven-roasted chicken breast – Peito de frango assado no forno | 310 |
| *Nota:* Estes não incluem molhos. Sugiro mostarda ou vinagre para manter baixa a quantidade de calorias. | |

| LARGAR | CALORIAS |
|---|---|
| 6" Double Meatball Marinara Sub – Sanduíche com almôndegas, molho de tomate e queijo | 860 |
| 6" Double Subway Steak and Cheese Sub – Sanduíche com bife grelhado e queijo | 540 |

# Taco Bell

O cardápio inclui itens Fresco Style, que contêm 10g de gordura ou menos.

| PEGAR | CALORIAS |
|---|---|
| Grilles Steak Soft Taco ("Fresco Style") | 160 |
| Ranchero Chicken Soft Taco ("Fresco Style") | 170 |
| Taco Bell Soft Taco Supreme ("Fresco Style") | 190 |
| Taco Bell Enchirito, Beef ("Fresco Style") | 230 |
| Taco Bell Gordita Baja Chicken | 320 |

| LARGAR | CALORIAS |
|---|---|
| Chicken Fiesta Taco Salad | 800 |
| Taco Bell "Grilles Stuft" Chicken Burrito | 640 |

# T.G.I. Friday's

O Friday's não publica informações nutricionais sobre o seu cardápio principal. O cardápio inclui algumas opções que eles consideram saudáveis. Por exemplo:

OPÇÕES COM POUCO TEOR DE GORDURA
(CADA UM TEM CERCA DE 10G DE GORDURA E 500 CALORIAS).

- Dragonfire Chicken
- Zen Chicken Pot Stickers (o bolinho de massa conta como um Carboidrato complexo para o dia)

OPÇÕES COM BAIXOS CARBOIDRATOS (TODOS EVITAM O CARBOIDRATO COMPLEXO POR TER O CONTEÚDO DE GORDURA MAIS CALÓRICO)

- Sizzling Chicken & Vegetables (coma apenas 25% do queijo)
- Shrimp Key West

Existem opções de saladas não relacionadas da seção de pouca gordura e poucos carboidratos simples e carboidratos complexos. Siga a regra dos ¾ para cortar calorias adicionais. Aqui estão as melhores escolhas:

- Salada com frango Strawberry Fields (sem pecans e molho à parte)

- Salada Caesar com salmão defumado no cedro (sem croutons e peça vinagrete balsâmico à parte)
- Salada de lombo de vaca Bistro (sem milho; peça vinagrete balsâmico à parte)

Também, o Friday's oferece seis novos pratos principais no cardápio Right Portion, Right Price [Porção Certa, Preço Certo] (US$6,99-US$8,99). Entretanto, apenas dois pratos oferecidos, Dragonfire Chicken e Shrimp Key West, são aprovados pela Dieta de Wall Street.

## Wendy's

| PEGAR | CALORIAS |
|---|---|
| Wendy's Mandarin Chicken Salad (sem macarrão ou amêndoas) | 170 |
| Com molho francês sem gordura | 240 |
| Small chili | 220 |
| Wendy's Jr Hamburger | 280 |
| Wendy's Grilled Chicken Sandwich | 310 |

| LARGAR | CALORIAS |
|---|---|
| Southwest Taco Salad with Ancho Chipotle Ranch Dressing | 680 |
| Wendy's Old Fashioned Burgers: Double with Cheese | 700 |

# Guia de sobrevivência aos cardápios de restaurantes de Wall Street

### DICAS DE RESTAURANTES UNIVERSAIS

- Coma duas bolachas Fiber Rich e beba 220ml de água antes de sair para comer. Isto irá conter o seu apetite.
- Antes de chegar, decida o que você vai querer: pão, duas taças de vinho ou dividir uma sobremesa.
- Vista roupas apertadas na cintura.
- Não coma do prato de ninguém.
- Siga a regra dos ¾.
- Peça duas entradas em vez de um prato principal onde houver e for apetitoso.
- Pouse o seu garfo e faca pelo menos três vezes e não se apresse.
- Escolha alimentos grelhados, assados ou cozidos.
- Encha o seu copo de água três vezes.

### AMERICANO

- Entrada: salada com tirinhas de parmesão, lulas grelhadas ou tartar de atum.
- Primeiros pratos: peixe inteiro assado ou outra proteína magra assada/grelhada (vitela, cordeiro ou ave).
- Acompanhamentos: vegetais sautés e batatas assadas ou cozidas.
- Sobremesa: pera escaldada, frutas, sorvete (coco, não), ou cappuccino desnatado e descafeinado/chá de ervas.

### CAFÉ DA MANHÃ/BRUNCH/JANTAR

Escolha um dos seguintes:

- Omelete de claras de ovos com 1 fatia de queijo e dois vegetais, salada, sem batatas fritas e acompanhamento de salada de frutas ou fatias de bacon canadense.
- Aveia feita com água, e salada de frutas pequena.
- 2 ovos quentes com alface e tomate, e salada de frutas.
- Eggs Benedict (sem molho holandês, muffin inglês = Carboidrato complexo).
- Eggs Florentine (sem molho holandês; deixe de lado o muffin, espinafre extra).

## CHINÊS

- Comece com uma sopa *hot and sour* ou com ovo, tamanho pequeno (apenas para aqueles que não são sensíveis ao sal).
- Melhor opção é qualquer prato com uma proteína no vapor e vegetais.
- Peça o molho à parte e nada de açúcar, amido de milho ou MSG.
- Escolha arroz integral ou uma porção do tamanho de um punho de vegetal no vapor ou camarões empanados e conte como o seu Carboidrato complexo.
- Outra opção de primeiro prato é frango moo shoo, no vapor. Acrescente metade de um pote de molho hoisen e molho de soja light.
- Evite escolhas agridoces; elas quase sempre são frituras de imersão; evite egg rolls e macarrão crocante.
- Faça todas as refeições com pauzinhos para comer mais devagar.

## BISTRÔ FRANCÊS

- Entrada: rúcula e parmesão em tirinhas, salada verde mista com queijo de cabra, ostras na concha, coquetel de camarão, ou sopa de cebolas francesa, sem pão, sem queijo (não para os sensíveis ao sal).
- Primeiro prato: peixe grelhado e vegetais, ou mexilhões no vinho branco/caldo de alho (sem batatas fritas, prefira uma salada), ou bife com salada (sem fritas).
- Podem também ser duas entradas; salada e ostras, coquetel de camarão, mexilhões ou um tartar de atum.

## GREGO/MEDITERRÂNEO

- Entrada: salada de tomates/pepinos.
- Um Carboidrato complexo: hummus com ¼ de pão pita ou 1 punho de arroz com refeição.
- Primeiro prato: peixe grelhado ou frango grelhado/kabob de camarão.

## INDIANO

- Entrada: vegetais tandoori.
- Primeiro prato: tikka de frango (não tikka masala) ou tandoori de frango/camarão.
- Lembre-se de que ½ pão roti, um punho de arroz ou 2 pappadum = Carboidrato complexo.

## ITALIANO

- Entrada: salada verde mista e/ou mexilhões.
- Primeiro prato: peixe grelhado (ou outra proteína grelhada) do dia mais um acompanhamento de vegetais verdes (no vapor se possível) ou marinara de camarões (molho é Carboidrato complexo) ou scarpariello de frango (molho é Carboidrato complexo).
- Evite: molhos cremosos, qualquer coisa "alfredo", pratos de massas.

## JAPONÊS

- Para começar: sopa missô (boa opção para aqueles que não são sensíveis ao sal) ou salada verde mista com meio molho de gengibre ou salada de algas do mar.
- Em seguida: teriyaki de frango/salmão com porção dupla de vegetais no vapor (sem arroz, molho é Carboidrato complexo) ou maki roll (6 peças = Carboidrato complexo) mais 4 peças de sashimi e acompanhamento de oshitashi (espinafre) ou 8 peças de sashimi com acompanhamento de oshitashi ou um rolinho de pepino com 4 peças de sashimi e acompanhamento de oshitashi.
- Evite tempura, *spider*, *dynamite*, rolinhos condimentados e enguia.
- Evite pratos descritos como Agemono ou tempura, ambos fritos em imersão.
- Fuja dos sushis feitos com cream cheese e muito abacate.
- Sempre peça molho de soja light e acrescente wasabi (os sensíveis ao sal devem usar limão apenas).
- Coma com os pauzinhos para demorar mais tempo.

## MEXICANO

- Escolha o seu único Carboidrato complexo antes de chegar (por exemplo, batatas fritas com molho, coloque o punhado de batatas fritas no prato do acompanhamento e nenhuma outra batata frita, ou uma porção do tamanho de um punho de arroz ou feijão).
- Sempre peça jicama fatiada em vez de fritas.
- Para o seu prato principal escolha o frango grelhado ou fajita de camarão com vegetais sautés (deixe de lado o guacamole e o creme azedo, e nada de margaritas, prefira uma cerveja light).
- Peça uma fatia de massa fina com vegetais (conta como um Carboidrato complexo) e uma salada grande.
- Os Virgens ou aqueles que precisam perder mais de treze quilos e meio podem comer duas fatias.

## STEAK HOUSE

- Escolha primeiros pratos grelhados.
- Peça o bife menor.
- Filé mignon é uma boa escolha magra que tem um tamanho razoável.
- Deixe de lado o creme de espinafre e prefira vegetais no vapor ou sautés.
- Deixe de lado a batata assada e escolha uma porção dupla de vegetais.
- Escolha uma salada mista com molho light e deixe de lado a salada de repolho.

## TAILANDÊS

- Entrada: sopa tom yum (frango ou camarão).
- Primeiro prato: escolha combinações de entradas, seja saté de frango (sem molho de amendoim), salada tailandesa e sopa tom yum, ou sopa mais carne de vaca tailandesa ou salada de camarões.
- Primeiro prato: sopa para começar e divida camarão ou frango no molho de manjericão e chili, sem arroz (o molho conta como um Carboidrato complexo).

# Pegar e largar no cinema

Muitos cinemas são focos de coisas que a gente come sem nem pensar. Mas às vezes é difícil assistir a um filme sem mastigar. Portanto siga as minhas orientações e o seu traseiro não vai virar um "especial" duplo.

| PEGAR EM PRIMEIRO LUGAR | CALORIAS |
| --- | --- |
| 17 uvas | 60 |
| Queijo Polly-O | 80 |
| 2 Babybel Light | 100 |
| Orville Redenbacher Smart Pop Mini Bag | 100 |
| Ziploc com morangos frescos (2 xícaras) | 100 |
| Glenny's Soy Crisps (pacote de 40g) | 140 |
| Luna ou qualquer barrinha com menos de 200 | 200 (ou menos) |

Ou leve qualquer Lanche Divertido da Lista de compras (páginas 312-14). Pule o Lanche Divertido entre o almoço e jantar e economize para o filme.

| PEGAR EM SEGUNDO LUGAR | CALORIAS |
| --- | --- |
| Saco de pipocas tamanho infantil (sem acrescentar mais manteiga) | 280-300 |

Até um saco pequeno de pipoca sem manteiga vai lhe custar 400 calorias. A não ser que tenha um saco tamanho infantil, evite comer pipoca. Tenha em mente, ao lutar contra a tentação, que um saco grande pipoca com manteiga contém um dia inteiro de calorias!

| LARGAR | CALORIAS |
| --- | --- |
| Saco pequeno de pipoca (sem manteiga) | 400 |
| Saco pequeno de pipoca (com manteiga) | 580 |
| Saco médio de pipoca (sem manteiga) | 900 |

| LARGAR *(continuação)* | CALORIAS |
|---|---|
| Saco médio de pipoca (com manteiga) | 1.325 |
| Saco grande de pipoca (simples) | 1.150 |
| Saco grande de pipoca (com manteiga) | 1.650 |

As balas nos cinemas costumam vir em embalagens grandes, portanto até as com baixo teor de gordura como Twizzlers, Gummi Bears e Junior Mints são desastres calóricos! Itens com alto teor de gordura como Reese's Pieces lhe custarão mais de 1.000 calorias!

| LARGAR | CALORIAS |
|---|---|
| Mike and Ike (caixa com 85g) | 320 |
| Junior Mints (caixa com 85g) | 360 |
| Milk Duds (caixa com 85g) | 370 |
| Gummi Bears (caixa com 99g) | 390 |
| Raisinets (caixa com 99g) | 400 |
| Starburst (caixa com 125g) | 480 |
| Goobers (caixa com 99g) | 500 |
| Twizzlers (caixa com 170g) | 570 |
| M&M's (saquinho com 150g) | 750 |
| Skittles (saquinho com 185g) | 765 |
| Peanut M&M's (saquinho com 150g) | 790 |
| Dots (caixa com 260g) | 850 |
| Reese's Pieces (saquinho com 226g) | 1.160 |

**DICAS**

- Leve ou compre água em garrafa.
- Faça uma refeição equilibrada em casa ou fora de casa antes do filme (escolha uma sessão mais tarde).
- Não comece a comer o lanche que você escolheu antes de começar o filme.

## Opções de comida em terminais de aeroportos nacionais e internacionais

Aqui está uma seleção das melhores opções de comida nos terminais de aeroportos domésticos mais movimentados, assim como em Londres e Hong Kong. As informações sobre calorias foram fornecidas diretamente pelos próprios restaurantes e temos de confirmar a sua exatidão. Em muitos casos, fornecemos websites que você pode acessar para mais detalhes ou informações atualizadas sobre esses restaurantes. Para recomendações mais detalhadas sobre as melhores opções nos restaurantes de cadeia, ver "Escolhas de Altos Dividendos em Restaurantes de Cadeia", página 254.

O Hudson News, localizado em quase todos os aeroportos dos Estados Unidos, está relacionado em primeiro lugar e separado. Do contrário, os aeroportos estão listados em ordem alfabética por cidade, terminais nacionais primeiro.

## Hudson News

O melhor no Hudson News é escolher uma barrinha (ver abaixo), água engarrafada, um pacote de goma de mascar sem açúcar e alguma coisa para ler. Todas as outras opções devem ser deixadas de lado. Veja nota abaixo.

| PEGAR | CALORIAS |
|---|---|
| Barrinha Soy Joy | 130-140 |
| Barrinha mista Nature Valley | 140 |
| Barrinha de granola Nature Valley (embalagem com duas) | 180 |
| Barrinha de substituição de refeição South Beach | 210 |
| Doce de nozes carameladas Balance Gold | 210 |
| Barrinha Balance, brownie com amêndoas ou amendoim com mel | 200 |

| PEGAR (continuação) | CALORIAS |
|---|---|
| PowerBar Harvest, manteiga de amendoim com lascas de chocolate | 240 |
| PowerBar Harvest, crocante de morango | 240 |
| PowerBar Harvest, crocante de chocolate duplo | 250 |

| LARGAR | CALORIAS (por porção) |
|---|---|
| Fig Newton | 200 |
| Snyder's Olde Tyme Pretzels | 240 |
| Barnum's Animal Crackers | 240 |
| Keebles Elfin Crackers | 260 |
| Jack Link's Beef Jerky (sabor teriyaki) | 280 |
| Barrinha de sorvete Häagen-Dazs | 320 |
| Peanut M&M's (pacote com 100g) | 480 |
| Scnickers (barrinha grande) | 541 |
| Bolachas Goldfish (pacote com 200g) | 840 |
| Simply Almonds & Raisins | 678 |
| Peanuts (pacote com 100g) | 510 |

## Deixe de lado estas opções com nozes e frutas secas

*(Baseado em Snack Club Brand, confira as calorias!)*

| LANCHE | TAMANHO DA PORÇÃO | PORÇÃO/ CALORIAS | PORÇÃO/ PACOTE | TOTAL DE CALORIAS/PACOTE |
|---|---|---|---|---|
| Raw trail mix | ⅓ de xícara | 131 | 8 | 1.048 |
| Iogurte nut mix | ¼ de xícara | 124 | 8 | 992 |
| Cranberry trail mix | ⅓ de xícara | 130 | 7 | 910 |
| Salted soy beans | 3 colheres de sopa ou ⅓ de xícara | 140 | 7 | 980 |
| Raw almonds | 22 peças | 181 | 3 | 543 |

*Nota:* Existem muitas opções de nozes/frutas diferentes e as marcas variam segundo a localidade. Estes produtos são definitivamente uma armadilha para as dietas porque todos dizem "sem colesterol/sem conservantes". Você pensa que eles são saudáveis, particularmente com nomes de alimentos na embalagem como iogurte, cru, uva-do-monte, soja... A maioria das pessoas associam estas escolhas a alimentos nutritivos, portanto cuidado!

# Hartsfield-Jackson Atlanta International Airport

1. **Burger King (Concourses A, D, T)**
   Ver página 300 para as principais recomendações

2. **Chick-fil-A (Concourse A)**

| PEGAR | CALORIAS |
|---|---|
| Hearty Breast of Chicken Soup (pequena) | 140 |
| Chick-fil-A Chargrilled Chicken Garden Salad | 180 |
| Com molho italiano light | 195 |
| Chick-fil-A Southwest Chargrilled Chicken Salad | 240 |
| Chick-fil- A Chargrilled Chicken Sandwich | 270 |

| LARGAR | CALORIAS |
|---|---|
| Chick-fil-A Chicken Caesar Cool Wrap | 480 |
| Chick-fil-A Chicken Deluxe Sandwich | 420 |

3. **Chili's Too/To Go (Concourses A, D)**
   Ver as principais recomendações nas páginas 300-1

4. **Great Wraps (Concourse A)**
   O *cardápio permite aos consumidores "montar o seu", portanto as informações nutricionais ficam dependendo dos ingredientes*

| PEGAR (INSTRUÇÕES PARA MONTAR O SEU WRAP) | CALORIAS |
|---|---|
| 1 carne | 70-90 |
| 1 pão | 220 |
| Mostarda simples | 0 |
| Alface picada | 0 |
| 2-3 vegetais | 30 max |
| Total: um sanduíche com 320 calorias | |

| ESCOLHAS DE CARNE | CALORIAS |
|---|---|
| 60g de carne de porco | 73 |
| 110g de frango | 78 |
| 100g de peru | 80 |
| 60g de presunto | 80 |
| 110g de filé de frango grande | 90 |

| ESCOLHAS DE VEGETAIS | CALORIAS |
|---|---|
| 50g de alface picada | 0 |
| 30g de pepino picado | 2,5 |
| 30g de pimentão verde | 4 |
| 30g de cogumelos com alho | 5 |
| 60g de espinafre | 5 |

| ESCOLHAS DE VEGETAIS (continuação) | CALORIAS |
|---|---|
| 30g de pepperoncini | 5 |
| 60g de tomates picados | 10 |
| 60g de alface romana | 10 |
| 30g de cebola picada | 10 |

| ESCOLHAS DE PÃO | CALORIAS |
|---|---|
| 1 pão pita com 17 centímetros | 220 |

| ESCOLHAS DE MOLHOS | CALORIAS |
|---|---|
| 30ml de vinagrete balsâmico | 60 |

| CARNES PARA NÃO PEGAR | CALORIAS |
|---|---|
| 100g de gyro (churrasquinho grego) | 350 |
| 100g de atum | 105 |
| 115g de bife | 110 |
| Todas as opções de queijos | 160-200 |

| VEGETAIS PARA NÃO PEGAR | CALORIAS |
|---|---|
| 85 cogumelos portobello | 81 |
| 30g de azeitonas pretas | 60 |

| PÃES PARA NÃO PEGAR | CALORIAS |
|---|---|
| Tortilla de farinha de trigo com 30cm | 320 |
| Tortilla de espinafre com 30cm | 290 |
| Tortilla de tomate e manjericão com 30cm | 320 |

| MOLHOS PARA NÃO PEGAR | CALORIAS |
|---|---|
| 60g de Caesar | 300 |
| 60g de mostarda com mel | 280 |
| 60g de ranch light | 200 |
| 30g de molho Cuban | 170 |

## 5. Houlihan's (Concourse A, Atrium)
*(calorias não fornecidas pela empresa)*

**PEGAR**

Wraps de alface

Frango grelhado com alecrim (peça para ser servido sem Red Bliss Mashed Potatoes)

Salmão do Atlântico, 240g (divida ou coma apenas a metade, peça a opção simples e não coma o purê de batatas)

Camarões grelhados (deixe de lado o molho de maionese e acrescente uma salada de acompanhamento)

Salada de atum Ahi (peça para omitirem as castanhas de caju e as tirinhas de wonton crocantes)

| LARGAR |
|---|
| Creamy Gorgonzola Burger |
| Stuffed potato skins |
| Chipotle Chicken Nachos |
| Baby back BBQ ribs |
| Travessa de salsichas de frango (com fritas) |
| Ranchhouse Steak Salad |
| (Mais uma vez, os itens do cardápio parecem excessivamente calóricos só de olhar – não é bom incluir.) |

**6. Manchu Wok (Concourse A, Atrium)**
*Ver página 301 para principais recomendações*

**7. Starbucks (Concourses A, B, E, T)**
*Ver página 304 para principais recomendações*

**8. McDonald's (Concourse E)**
*Ver página 302 para principais recomendações*

**9. Qdoba Mexican Grell (Concourse E)**

| PEGAR | CALORIAS |
|---|---|
| Tortilla Soup | 150 |
| Grilled Veggie Naked Taco Salad | 240 |
| Naked Chicken Taco Salad | 310 |

| LARGAR | CALORIAS |
|---|---|
| Fajita ranchera Naked Burrito | 530 |
| Chicken Mexican Gumbo | 710 |
| Grilled Vegetable Burrito | 790 |

**10. Au Bon Pain (Concourse B)**
*Ver principais recomendações nas páginas 299-300*

# Boston Logan International Airport

**1. Fresh City (Terminal A)**

| PEGAR | CALORIAS |
|---|---|
| Farmer's Carrot Broccoli Soup | 123 |
| Fresh City Chicken Soup | 136 |
| All-American Turkey (com mostarda) on low-carb tortilla | 251 |
| Chicken Stir Fry (peça sem arroz e ½ do molho) | 287 |
| Mandarin Sesame Chicken Salad (sem tirinhas de wonton) | 321 |

| LARGAR | CALORIAS |
|---|---|
| Sirloin Steak Burrito | 782 |
| Buffalo Bleu Wrap | 677 |

**2. Wendy's (Terminal A)**
Ver principais recomendações na página 305

**3. Au Bon Pain (Terminais A, B, C, E)**
Ver principais recomendações nas páginas 299-300

**4. Starbucks (Terminais A, B, C)**
Ver principais recomendações na página 304

**5. McDonald's (Terminais B, E)**
Ver principais recomendações na página 302

**6. Asian TOO (Terminal B)**
(calorias não fornecidas pela empresa)

| PEGAR |
|---|
| Sushi: rolinho de atum ou rolinho de vegetais com acompanhamento de vegetais mistos ou sopa do dia |
| Sushi Nigri Platter (1 peça de cada de atum, salmão, camarão e enguia) |

| LARGAR |
|---|
| Cheesy Crabby Wontons |
| Orange Chicken |
| General Tso's Chicken |

**7. Così (Terminal B)**
Ver principais recomendações na página 301

**8. KnowFat! Café (Terminal B)**

| PEGAR | CALORIAS |
|---|---|
| Three Bean Chili Bowl | 210 |
| All White Meat Chicken Chili Bowl | 274 |
| Spring mix Tuna Salad | 293 |
| Southwestern Steak Salad | 327 |
| Steamed Chicken Tenderloins com brócolis no vapor de arroz integral (porção pequena) | 339 |
| California Tuna Sala Wrap (pequeno) | 341 |
| Fire-Roasted Turkey Wrap (pequeno) | 347 |

| LARGAR | CALORIAS |
|---|---|
| Fajita Burrito com frango (comum) | 682 |
| Grilled Veggie Melt | 606 |

### 9. Legal Sea Foods (Terminal B)
*(calorias não fornecidas pela empresa)*

| PEGAR |
| --- |
| Raw oysters (disponíveis de uma ostra até uma dúzia) |
| Coquetel de camarões Jumbo |
| Verduras mistas cobertas com carne de siri do Maine (peça vinagrete balsâmico à parte) |
| Blackened raw tuna sashimi |

| LARGAR |
| --- |
| Fried calamari |
| Fish and chips |

### 10. Uno Chicago Grill (Terminal C)

| PEGAR | CALORIAS |
| --- | --- |
| Veggie Soup | 120 |
| Tuscan Pesto Minestrone Soup | 150 |
| Chicken Lettuce Wraps | 200 |
| Cuban Black Bean and Lentil Soup | 220 |
| Grilled mahi-mahi com molho de manga | 220 |
| BBQ Grilled Shrimp | 250 |
| Salada da casa com frango grelhado | 250 (com gordura) |
| Vinagrete (30) | 280 |
| 190g de filé mignon | 290 |
| Salada grega | 300 |
| Com vinagrete sem gordura (30) | 330 |

| LARGAR | CALORIAS |
| --- | --- |
| Tuscan Chicken Penne | 1.220 |
| Peru com bacon e sanduíche suíço | 1.100 |

## Chicago O'Hare International Airport

### 1. Manchu Wok (Terminais 1, 3)
*Ver principais recomendações na página 301*

### 2. McDonald's (Terminais 1, 2, 3, 5)
*Ver principais recomendações na página 302*

### 3. Chili's (Terminais 1, 2, 3)
*Ver principais recomendações nas páginas 300-1*

### 4. Corner Bakery (Terminais 1, 3)

| PEGAR | CALORIAS |
|---|---|
| Cucumber Tomato Salad | 60 |
| Fruit Medley Salad | 90 |
| Zestu Chicken Tortilla Soup (283g) | 230 |
| Roasted Tomato Basil Soup (425g) | 240 |
| Mom's Chicken Noodle Soup (425g) | 250 |
| Black Bean Soup (283g) | 260 |

| LARGAR | CALORIAS |
|---|---|
| Loaded Baked Potato Soup (425g) | 650 |
| Chicken Carbonara | 1.300 |
| Harvest Salad | 860 |

### 5. Panda Express (Terminais 1, 3)
*Ver principais recomendações na página 303*

### 6. Salad Works (Terminal 1)
*(calorias não fornecidas pela empresa)*

Para todas as saladas peça balsâmico light com tomate seco ou molho ranch light

| PEGAR |
|---|
| Garden Salad com Grilled Chicken ou Shrimp |
| Shrimp Caesar Salad com molho balsâmico light, sem Caesar |
| Make Your Own Salad: siga as orientações para o Balcão de Saladas |
| Tuscan Bean Minestrone Soup |
| Vegetarian Vegetable Soup |

| PEGAR |
|---|
| Buffalo Chicken Wrap |
| New England Clam Chowder |

### 7. Berghoff Café (Terminal 1)
*(calorias não fornecidas pela empresa)*

| PEGAR |
|---|
| Salada asiática com frango (peça sem wontons, molho à parte) |
| Salada de peras com frango grelhado (peça sem nozes carameladas, molho à parte) |
| Salada Caesar (peça sem wontons, molho à parte) |

| LARGAR |
|---|
| Weiner Schnitzel |
| Italian Combo Sandwich |

### 8. O'Brian's Pub (Terminal 3)
*(calorias não fornecidas pela empresa)*

**PEGAR**

Oysters na concha

Coquetel de camarões do Golfo

Frango grelhado com alecrim e vegetais (sem carboidratos)

Salada Caesar com frango grelhado (peça vinagrete balsâmico à parte)

O'Brian's Special Salad (corações de alcachofra, palmitos, cebola, ovo e tomate; peça vinagrete balsâmico à parte)

Sanduíche de frango (peça pão de trigo integral, sem maionese)

**LARGAR**

Steak sandwich

Shepherd's pie

### 9. Burrito Beach (Terminal 3)
*(calorias não fornecidas pela empresa)*

**PEGAR**

Grilled Veggie "Beach Bowl"

Grilled Marinated Chicken "Beach Bowl"

Soft flour tacos: frango grelhado ou vegetal grelhado (sem queijo)

**LARGAR**

Buffalo Chicken Burrito

Ground Beef Burrito

## Cleveland Hopkins International Airport

### 1. Burger King (Concourse C, Food Court)
*Ver principais recomendações na página 300*

### 2. Manchu Wok (Food Court)
*Ver principais recomendações na página 301*

### 3. Starbucks (Plaza, Concourse D, Main Ticketing Area)
*Ver principais recomendações na página 304*

### 4. Max & Erma's (Concourse B, C)
*Ver principais recomendações na página 302*

### 5. Great Lakes Brewing Co. (Concourse A)
*(calorias não fornecidas pela empresa)*

**PEGAR**

Salada da casa com molho com pouca gordura ou light, ou vinagrete

Market Avenue Salad com Grilled Chicken com molho com baixo teor de gordura ou light, ou vinagrete

Dormunder Chicken Sandwich (recomenda-se deixar de lado o pãozinho; peça mostarda em vez de maionese e uma salada para acompanhar, sem batatas fritas)

Salmão grelhado, servido com vagens, risoto e uma guarnição de cenouras, abobrinhas e abóbora cortadas à juliana (peça sem risoto)

**LARGAR**

Catfish Sandwich (frito e servido com fritas)

Chicken Salada Croissant

Pepperoni and Sausage Pizza

**6. Jody Maroni's (Concourse D)**

| PEGAR | CALORIAS |
|---|---|
| Smoked Chicken Apple Sausage | 200 |
| Salsicha de frango defumado | 200 |
| Salsicha andouille de frango defumado | 200 |
| Salsicha Hot Italian | 260 |
| Bratwurst suave | 260 |

**LARGAR**

*(calorias não fornecidas pela empresa)*

Refeições especiais com fritas e refrigerante

Cachorro quente tamanho Jumbo

Cachorro quente Coney Island (com chili e queijo cheddar)

## Dallas/Fort Worth International Airport

**1. McDonald's (Terminais A, B, C, D, E)**
*Ver as principais recomendações na página 302*

**2. Manchu Wok (Terminais A, C, D, E)**
*Ver as principais recomendações na página 301*

**3. Starbucks Coffee (Terminais A, B, C, D, E)**
*Ver principais recomendações na página 304*

**4. Wendy's (Terminal C)**
*Ver principais recomendações na página 305*

## 5. Dickey's BBQ (Terminal C)

| PEGAR | CALORIAS |
|---|---|
| Salada de frutas frescas | 60 |
| Vagens | 70 |
| Salada de pepino | 110 |
| Brócolis fritos | 120 |
| Salada Caesar | 130 |
| Com 60g de vinagre de azeitona (15) | 145 |
| Filé de porco | 250 |
| Peito de frango | 280 |

| LARGAR | CALORIAS |
|---|---|
| Macarrão com queijo | 590 |
| Costela de carne de vaca | 590 |

## 6. Champps Grill & Bar (Terminal D)
*(calorias não fornecidas pela empresa)*

| PEGAR |
|---|
| Tigela de sopa e salada (escolha uma salada verde e sopa de cebola francesa; peça sem crostini ou queijo) |
| Salmão grelhado (peça sem molho de manteiga com pecã ou purê de batatas) |
| Balsamic Glazed Chicken (frango marinado em vinagrete balsâmico e servido com vegetais frescos) |
| Pan Pacific Chicken Salad (frango marinado com verduras, tirinhas de wonton crocantes, cebolas roxas, cenouras, pimentões vermelhos, brotos de bambu, castanha-d'água, tangerinas, amendoins condimentados, com a sua escolha de molho de gengibre e laranja ou amendoim tailandês) (peça molho de gengibre e laranja à parte e recuse as tiras crocantes de wonton, as tangerinas e os amendoins condimentados) |

| LARGAR |
|---|
| Half rack baby back ribs |
| Chicken and broccoli penne |

## 7. Einstein Bros. Bagels (Terminal D)

| PEGAR | CALORIAS |
|---|---|
| Chicken Noodle Soup Bowl | 160 |
| Thai Soup Bowl | 170 |
| Naked Eggs, simples | 270 |
| Naked Eggs, presunto Black Forest | 320 |
| Roasted turkey and swiss on artisan wheat (peça sem queijo suíço ou mostarda cremosa) | 320 |
| Turkey Chili Bowl | 330 |
| Naked Eggs, salsicha | 340 |

| LARGAR | CALORIAS |
|---|---|
| Vegetable Breakfast Panini | 750 |
| Bros. Bistro Salad | 810 |

**8. Popeyes Chicken & Biscuit (Terminal D)**
*Ver principais recomendações na página 304*

**9. 360 Gourmet Burrito (Terminal D)**

| PEGAR | CALORIAS |
|---|---|
| Cajun Prawns Salad | 290 |
| Mediterranean Prawns Salad | 290 |
| Classic 360 Smoked Tofu Salad | 319 |
| Teriyaki Steak Salad | 323 |
| Teriyaki Chicken Breast Salad | 346 |

| LARGAR | CALORIAS |
|---|---|
| Cajun Steak Quesadilla | 914 |
| Thai Chicken Wrap | 904 |
| Cajun Steak Wrap | 855 |
| 360 Gourmet Burrito (original) | 610 |

**10. Burger King (Terminal E)**
*Ver principais recomendações na página 300*

# Denver International Airport

**1. Burger King (Terminal Level 6)**
*Ver principais recomendações na página 300*

**2. Chef Jimmy's Bistro & Spirits (Concourse A)**
*(calorias não fornecidas pela empresa)*

| PEGAR |
|---|
| Original Chicken Sandwich sem maionese (peça sem manteiga no pãozinho) |
| Grilled Mahi-Mahi Platter, sem batatas fritas (peça batata assada ou vegetais grelhados para substituir) |
| Mediterranean Grilled Shrimp com acompanhamento de vegetais grelhados (sem purê de batatas ou fritas) |
| Bistro Salad (peça sem queijo, acrescente frango grelhado) |

**3. McDonald's (Concourses A, B, C)**
*Ver principais recomendações na página 302*

**4. Panda Express (Concourse A, Terminal Level 6)**
*Ver principais recomendações na página 303*

## 5. Heidi's Brooklyn Deli (Concourse B-Regional Jet Facility)
*(calorias não fornecidas pela empresa)*

**PEGAR**

Sanduíche de presunto (sem queijo) com mostarda no pão de centeio light

Sanduíche de vegetais (substitua o cream cheese por mostarda) no pão de centeio light

Heidi's Combo (1/2 sanduíche com sopa) (sugiro sopa com caldo e sanduíche de presunto ou peru com mostarda no pão de centeio light)

Cajun Turkey Sandwich com abacate no pão de centeio light (deixe de lado o abacate para economizar calorias)

**LARGAR**

Bronx Bomber (salada de pastrami e ovos no centeio)

Transplanted New Yorker Sandwich

Sanduíche de salada de frango

Hell's Kitchen Sandwich (salada de ovo, bacon, queijo suíço etc.)

## 6. Airmeals (Concourse C)
*(calorias não fornecidas pela empresa)*

**PEGAR**

Salada de Frutas (disponível em diferentes tamanhos)

Garden Salad

Chef Salad (recomenda-se omitir o queijo e escolher molho vinagrete ou com baixo teor de gordura ou sem gordura)

Sanduíche de peru com queijo no pão de trigo (recomenda-se retirar o queijo)*

Sanduíche de presunto com queijo no pão de trigo (recomenda-se retirar o queijo)*

Seleção de iogurtes disponível

## 7. KFC

| PEGAR | CALORIAS |
|---|---|
| KFC Original Recipe Chicken Breast (sem pele e sem empanado) | 140 (360 com pele e empanado) |
| Honey BBQ Chicken Sandwich | 280 |
| Tender Roast Chicken Sandwich (sem molho) – Sanduíche de tender grelhado | 300 (430 com molho) |
| Oven Roasted Twister Sandwich (sem molho) | 330 (470 com molho) |

| LARGAR | CALORIAS |
|---|---|
| KFC Famous Bowls: purê de batatas com molho | 740 |
| Large Popcorn Chicken | 550 |

---

* Estes sanduíches são vendidos com maionese à parte.

# Detroit Metro Airport

O Aeroporto de Detroit tem três terminais principais: McNamara, Smith e Berry.

RESTAURANTES NO TERMINAL MCNAMARA

1. **Burger King (Central Link Area)**
   Ver principais recomendações na página 300

2. **Chili's (Gate A36)**
   Ver principais recomendações nas páginas 300-1

3. **Max & Erma's (Gate A30)**
   Ver principais recomendações na página 302

4. **McDonald's (Gate A36)**
   Ver principais recomendações na página 302

5. **Rio Wraps (Gate A60)**
   *(calorias não fornecidas pela empresa)*

   | PEGAR |
   | --- |
   | Peru com um Twist Sandwich (peça sem queijo e solicite molho sem gordura ou quase sem gordura) |
   | Veggie Wrap, sem guacamole (peça um wrap de vegetais mistos com baixo teor de carboidratos ou um miniwrap de trigo integral) |
   | Rio Salad com frango grelhado (peça sem queijo) |

6. **Waterworks Bar & Grill (Gate A1)**
   *(calorias não fornecidas pela empresa)*

   | PEGAR |
   | --- |
   | Saladas feitas de encomenda (siga as orientações para o balcão de saladas, páginas 250-1) |
   | Frango e/ou vegetais passados rapidamente na frigideira |
   | Sanduíches feitos de encomenda (siga as orientações para delicatéssen, páginas 241-42) |

7. **Taco Bell (Gate A74)**

   | PEGAR | CALORIAS |
   | --- | --- |
   | Grilled Steak Soft Taco ("Fresco Style") | 160 |
   | Ranchero Chicken Soft Tavo ("Fresco Style") | 270 |
   | Taco Bell Beef Soft Taco Supreme ("Fresco Style") | 190 |
   | Taco Bell Enchirito, Beef ("Fresco Style") | 230 |

   | LARGAR | CALORIAS |
   | --- | --- |
   | Chicken Fiesta Taco Salad | 800 |
   | Taco Bell "Grilled Stuft" Chicken Burrito | 640 |

## Miami International Airport

1. **Au Bon Pain (Concourse A, G)**
   Ver principais recomendações nas páginas 299-300

2. **Starbucks (maioria dos salões)**
   Ver principais recomendações na página 304

3. **Chili's To Go and Snack Bar (Concourses E, F e G)**
   Ver principais recomendações nas páginas 300-1

4. **Manchu Wok (Concourse D)**
   Ver principais recomendações na página 301

5. **Top of the Port Restaurant**
   Este restaurante é estilo bufê, e o cardápio muda diariamente. Tem sempre um balcão de saladas, e tem sempre sopas frescas e saudáveis.

6. **California Pizza Kitchen**
   Ver principais recomendações na página 300

## Minneapolis-St. Paul International Airport

1. **Burger King (Concourses E, F, M)**
   Ver principais recomendações na página 300

2. **360 Gourmet Burrito (Concourse M)**

| PEGAR | CALORIAS |
|---|---|
| Cajun Prawns Salad | 290 |
| Mediterranean Prawns Salad | 290 |
| Classic 360 Smoked Tofu Salad | 319 |
| Teriyaki Steak Salad | 323 |
| Teriyaki Chicken Breast Salad | 346 |

| LARGAR | CALORIAS |
|---|---|
| Cajun Steak Quesadilla | 914 |
| Thai Chicken Soup | 904 |
| Cajun Steak Wrap | 855 |
| 360 Gourmet Burrito (original) | 610 |

3. **Chili's Too (Concourses G, M)**
   Ver principais recomendações nas páginas 300-1

4. **Subway (Concourse G )**
   Ver principais recomendações na página 305

5. **Starbucks (Concourses C, G, M, Recuperação de Bagagens)**
   Ver principais recomendações na página 304

**6. Maui Tacos (Concourse C)**
*Ver principais recomendações na página 302*

**7. McDonald's (Concourse G)**
*Ver principais recomendações na página 302*

**8. California Pizza Kitchen**
*Ver principais recomendações na página 300*

# John F. Kennedy International Airport (JFK)/ Nova York

**1. McDonald's (Praça da Alimentação, Terminais 1, 4, 7)**
*Ver principais recomendações na página 302*

**2. Starbucks (Terminais 2, 3)**
*Ver principais recomendações na página 304*

**3. Balducci's (Terminal 2)**
*(calorias não fornecidas pela empresa)*

CAFÉ DA MANHÃ

**PEGAR**

Iogurtes diversos (Dannon)

Salada de Frutas

**LARGAR**

Artigos assados variados

ALMOÇO

**PEGAR**

Salada Chicken Caesar (peça sem croutons e vinagrete balsâmico à parte)

Tri Color Salad (peça vinagrete balsâmico à parte)

Salada de tomates e mozarela

Grab and Go Fruit and Vegetables Snacks: palitinhos de aipo e cenoura

Frutas: bananas, maçãs, laranjas

Barrinhas energéticas; nozes com banana Gnu, fibra com passas e canela; ou fibra com laranja e uva-do-monte

**LARGAR**

Sanduíche de peru e queijo cheddar

Cuscuz marroquino

Caprese Ficelle

### 4. French Meadow Bakery and Café (Terminal 2)
*(calorias não fornecidas pela empresa)*

**PEGAR**

Vegan Black Bean Chili

Spa Salad

Mexilhões no vapor

Zone Organic Omelet (feito com claras de ovos)

Tofu Scrambler Plate

Frutas frescas da estação

Sanduíche de vegetais assados no pão "Atkins and Zone Friendly"*

Sanduíche de peru caipira no pão "Atkins and Zone Friendly"*

Hambúrguer vegetariano no pão "Atkins and Zone Friendly"*

**LARGAR**

Tuna melt

BLT wrap

### 5. Burger King (Terminal 3)
*Ver principais recomendações na página 300*

### 6. Chili's Too/ To Go (Terminal 3)
*Ver principais recomendações nas páginas 300-1*

### 7. Manchu Wok 9 (Terminal 3)
*Ver principais recomendações na página 301*

### 8. Au Bon Pain (Terminais 4, 8, 9)
*Ver principais recomendações nas páginas 299-300*

### 9. Boar's Head Deli/Sandwiches (Terminais 6, 8)

**PEGAR**

Sopas francesas, saladas e sanduíches feitos a pedido
*(Use as orientações para delicatéssens, páginas 241-42)*

### 10. Create Your Own Salad (Terminal 6)
*Obedeça às orientações para o balcão de saladas, páginas 250-51*

### 11. Subway (Terminal 7)
*(Use as orientações da página 305)*

**Outras Opções de Delicatéssens Básicas Localizadas dentro do JFK**
*7th Avenue Celi (Terminal 7)*
*Brooklyn National Deli (Terminal 9)*

---

\* Peça um acompanhamento de verduras mistas em vez de batatas fritas com os sanduíches.

## LaGuardia Airport/Nova York

1. **Au Bon Pain (US Airways Terminal/Central Terminal Building)**
   *(Use as orientações das páginas 299-300)*

2. **McDonald's (US Airways Terminal)**
   *(Use as orientações da página 302)*

3. **Così Pronto (Central Terminal Building)**
   *(Use as orientações da página 301)*

4. **Wendy's (Central Terminal Building)**
   *(Use as orientações da página 305)*

## Newark Liberty International Airport

1. **Burger King (Terminal A)**
   Ver principais recomendações na página 300

2. **McDonald's (Terminal B)**
   Ver principais recomendações na página 302

3. **Au Bon Pain (Terminal C)**
   Ver principais recomendações nas páginas 299-300

4. **Starbucks (Terminais A, B, C)**
   Ver principais recomendações na página 304

5. **A & W All American Food (Terminal C)**

| PEGAR | CALORIAS |
| --- | --- |
| Cachorro quente simples | 180 |
| Chili | 190 |
| Sanduíche de frango grelhado | 340 |

| LARGAR | CALORIAS |
| --- | --- |
| Cheeseburguer duplo com bacon Original | 800 |
| Tiras de frango (3 peças) com molho ranch | 660 |

6. **Maui Tacos (Terminal C)**
   Ver principais recomendações na página 302

7. **Steak Escape (Terminal C)**

| PEGAR | CALORIAS |
| --- | --- |
| Salada de acompanhamento com frango grelhado | 177 |
| Com vinagrete balsâmico (90) | 267 |
| Sanduíche (17cm) vegetariano portobello | 311 |
| Sanduíche (17cm) peru Philly | 365 |

| LARGAR | CALORIAS |
|---|---|
| Loaded Smashed Potatoes, bacon e queijo cheddar | 636 |
| Sanduíche (30cm), submarino com almôndegas | 1.118 |

## San Francisco International Airport

1. **Burger King (Terminal 3)**
   Ver principais recomendações na página 300

2. **Ebisu (Praça de Alimentação do Terminal Internacional)**
   *(calorias não fornecidas pela empresa)*

   | PEGAR |
   |---|
   | Sopa Missô |
   | Edamame |
   | Ohitashi |
   | Salada de algas do mar |
   | Teriyaki de salmão |
   | Rolinhos, como Ebisu Maki (salmão com vegetais) ou Kappa (pepino) |
   | Sashimi (como de atum, savelha, salmão) |

   | LARGAR |
   |---|
   | Tempura de frutos do mar |
   | Tempura de camarão pitu |
   | Ostras fritas |

3. **Firewood Café/Grill (Área de Embarque A do Terminal Internacional)**
   *(calorias não fornecidas pela empresa)*

   | PEGAR |
   |---|
   | Garden Salad com 3 guarnições (as saladas são feitas a pedido e incluem vegetais básicos; os consumidores podem escolher 3 ingredientes adicionais) (*guarnições recomendadas*: brócolis, maçãs verdes, frango assado, cogumelos-de-paris, beterrabas assadas) (*molhos de saladas recomendados*: vinagrete de ervas Firewood, alho cremoso com pouco teor de gorduras) |
   | Salada verde mista |
   | Frango assado com ervas (1/2 pedido) (peça salada verde mista em vez de batatas) |

   | LARGAR |
   |---|
   | Penne in White Wine Cream Sauce |
   | Baked Rigatoni |
   | Guarnições de salada mista para largar: nozes carameladas, queijo gorgonzola |
   | Molhos de salada mista para largar: Caesar clássico |

### 4. Mission Bar & Grill
*(calorias não fornecidas pela empresa)*

| PEGAR |
|---|
| Tigela de frutas |
| Vegetarian Scramble (peça sem batatas fritas, com torrada de trigo e use geleia na torrada) |
| House Salad (acrescente frango grelhado e peça molho balsâmico) |
| Hambúrguer vegetariano (peça uma salada de acompanhamento em vez de batatas fritas, use mostarda ou ketchup em vez de maionese) |
| Sanduíche de peito de frango grelhado servido no pão de trigo (deixe de lado as batatas fritas, use mostarda ou ketchup em vez de maionese) |

| LARGAR |
|---|
| Quesadilla with Steak |
| Club Sandwich with Fries |
| Cheesesteak Sandwich and Fries |
| Chicken Strips and Fries |

### 5. San Francisco Soup Company (Terminal 3)

| PEGAR | CALORIAS |
|---|---|
| Tomate com manjericão | 140 |
| Minestrone | 141 |
| Grandma Mary's Chicken Soup | 159 |
| Creole com vegetais | 165 |
| Frango grelhado com alcachofras | 169 |
| Salada verde mista | 324 |

| LARGAR | CALORIAS |
|---|---|
| Frango grelhado com Salada Caesar | 651 |
| Sopa de amêijoas New England | 486 |
| Wrap de hummus (1/2 sanduíche) | 460 |
| Sopa de brócolis com queijo cheddar | 404 |

### 6. Subway (Terminal 3, Área de Embarque E)
*Ver principais recomendações na página 305*

### 7. Yankee Pier (Terminal 3)
*(calorias não fornecidass pela empresa)*
*Esta é apenas uma amostra do cardápio. Os cardápios mudam conforme a temporada.*

| PEGAR |
|---|
| Salada verde mista com vinagrete de manjericão e limão |
| Camarões pitu Jumbo (bar de comidas cruas) |
| Bradley's Caesar Salad (peça sem croutons mas com vinagrete) |
| Yankee Salad com salmão grelhado, maçã Fuji, gorgonzola (peça sem o gorgonzola e com vinagrete) |

**PEGAR (continuação)**

Peixe do dia (opção de peixe grelhado) com 2 acompanhamentos (recomenda-se escolher vegetais no vapor e espinafre sauté)

Peito de frango caipira grelhado servido com batatas batidas, espinafre (peça sem as batatas)

**LARGAR**

Camarão empanado

Fish and Chips

Sanduíche de carne de siri e fritas

Torrada Sourdough French com xarope caramelizado de laranja

## Hong Kong International Airport

**1. Oliver's Super Sandwiches (SkyMart, Terminal 1)**
*(calorias não fornecidas pela empresa)*

**PEGAR**

"Create Your Own Sandwich" (escolha pão de trigo integral fatiado, peru defumado ou frango assado, e mostarda americana)

Salada Caesar com frango assado e ervas (peça o molho à parte)

Italian Vegetable Soup (226g)

Salada de Frutas Frescas

**LARGAR**

Rosbife e queijo cheddar na baguete de trigo integral

Daily Delicious Pasta

**2. The Spaguetti House (SkyMart, Terminal 1)**
*(calorias não fornecidas pela empresa)*

**PEGAR**

Salada Caesar com camarão*

Salada Caesar com peito de frango grelhado e ervas*

Peito de frango grelhado com ervas e salada de vegetais mistos*

Sopa Minestrone

**LARGAR**

Fettuccine with Cream Seafood Deluxe

Italian Special Pizza

**3. Popeyes Chicken & Biscuits (SkyMart, Terminal 1)**
*Ver principais recomendações na página 304*

---

* Para as saladas peça molho italiano à parte.

### 4. Pret A Manger (SkyPlaza, Terminal 2)

| PEGAR | CALORIAS |
|---|---|
| Goulash de vegetais | 103 |
| Sopa minestrone | 152 |
| Ratatouille | 160 |
| Mango Fruit Fool | 171 |
| Avocado formaggio sandwich | 197 |
| Salada Niçoise de Atum | 232 |
| Coronation Chicken Sandwich | 248 |
| Sanduíche de presunto, queijo e picles | 266 |
| Wrap de lagostin e rúcula | 271 |

| LARGAR | CALORIAS |
|---|---|
| Avocado Pinenut Wrap | 484 |
| Brioche de brie, tomate e manjericão | 492 |

### 5. Burger King (SkyMart, Terminal I; SkyPlaza, Terminal 2)
*Ver principais recomendações na página 300*

### 6. A Hereford Beefstouw
*(calorias não fornecidas pela empresa)*

| PEGAR |
|---|
| Shrimp cocktail |
| Caesar Salad (peça molho à parte) |
| Grilled king praws (200g) |
| Australian filet steak (140g) (sem acompanhamento ou manteiga) |

| LARGAR |
|---|
| Rack of lamb |
| Pan-fried goose liver served with mango salad |

## London Heathrow Airport

### 1. Caffe Nero (Terminais 1, 2, 3, 4)

| PEGAR | CALORIAS |
|---|---|
| Classic Fruit Salad | 75 |
| Tuna Niçoise Salad | 236 |
| Frango com tomates assados no forno e espinafre (no pão de trigo integral maltado com baixo teor de gordura) | 320 |
| Camarões grandes com molho de limão e salada de rúcula (no pão integral) | 342 |

| LARGAR | CALORIAS |
|---|---|
| Panini italianos com almôndegas e molho de tomate | 449 |
| Panini italianos com atum e queijo derretido | 463 |

### 2. Pret A Manger (Terminais 1, 2, 3, 4)

| PEGAR | CALORIAS |
|---|---|
| Sopa missô | 46 |
| Slim Pret, Wild Crayfish e Rocket Sandwich | 185 |
| Slim Pret, Chicken "Hail" Caesar | 214 |
| Slim Pret, Chicken Avocado Sandwich | 228 |
| Salmon Nigiri | 245 |
| Vegetarian Sushi | 269 |
| Slim Pret, Classic Superclub Sandwich | 274 |
| Herb Chicken Salad Wrap | 315 |

| LARGAR | CALORIAS |
|---|---|
| New York Cheddar Club Sandwich | 641 |
| Swedish Meatball Ragu Hot Wrap | 566 |

### 3. Est Est Est (Terminais 1, 2, 3, 4)
*(calorias não fornecidas pela empresa)*

| PEGAR |
|---|
| Mexilhões no vapor com vinho branco, alho e salsa |
| Salada Caesar com frango (peça molho à parte, use 2 colheres de sopa) |
| Salada mista da casa EST |
| Peito de frango na brasa com limão e alho (peça um acompanhamento de brócolis no vapor) |
| Perca-do-mar no vapor com batatas-doces assadas, chili, limão e tomilho |

| LARGAR |
|---|
| Macarrão penne num molho carbonara cremoso |
| Costeleta de vitela com presunto curado e sálvia servida com batatas assadas com alecrim |
| Qualquer uma das pizzas |

### 4. Costa (Terminais 1, 2, 3, 4)

| PEGAR | CALORIAS |
|---|---|
| Sanduíche de salada de presunto italiano | 277 |
| <5% Fat Roast Chicken Sandwich | 306 |
| <5% Fat Tuna Salad Sandwich | 310 |
| Low-fat Malted Arrabiata Chicken Sandwich | 363 |

| LARGAR | CALORIAS |
|---|---|
| Bacon Massimo Panini | 590 |
| Tuna Melt Panini | 544 |

## 5. Eat (Terminal 3)

| PEGAR | CALORIAS |
|---|---|
| Gazpacho | 78 |
| Old-fashioned Chicken and Egg Noodle Soup | 116 |
| Sopa de cebolas francesa | 156 |
| Moroccan Chicken and Root Vegetable Soup | 220 |
| Sushi vegetariano | 240 |
| Sushi de peixe | 308 |
| Eat Superfood Salad | 334 |
| Sanduíche de atum e cebola roxa | 361 |

| LARGAR | CALORIAS |
|---|---|
| Thai Chicken Sandwich | 669 |
| EAT Club | 873 |

## 6. Ponti's (Terminal 3)
*(calorias não fornecidas pela empresa)*

| PEGAR |
|---|
| Ponti's Minestrone Soup |
| "Create Your Own Sandwich" (escolha pão preto e peito de frango na brasa ou atum) |
| Camarão pitu e salada de rúcula (peça sem croutons e molho à parte) |
| Salada Chicken Caesar (peça sem croutons e molho à parte) |

| LARGAR |
|---|
| Lasagna al Forno |
| Pizza Pepperoni |

## 7. Starbucks (Terminais 3, 4)
*Ver recomendações especiais na página 304*

# Recomendações nas cadeias mais comuns nos aeroportos

### Au Bon Pain

CAFÉ DA MANHÃ

| PEGAR | CALORIAS |
|---|---|
| Fritada de rúcula e tomate | 290 |
| Fritada de presunto e cheddar | 320 |

| LARGAR | CALORIAS |
|---|---|
| Muffin com lascas de chocolate | 590 |
| Bagel simples com ovo, queijo e bacon | 560 |
| Breakfast Prosciutto Sandwich | 660 |

## ALMOÇO

| PEGAR | CALORIAS |
|---|---|
| Southwest Vegetable Soup (média) | 100 |
| Thai Chicken Salad | 190 |
| Com vinagrete de amoras sem gordura (80) | 270 |
| Salada Caesar | 210 |
| Com vinagrete de amoras sem gordura (80) | 290 |

| LARGAR | CALORIAS |
|---|---|
| Shanghai Salad (com molho de gergelim asiático) | 980 |
| Turkey melt | 1.030 |

### Burger King

| PEGAR | CALORIAS |
|---|---|
| Salada mista de acompanhamento | 15 |
| Com molho ranch Ken's sem gordura | 75 |
| Croissan'wich Egg & Cheese (sem o croissant) | 150 |
| Hambúrguer (sem o pão) | 160 |
| Hambúrguer | 290 |
| TenderGrill Chicken Garden Salad (sem molho) | 240 |
| Com molho ranch Ken's sem gordura (60) | 300 |

| PEGAR NO CARDÁPIO INFANTIL | CALORIAS |
|---|---|
| Salsichas de frango assadas na brasa (4 peças por porção) | 145 |
| BK Fresh Apple Fries | 35 |
| BK Kids (Salsichas de frango, fritas de maçãs e leite semidesnatado) | 305 |

| LARGAR | CALORIAS |
|---|---|
| Milk-shake de chocolate, grande | 1.260 |
| Sanduíche Triple Whopper | 1.130 |
| BK Quad Stacker | 1.000 |

### California Pizza Kitchen

| PEGAR |
|---|
| Salada de frango chinês (deixe de lado os wontons crocantes e use apenas uma colher do molho) |
| Chicken Caesar (deixe de lado os croutons e use apenas uma colher do molho) |

### Chili's

| PEGAR (DO GUILTLESS GRILL) | CALORIAS |
|---|---|
| Vegetais no vapor de acompanhamento com queijo parmesão | 60 |
| Bife de carne moída e feijão-preto apenas (sem pão ou cobertura) | 200 |
| Com pão de trigo integral (90) | 290 |
| Guiltess Salmon | 480 |
| Guiltless Chicken Sandwich | 490 |

| PEGAR (DO GUILTLESS GRILL) *(continuação)* | CALORIAS |
|---|---|
| Salada Caesar com frango grelhado (sem croutons e vinagrete balsâmico em vez do molho Caesar, calorias não disponíveis) | |

| LARGAR | CALORIAS |
|---|---|
| Smoked Turkey sandwich | 930 |
| Bacon burguer | 1.080 |
| Chicken Ranch Sandwich | 1.150 |
| Awesome Blossom with Seasoned Sauce | 2.710 |

**Così**

## CAFÉ DA MANHÃ

| PEGAR | CALORIAS |
|---|---|
| Salada de frutas | 216 |

| LARGAR | CALORIAS |
|---|---|
| Granola | 564 |
| Apple crumb cake | 540 |

## ALMOÇO

| PEGAR | CALORIAS |
|---|---|
| Salada Caesar | 182 |
| Pollo E Pasta Soup Bowl | 183 |
| Shanghai Chicken Salad | 221 |
| Com vinagrete balsâmico sem gordura | 227 |
| Com molho de soja e gengibre com baixo teor de gordura | 295 |
| Prato de queijo brie e frutas | 277 |

| LARGAR | CALORIAS |
|---|---|
| Sanduíche de peru assado e queijo brie | 772 |
| Atum com cheddar derretido | 956 |

**Manchu Wok**
Todas as porções de 141g

| PEGAR | CALORIAS |
|---|---|
| Garlic Green Beans | 117 |
| Vegetais mistos | 130 |
| Satay Chicken | 211 |
| Oriental Grilled Chicken | 255 |
| Green Bean Chicken | 258 |
| Beef and Broccoli | 271 |
| Orange Chicken | 279 |
| Honey Garlic Chicken | 326 |

| LARGAR | CALORIAS |
|---|---|
| Sweet and Sour Chicken | 450 |
| BBQ Pork | 427 |
| Sesame Chicken | 415 |

**Maui Tacos**

| PEGAR | CALORIAS |
|---|---|
| Rock Shrimp Salad | 170 |
| Chopped Tuna Salad | 275 |
| Vegetarian Bowl | 390 |

| LARGAR | CALORIAS |
|---|---|
| Napili Burrito | 755 |
| Chicken Mango Salad | 605 |
| Chicken Combo Platter com feijões-pretos | 610 |

**Max & Erma's**

Max & Erma's fornecem informações nutricionais apenas para o cardápio "No Guilt"

| PEGAR (O MELHOR DAS OPÇÕES "NO GUILT") | CALORIAS |
|---|---|
| Salada de frutas | 54 |
| Baby Greens Salad (sem os palitinhos) | 119 |
| Com molho Tex-Mex com baixo teor de gordura | 142 |
| Com mostarda de mel sem gordura | 179 |
| Shrimp Stack Salad | 322 |
| Half Hula Bowl (com molho de mostarda e mel sem gordura) | 366 |

| LARGAR | CALORIAS |
|---|---|
| Black Beaj Toll-Ups | 577 |
| Full Hula Bowl (sem os palitinhos) | 576 |

**McDonald's**

## CAFÉ DA MANHÃ

| PEGAR | CALORIAS |
|---|---|
| McDonald's Fruit 'n Yogurt Parfait (sem granola) | 130 |
| Egg McMuffin (sem o muffin inglês) | 160 |

| LARGAR | CALORIAS |
|---|---|
| Deluxe Breakfast | 1.320 |
| Hotcakes and sausage | 780 |

## ALMOÇO/JANTAR

| PEGAR | CALORIAS |
|---|---|
| Salada de acompanhamento | 20 |
| Com vinagrete balsâmico com pouca gordura (40) | 60 |
| McDonald's Hamburger (sem o pão) | 90 |
| Salada de frutas e nozes (tamanho lanche) | 210 |
| Com vinagrete balsâmico com pouca gordura (40) | 250 |
| McDonald's Hamburger | 250 |
| Salada Caesar com frango grelhado | 220 |
| Com vinagrete balsâmico com pouca gordura | 260 |
| Honey Mustard Snack Wrap (frango grelhado) | 260 |
| Asian Salad with Grilled Chicken | 300 |
| Com vinagrete balsâmico com pouca gordura | 340 |

| LARGAR | CALORIAS |
|---|---|
| Double Quarter Pounder with Cheese | 740 |
| Com batatas fritas tamanho médio (380) | 1.120 |
| Premium Crispy Chicken Club Sandwich | 660 |

**Panda Express**

| PEGAR | CALORIAS |
|---|---|
| Mixed Veggies | 70 |
| Veggie Spring roll (1 peça) | 80 |
| Hot and Sour Soup | 110 |
| Mushroom Chicken | 130 |
| Broccoli Beef | 150 |
| Tangy Shrimp | 150 |
| Chicken Breast with String Beans | 160 |
| Eggplang and Tofu in Garlic Sauce | 180 |
| Black Pepper Chicken | 200 |
| Kung Pao Shrimp | 240 |
| Mandarin Chicken | 250 |

| LARGAR | CALORIAS |
|---|---|
| Orange Chicken | 500 |
| BBQ Pork | 440 |

*Nota:* Todos os pratos com frango, carne de vaca e camarão relacionados são servidos como porções de 156g. Deixe de lado o arroz.

## Popeyes Chicken & Biscuits

| PEGAR O PEITO MAIS A COXA, A ASA OU A SOBRECOXA E UM ACOMPANHAMENTO DE VAGENS | CALORIAS |
|---|---|
| Peito de frango apimentado ou suave (sem pele e sem empanado) | 120 |
| Coxa de frango apimentada ou suave (sem pele e sem empanado) | 80 |
| Asa de frango apimentada ou suave (sem pele e sem empanado) | 40 |
| Sobrecoxa de frango apimentada ou suave (sem pele e sem empanado) | 50 |
| Acompanhamento de vagens | 70 |

| LARGAR | CALORIAS |
|---|---|
| Deluxe Sandwich com maionese | 630 |
| Chicken and Sausage Jambalaya | 660 |

## Starbucks

### CAFÉ DA MANHÃ
*Disponível em lojas participantes, ofertas variam regionalmente.*

| PEGAR | CALORIAS |
|---|---|
| Qualquer versão de iogurte desnatado ou semidesnatado | 60-160 |
| Qualquer wrap ou sanduíche de café da manhã com menos de 300 calorias | 200-300 |
| Sanduíche de bacon de peru com o teor de gordura reduzido, ovo e queijo cheddar branco com teor de gordura reduzido | 350 |

| LARGAR | CALORIAS |
|---|---|
| Classic Sausage, Egg & Cheddar | 470 |
| Scones (vários sabores) | 480-500 |
| Muffins comuns (não com gorduras reduzidas ou com baixo teor de gordura) | 420-500 |

### ALMOÇO
*Disponível em lojas participantes, ofertas variam regionalmente.*

| PEGAR | CALORIAS |
|---|---|
| Sanduíche de peru com baixo teor de gorduras e alcachofra | 190 |
| Tomato Mozzarella Insalata | 280 |
| Turkey and Swiss Sandwich (sem temperos) | 280 |
| Salada em camadas no estilo asiático | 310 |
| Vegetable vinaigrette | 310 |
| Very Veggie Crunch Wrap | 310 |
| Fiesta Salad | 320 |
| Prato de frutas e queijo | 370 |

| LARGAR | CALORIAS |
|---|---|
| Chicken cheddar club with bacon | 550 |
| Egg Salad no pão multigrãos | 470 |
| Wrap de salada mista de atum | 460 |

## Subway

| PEGAR | CALORIAS |
|---|---|
| Jared Salads (com pouca gordura): presunto, rosbife, club, peito de peru ou Veggie Delite | 150 (ou menos) |
| Qualquer das saladas acima com Italian Dressing sem gordura (35) | 185 (ou menos) |

6" Jared Sandwiches (com pouca gordura):

| PEGAR | CALORIAS |
|---|---|
| Veggie Delite | 230 |
| Peito de Peru | 280 |
| Presunto | 290 |
| Rosbife | 290 |
| Peito de frango assado no forno | 310 |

*Nota:* Estes não incluem molhos. Sugiro mostarda ou vinagre para manter as calorias baixas.

| LARGAR | CALORIAS |
|---|---|
| 6" Double Meatball Marinara Sub | 860 |
| 6" Double Subway Steak and Cheese Sub | 540 |

## Wendy's

| PEGAR | CALORIAS |
|---|---|
| Wendy's Mandarin Chicken Salad (sem macarrão ou amêndoas) | 170 |
| Com molho francês sem gordura (70) | 240 |
| Small chili | 220 |
| Wendy's Jr. Hamburger | 280 |
| Wendy's Grilled Chicken Sandwich | 310 |

| LARGAR | CALORIAS |
|---|---|
| Southwest Taco Salad with Ancho Chipotle Ranch Dressing | 680 |
| Wendy's Old Fashioned Burgers: ½ lb Double with Cheese | 700 |

# Lista de compras Wall Street

Favor notar que os alimentos marcados com "Manutenção Apenas" são para as pessoas que estão em fase de Manutenção; "CC" refere-se aos Comedores Controlados; "RP" refere-se aos Raspadores de Prato.

## A LISTA GABARITO

### 1. Carboidratos complexos

**CARBOIDRATOS VEGETAIS SUCULENTOS (TAMANHO DE UM PUNHO)**
- Batata-inglesa ou doce assada (doce é a opção mais saudável e melhor escolha para os RP)
- Feijões (preto/roxo)
- Lentilhas
- Grão-de-bico (hummus não permitido)
- Abóbora
- Ervilhas

**PÃO**

*Apenas para CC*
- Sahara Whole Wheat Pita
- Thoma's Light Multi-Grain English Muffin
- Weigth Watchers 100% Whole Wheat Pita (50g)
- Arnold's Bakery Light

**WAFFLES**
- Kashi Go Lean Waffles (2/ porção, Manutenção Apenas)
- Van's Organic Original Waffles (2/porção, Manutenção Apenas)

OUTROS GRÃOS

- Farelo não processado (Quaker ou Hodgson Mill)
- Quinoa, cuscuz, cevada, arroz integral
- Sementes de linhaça (moídas)

## 2. Fibra

### CEREAL FRIO

*Deve seguir as porções na caixa (e RP só comer misturadas no iogurte).*

- Uncle Sam Original
- Arrowhead Mill Schredded Wheat, tamanho de uma mordida
- Nutritious Living Hi-Lo
- Nature's Path Flax Plus
- Nutritious Living Dr Sears Zone Cereal, honey almond
- Kashi Go Lean Original
- Nature's Path Optimum Slim
- Kashi Organic Promise Autumn Wheat
- Back to Nature Banana Nut Multibran
- Kashi Good Friends
- General Mill's Fiber One Original
- Kelloggs's All-Bran Original ou All-Bran Bran Buds

### AVEIA/CEREAL QUENTE

- Quaker Instant Oatmeal, comum
- Quaker Instant Oatmeal, pacotes para controle de peso (RP)
- Quaker low-sugar flavored oatmeal packets (RP)
- Arrowhead Mills Instant Oatmeal
- McCann's Irish Oatmeal
- McCann's Instant Sugar-Free Irish Oatmeal (Vem em caixas de 8 pacotes, em pão de canela, sabor de maple e açúcar mascavo, e maçãs com canela)
- Kashi Go Lean Hot Cereal (RP)

### BOLACHAS

- Bolachas Fiber Rich (*www.fiberrich.bigstep.com*) (RP)
- GG Scandinavian Bran Crispbread (RP)
- Wasa Fiber Rye Crispbread
- Wasa Crisp'n Light 7-Grain Crackerbreads

WRAPS COM ALTO TEOR DE FIBRAS PARA RP E CC

- La Tortilla Factory (comum ou grande sabor original) (*www.latortillafactory.com/jadworks/ltf/jwsuite.nsf/sitewelcome/Home*)

OPÇÕES ADICIONAIS DE WRAP COM ALTO TEOR DE FIBRAS PARA CC APENAS

- Mission Car Balance Whole Wheat, fajita size
- Damascus Roll-ups (whole wheat ou flax)
- Tumaro's Low-in-Carbs Tortilla
- Trader's Joe's Low-carb Wrap
- Aladdin Low-carb Wrap

## 3. Frutas

- Frutas frescas, da sua preferência. Escolha qualquer uma das seguintes (confira porções no plano): maçã, damasco, mirtilos, framboesa, morango, cantalupo, grapefruit, clementinas, maná, laranja, pêssego, ameixa, nectarina, abacaxi, banana pequena, cerejas (CC apenas), uvas (CC apenas).
- Frutas congeladas: qualquer marca sem molho ou ingredientes adicionados. Uma boa escolha são as frutas vermelhas orgânicas Cascadian Farms.

## 4. Vegetais

### FRESCOS

- Vegetais frescos, da sua preferência. Escolha qualquer um dos seguintes: aspargos, corações de alcachofra, brócolis, beterrabas (CC apenas), repolho, couve-flor, aipo, acelga, couve, pepino, chicória, berinjela, funcho, vagens, cebolinhas verdes, alface, cogumelos, pimentões, espinafre, couve-de-bruxelas, tomates (CC apenas), abobrinha, cenouras (CC apenas).
- Produtos orgânicos Earthbound são recomendados. (As folhas são lavadas três vezes, facilitando a preparação da salada.)
- Folhas grandes de alface romana (boas para uma opção de sanduíche no lugar do wrap)

### CONGELADOS

- Vegetais orgânicos congelados Cascadian Farms
- Birds Eye Steamfresh
- Green Giant Simply Steam sem molho
- Qualquer marca de espinafre, brócolis ou couve-flor congelados (prepare em sacos para cozinhar Ziploc Zip'n Steam)

# 5. Proteína

### OPÇÕES DE CARNE/PEIXE

Os clientes com frequência me perguntam se os peitos de frango empanados (Bell & Evans e Perdue) são um carboidrato. Eles são apenas levemente empanados e portanto eu não os conto como carboidratos. Mas você deve se ater a uma porção apenas, conforme relacionado na embalagem, se os escolher.

- Peito de frango sem pele desossado orgânico Murray
- Peito de frango empanado (cru) resfriado a ar Bell & Evans
- Filé (cozido totalmente) de frango empanado com baixo teor de gordura Perdue
- Embalagem de peito de peru fatiado (Applegate Farms ou qualquer outra versão com baixo teor de sódio do balcão de delicatéssen) (obrigatório para os RPs)
- Peito de peru moído 100g, sem gordura, Honeysuckley
- Hambúrgueres de peru magro Jennie-O Turkey Store
- Qualquer fruto do mar (salmão, linguado, tilápia, linguado gigante, orange ruffy, camarão, vieiras)
- Atum Starkist na água em saco (enlatado na água também serve)
- Bilinski's Gourmet Chicken Sausage Light
- Salsicha de maçã e frango Applegate Farms
- Salsichas de frango Casual Gourmet
- Buffalo Burger

### OPÇÕES DE OVOS

- Eggology on-the-Go 100% Egg Whites (vai no micro-ondas)
- Better'n Eggs ReddiEgg
- All Whites (de Papetty Foods)
- Egg Beaters
- Ovos da sua preferência (bons para fazer ovos duros com antecedência ou para preparar omeletes em casa)

### OPÇÕES DE LATICÍNIOS

**IOGURTE**

- Iogurte grego Fage, (desnatado ou semidesnatado)
- Dannon Light % Fit (smoothies incluídos)
- Stonyfield Farm Organic Light Smoothies
- Stonyfield Farm Non-fat Fruit-Flavoured Yogurt
- Iogurte grego Stonyfield Farm Oikos Organic (desnatado)

### QUEIJOS

#### PARA RP APENAS SE O QUEIJO NÃO FOR UM DETONADOR

- Queijo Laughing Cow Light (Minibel Light, ou qualquer das variedades "Light")
- Polly-O String Cheese, semidesnatado
- Horizon ou Kraft semidesnatado ou com gorduras reduzidas
- Fatias de queijo Kraft sem gordura
- Galaxy Nutritional Foods Beggie Slices
- Organic Valley Stringles, mozarela (semidesnatada)
- Minibarras de cheddar com redução de gordura, Cabot's

#### QUEIJO COTTAGE

- Breaksotnes (porção individual) (RP)
- Friendship
- Friendship whipped
- Light & Lively (porção individual) (RP)

#### LEITE

- Skim
- Skim plus
- Silk Unsweetened Soymilk
- 8th Continent Fat-Free Soymilk, original
- Organic Valley Family of Farms (desnatado, não refrigerado, em caixa de 8 unidades, bom para o escritório ou para viagem)

# 6. Bebidas

- Smartwater
- Suco V8 com baixo teor de sódio ou suco de tomate
- True Lemon (*http://www.truelemon.com/*)
- Chá-verde
- Refrigerante comum/com sabor (sem sódio)
- Chá de ervas, da sua preferência
- Swiss Miss Sugar-Free Hot Cocoa Mix
- Ghiradelli Chocolate Premium Hot Cocoa

# 7. Condimentos

**TEMPEROS**

Muitos dos meus clientes adoram fazer grelhados no verão e pedem recomendações sobre grelhados e marinadas, e é por isso que incluo o Williams-Sonoma Grilling Rub. O taco-mix é bom para fazer tacos de peru com pouca gordura. Se você usar o peru moído extramagro, preparar com mix e servir com alface rasgada, tomate, cebolas sobre um wrap La Tortilla, terá um delicioso taco com baixo teor de gordura.

- Ervas e especiarias secas
- Mrs. Dash
- Canela
- Extrato de baunilha
- Splenda
- William-Sonoma Grilling Rub (ave ou peixe)
- Old El Paso Taco Mix (40% menos sódio)

**MOLHO PARA SALADAS**

- Gengibre com baixo teor de gordura Annie's Naturals
- Balsâmico light Newman's Own
- Italiano light Newman's Own
- Vinagrete balsâmico sem gordura Maple Grove Farms
- Wish-Bone Just 1 Good Lite Italian
- Wish-Bone Salad Spritzers
- Vinagre balsâmico
- Azeite de oliva extravirgem
- Faça você mesmo (vinagre balsâmico mais Grey Poupon com mostarda Dijon com vinho branco)

**MANTEIGA DE AMENDOIM/MANTEIGA DE AMÊNDOA**

- Justin's nut butter (*justinsnutbutter.com*) (nos pacotes individuais, RP)
- Better'n Peanut Butter (CC apenas)
- Arrowhead Mills organic (CC)
- Qualquer marca natural ou orgânica (CC apenas)

**PASTAS**

- Benecol light
- Pasta de manteiga de iogurte Brummel and Brown
- Mostarda, da sua preferência

- Maionese Hellman's light
- Pasta para salgadinhos apimentada de feijão-preto Desert Pepper Trading Company (todos os molhos também) (CC apenas)
- Geleias sem açúcar Smucker's (CC apenas)

**MISTURA PARA SOPAS**

- Cebolas ou Vegetais Knorr

**PARA COZINHAR/CHURRASCO/MACARRÃO**

**TODOS CONTAM COMO CARBOIDRATO COMPLEXO**

- Trader Joe's Roasted Pepita Simmer Sauce (acrescente à carne, frango ou camarão passados na frigideira)
- Dinosaur Bar-B-Que Mojito Marinade and Dressing (frango, carne ou porco marinados)
- KC Masterpiece Low-calorie Classic Blen BBQ Sauce
- Hafa-Dai BBQ Sauce and Marinade
- Classico Fire Roasted Tomate and Garlic Sauce
- Muir Glen Marinara Sauce

**XAROPE**

**CC APENAS**

- Cary's Sugar-Free Syrup
- Aunt Jemima's Light

## 8. Lanches divertidos

**BARRINHAS**

- Pria bar
  - 110 Plus
  - Complete Nutrition
  - Grain Essential
- Lärabar (torta de maçã ou torta de cereja)
- Barrinha Luna
- Barrinha Luna Sunrise
- Barrinha Gnu
- Barrinha de granola Kashi TLC
- Barrinha Kashi Go Lean Crunchy!
- Barrinha Kashi Go Lean Roll!
- Barrinha Think Green (lascas de chocolate é a melhor)
- Barrinha EAS Myoplex Lite
- Barrinha de granola Nature Valley

- Barrinha Balance Original
- Barrinha Balance
- ZonePerfect All-Natural Nutrition Bar (210 calorias, mesmo assim OK)
- ZonePerfect All-Natural Nutrition Bar

## OUTROS TIPOS

- Glenny's
  - Soy Crisps, pacote de 40g
  - 100-Calorie Brownie
  - Zen Health Tortilla Crisps ou Spud Delites
  - Light N' Crispy Bars
- Quaker Crispy Delights (Chocolate Drizzle ou Cinamon Streusel)
- Healthy Delites Crispy Delites, pacote de 30g
- Orville Redenbacher's Mini Bags, 100g, sem gordura
- Jolly Time 100g, sem gordura, minipacotes para ir ao micro-ondas
- Boston's Lite Popcorn, pré-cozidos, pacote individual
- VitaMuffin (60g) ou VitaBrownies
- Laughing Cow Gourmet Cheese & Baguettes
- Bolachas de queijo cheddar orgânico Late July/ bolachas de manteiga de amendoim (pacotes individuais apenas)
- Barrinha de chocolate Cocovia
- Gelatina Sugar-free Jell-O
- Pudim Sugar-free Jell-O
- Shelton's Turkey Jerky (pacote de uma porção)
- Nature Valley Fruit Crisps
- Pacotes Nabisco 100-calorie
- All Bran Snack Bites
- Pudim de arroz sem açúcar Kozy Shack
- Taça de geleia de maçã sem açúcar Mott's Healthy Harvest, qualquer sabor

## LANCHES DIVERTIDOS MATINAIS LIGHT PARA CC

- Maçã ou qualquer fruta de mão
- 170ml de iogurte Dannon Light & Fit
- 140ml de iogurte grego desnatado
- 1 fatia de Laughing Cow e uma bolacha Fiber Rich
- 1 babybel Light e uma bolacha Fiber Rich
- 2 bolachas Fiber Rich simples
- 1-12 amêndoas, cruas, sem sal

LANCHES DA NOITE PARA CC

- Tofutti pops
- Edy's Fruit Bars
- Edy's no Sugar Added Fruit Bars
- Sugar Free The Original Brand Popsicle
- Barrinha de caramelo, sem açúcar (várias marcas)
- Stonyfield Farm's squeezer – congelar o tubo de iogurte
- Dann Light & Fit – congelar

# ITENS ADICIONAIS DA LISTA DE COMPRAS

## Substitutos do macarrão

- Kombu Seaweed Noodles
- Tofu Shirataki Noodles (vendidos na seção de produtos agrícolas)

## Sopas

Confira o tamanho das porções na embalagem da sopa. Se você for um RP, Trader Joe's ou Tabatchnik's são boas escolhas porque vêm em porções individuais. Se você é sensível ao sal, seja por causa de pressão alta ou porque tende a inchar, então escolha sopas com baixo teor de sódio. Se a sopa tiver feijões, lentilhas, milho, batata, abóbora, ervilhas ou cevada, você deve contá-la como um Carboidrato complexo. A exceção é que feijões/lentilhas contam como proteína se forem a única proteína da refeição.

- Amy's Soups Light na Sodium Line: tomato bisque, cream of tomate, lentil veggie, minestrone
- Health Valley Organic "On the Go" Soups
- Sopas Pritikin
- Caldos Imagine
- Caldos Pacific
- Sopa com baixo teor de sódio Campbell's
- Sopa de ervilhas secas com pouca gordura e sódio reduzido Trader Joe's
- Sopa de abóbora com manteiga de nozes com pouca gordura Trader Joe's
- Sopas Tabatchnick

## Refeições/Componentes de Refeições

Em geral, para o almoço você deve escolher uma refeição congelada com menos de 280 calorias para as mulheres e 300 calorias para os homens. Para o jantar, escolha um prato principal com menos de 380 calorias para as mulheres e 400 calorias para os homens. Se você está jantando tarde, digamos depois das nove horas da noite, é melhor escolher um jantar que tenha poucas calorias. Por exemplo, Amy's Mexican Tamale Pie tem apenas 150 calorias. Esta é uma boa escolha para um jantar mais tarde. Eu gosto da marca Amy's porque é orgânica e saborosa. Todas as refeições congeladas contam como um Carboidrato complexo.

**REFEIÇÕES CONGELADAS**

- Amy's Frozen Meals
  - Lasanha de vegetais com baixo teor de sódio, queijo de soja e macarrão, torta tamale mexicana, arroz integral e tigela de vegetais, pizza individual
  - Qualquer um dos pacotes: misto de tofu (boa opção para o café da manhã, Manutenção Apenas), espinafre com feta.
  - Breakfast Burrito (Manutenção Apenas)
  - Toaster Pop (Manutenção Apenas)
- Lean Cuisine Spa Cuisine Line (mais vegetais)
- Healthy Choice
- Kashi
- Smart Ones
- Cedarlane
- Cedarlane Zone
- Celentano
- South Beach

**HAMBÚRGUERES VEGETAIS/PRODUTOS SEM CARNE**

Em geral, você deve manter o tamanho da porção relacionado na embalagem para estes itens. Exceto para os hambúrgueres vegetais, visto que a maioria das pessoas não se satisfaz com um e na verdade precisa de dois. Isto está bem se cada hambúrguer tiver menos de 120 calorias. Os Amy's Beggie Burger têm mais calorias, portanto se você os escolher, fique com um só.

- Morningstar Veggie Links
- Morningstar Veggie Burgers (pode comer 2)
- Morningstar Meal Starters
- Amy's Veggie Burgers (fique com 1, estes são ligeiramente mais calóricos)
- Boca Meatless Lasagna
- Boca Meatless Burgers (pode comer 2 de cada vez)
- Boca Meatless Breakfast Wrap (Manutenção Apenas)

## Substituições de Refeição/Proteína em Pó

*Qualquer sabor*
- EAS Myoplex Lite Ready-to-Drink Shake
- EAS Myople Carb Sense Ready-to-Drink Shake
- EAS Myoplex Light (1 pacote)
- Designer Whey Light (1 pacote)
- Spiru-Tein (1 concha)

## Miscelânea

- Papel vegetal
- Sacos para cozinhar Ziploc Zip'n Steam
- Pratos Pyrex para ir ao forno

"Quando me perguntam como eu me sinto tendo perdido tantos quilos, eu digo que isso mudou completamente a minha vida. Então me perguntam como consegui e eu conto que fiz a Dieta de Wall Street. Foi fácil e, o mais importante, consegui continuar fazendo. Perdi 26 quilos e meio em seis meses e baixei seis vezes o número do meu manequim. Saí do tamanho extragrande para pequeno. Uma mudança dramática é que não preciso mais comprar no departamento Plus Size. Duas amigas agora vão à minha nutricionista, Heather Bauer, e quatro colegas de trabalho ficaram tão impressionadas com o meu sucesso que pediram o telefone de Heather. As pessoas constantemente me dizem que sou a inspiração delas, o que me faz sentir tão fantástica por ter sido capaz de realizar esta meta há muito atrasada. Estou em manutenção há quatro meses, e está indo tudo bem. Sinto-me confiante de ser capaz de seguir a Dieta de Wall Street pelo resto da minha vida."

– NANCY E. WENNER, EXECUTIVE ASSISTANT, HBO

# Orientação sobre os produtos

Abaixo o leitor encontrará sites de produtos/fabricantes e de restaurantes mencionados ao longo do livro.

Ao consultá-los, poderá obter informações mais detalhadas sobre as sugestões da autora para a Dieta de Wall Street.

1. Al Fresco – http://www.alfrescoallnatural.com/
2. Amstel Light – http://amstellight.com/
3. Amy's – http://www.amys.com/
4. Applebee's – http://www.applebees.com/
5. Arby's – http://www.arbys.com/
6. Arrowhead Mills – http://www.arrowheadmills.com/
7. Au bon pain – http://www.aubonpain.com/
8. Babybel Light – http://www.babybel.com
9. Back to Nature – http://www.backtonaturefoods.com/
10. Balance – http://www.balance.com/
11. Bell & Evans – http://www.bellandevans.com/
12. Ben & Jerry – http://www.benjerry.com/
13. Blondies Sports and Restaurants – http://blondiessports.com/
14. Bran Flakes – http://www.kelloggs.co.uk/
15. Burger King – http://www.burgerking.com/bkglobal/
16. Cadbury – http://www.cadbury.co.uk/
17. California Pizza Kitchen – http://www.cpk.com/
18. Carl's Junior – http://www.carlsjr.com/
19. Cedarlane-Dr. Sears Zone – http://www.cedarlanefoods.com/
20. Celestial Seasonings Sleepy Time – http://www.celestialseasonings.com/
21. Cheesecake Factory – http://www.thecheesecakefactory.com/
22. Chick-fil-A – http://www.chick-fil-a.com/
23. Chili's – http://www.chilis.com/
24. Coffee Beanery – http://www.coffeebeanery.com/
25. Costco – http://www.costco.com/
26. Cracker Jack – http://www.crackerjack.com/
27. Dairy Queen – http://www.dairyqueen.com/

28. Dannon Light & Fit – http://www.lightnfit.com/
29. Denny's – http://www.dennys.com/
30. Designer Whey Protein – http://www.designerwhey.com/
31. Edy – http://www.edys.com/
32. Egg Beater – http://www.eggbeaters.com/
33. Einstein Brothers – http://www.einsteinbros.com/
34. Fiber Rich Crackers – http://www.low-carbbakery.com/
35. Friendship – http://www.friendshipdairies.com/
36. Ghirardelli – http://www.ghirardelli.com/
37. Glenny's Soy Crisps – http://www.glennys.com/
38. Gnu Foods – http://www.gnufoods.com/
39. Good Friends cereal – http://www.kashi.com/products/good_friends_cereal_cinna_raisin_crunch
40. Healthy Choice – http://www.healthychoice.com/
41. Heart to Heart cereal – http://www.kashi.com/products/heart_to_heart_cereal_honey_toasted_oat
42. Hudson News – http://www.hudsongroupusa.com/HudsonNews.html
43. IHOP – http://www.ihop.com/
44. Jamba Juice – http://www.jambajuice.com/
45. Jell-O – http://brands.kraftfoods.com/jello/
46. Justin's – http://www.justinsnutbutter.com/
47. Kashi Go Lean – http://kashistore.com/
48. KFC – http://www.kfc.com
49. King Cole Bar & Lounge no St. Regis Hotel – http://www.starwoodhotels.com/stregis/property/overview/index.html?propertyID=81
50. La Tortilla Factory – http://www.latortillafactory.com/jadworks/ltf/jwsuite.nsf/sitewelcome/Home
51. Lärabar – http://www.larabar.com/
52. Laughing Cow – http://www.laughingcow.com/
53. Lean Cuisine Spa Cuisine – http://66.33.15.48/
54. Luna Bar – http://www.lunabar.com/pages/lunaflavors/
55. Luna Sunrise – http://www.lunabar.com/pages/sunriseflavors/
56. Max & Erma's – http://www.maxandermas.com/
57. McCann Irish Oatmeal – http://www.mccanns.ie/
58. McCann's – http://www.mccanns.ie/
59. McDonald's – http://www.mcdonalds.com/
60. Morning Star – http://www.seeveggiesdifferently.com/
61. Myoplex – http://eas.com/
62. Nabisco – http://www.nabiscoworld.com/
63. Nature Valley – http://www.naturevalley.com/
64. New York Palace Hotel – www.newyorkpalace.com
65. Newman – http://www.newmansownorganics.com/
66. Olive Garden – http://www.olivegarden.com/
67. Orville Redenbacher – http://www.orville.com/
68. P. J. Clarke's – http://www.pjclarkes.com.br/

69. Panda Express – http://www.pandaexpress.com/
70. Panda's Garden – www.pandagarden.com
71. Panera Bread – http://www.panerabread.com/
72. Peet's Coffe and Tea – http://www.peets.com/
73. Perdue – http://www.perdue.com/
74. PF Chang's – http://www.pfchangs.com/
75. Pizza Hut – http://www.pizzahut.com/
76. Polly-O – http://brands.kraftfoods.com/pollyo/
77. Popeyes Chicken & Biscuits – http://www.popeyeschicken.com/
78. Popsicle – http://www.popsicle.com/
79. PowerBar Harvest – http://www.powerbar.com/products/25/POWERBARsup/sup_HARVESTsup/sup.aspx
80. Quaker Oats – http://www.quakeroats.com/home.aspx
81. Red Lobster – http://www.redlobster.com/
82. Ritz Carlton Hotel – http://www.ritzcarlton.com/
83. Rocky Road – http://www.dreyers.com/brand/grand/flavor.asp?b=133&f=1623
84. Ruby Tuesday's – http://www.rubytuesday.com/
85. Scandinavian Bran – http://www.ggbrancrispbread.com/
86. 7-Eleven – http://www.7-eleven.com/
87. Smart Ones – http://www.eatyourbest.com/
88. Smuckers – http://www.smuckers.com/
89. Snapple – http://www.snapple.com/
90. Stonyfield – http://www.stonyfield.com/
91. South Beach – http://www.southbeachdiet.com/sbd/publicsite/how-it-works/convenience-foods.aspx
92. Soy Joy – http://www.soyjoy.com/
93. Special K – http://www2.kelloggs.com/
94. Splenda – http://www.splenda.com/index.jhtml
95. Starbucks – http://www.starbucks.com
96. Stilton – http://www.stiltoncheese.com/
97. Stony Farm – http://www.stonyfield.com/
98. Subway – http://www.subway.com/subwayroot/index.aspx
99. Swiss Miss – http://www.easycoffee.com/swismishotch2.html
100. T.G.I. Friday's – http://www.tgifridays.com/home/welcome.aspx
101. Taco Bell – http://www.tacobell.com/
102. Tazo tea – http://www.tazo.com/noflash.html
103. Thomas Light – http://thomas.gwbakeries.com/
104. TLC Crunchy – http://kashistore.com/products/bars_crackers_cookies/tlc_crunchy_granola_bars
105. Tofutti – http://www.tofutti.com/
106. Trade Joe – http://www.traderjoes.com/
107. Trader Joe – http://www.traderjoes.com/
108. V8 – http://www.v8juice.com/
109. Wendy's – http://www.wendys.com/
110. Zone – http://zoneperfect.com/

Impressão e Acabamento:
GRÁFICA STAMPPA LTDA.
Rua João Santana, 44 - Ramos - RJ